中原历代中医药名家文库

现当代卷

总主审◎毛德西

总主编◎郑玉玲　朱光

副总主编◎禄保平　张瑞　金杰　常学辉

赵法新

主　审◎赵玉瑶

主　编◎陈明显　赵晓东

河南科学技术出版社

·郑州·

内容提要

本书首次系统完整地展示了第四批全国老中医药专家学术经验继承工作指导老师、赵氏“万修堂中医”第六代传人——赵法新教授生平事迹与学术思想。赵法新教授尊崇经典，又重创新，擅治内、外、妇、儿科杂病及温热时病与中医急症。他从脾胃立法，提出“积热病论治”，又提出“辨证论治十法”，重视辨治全过程。全书分为六章，“医家传略”述其生平及读书、带教、科研之法。“学术思想”囊括其治学经验与学术贡献。“临床精粹”展示其经方、时方、经验方、单验方治验，举各科论治经验与验案。“方药心悟”探讨其最重汤剂和善用药对的两大用药特色。“诊余随笔”遴选其生平读书临证之随笔，启悟临床。“谈治未病”体现其重视脾胃、气血在治未病中的重要作用。书末附弟子感悟与年谱。

图书在版编目（CIP）数据

中原历代中医药名家文库. 现当代卷. 赵法新/ 陈明显, 赵晓东主编.
郑州 : 河南科学技术出版社，2025. 2. -- ISBN 978-7-5725-1740-2

Ⅰ.R249

中国国家版本馆CIP数据核字第2024U4N764号

出版发行：河南科学技术出版社

地址：郑州市郑东新区祥盛街27号　　邮编：450016

电话：（0371）65788613　　65788628

网址：www.hnstp.cn

出 版 人：乔　辉

策划编辑：马艳茹

责任编辑：王婷婷　胡　静

责任校对：董静云

整体设计：张　伟

责任印制：徐海东

印　　刷：河南瑞之光印刷股份有限公司

经　　销：全国新华书店

开　　本：787 mm × 1 092 mm　1/16　　印张：22　　字数：367千字

版　　次：2025年2月第1版　　2025年2月第1次印刷

定　　价：98.00元

中原历代中医药名家文库·现当代卷

赵法新

主　审　赵玉瑶

主　编　陈明显　赵晓东

副主编　魏　征　赵　雷　赵　军　傅　睿　张社峰

编　委（按姓氏笔画为序）

马　斌　朱岩洁　乔翠霞　刘赛月　张杭洲

赵　永　赵木蓉　娄　静　高翠霞

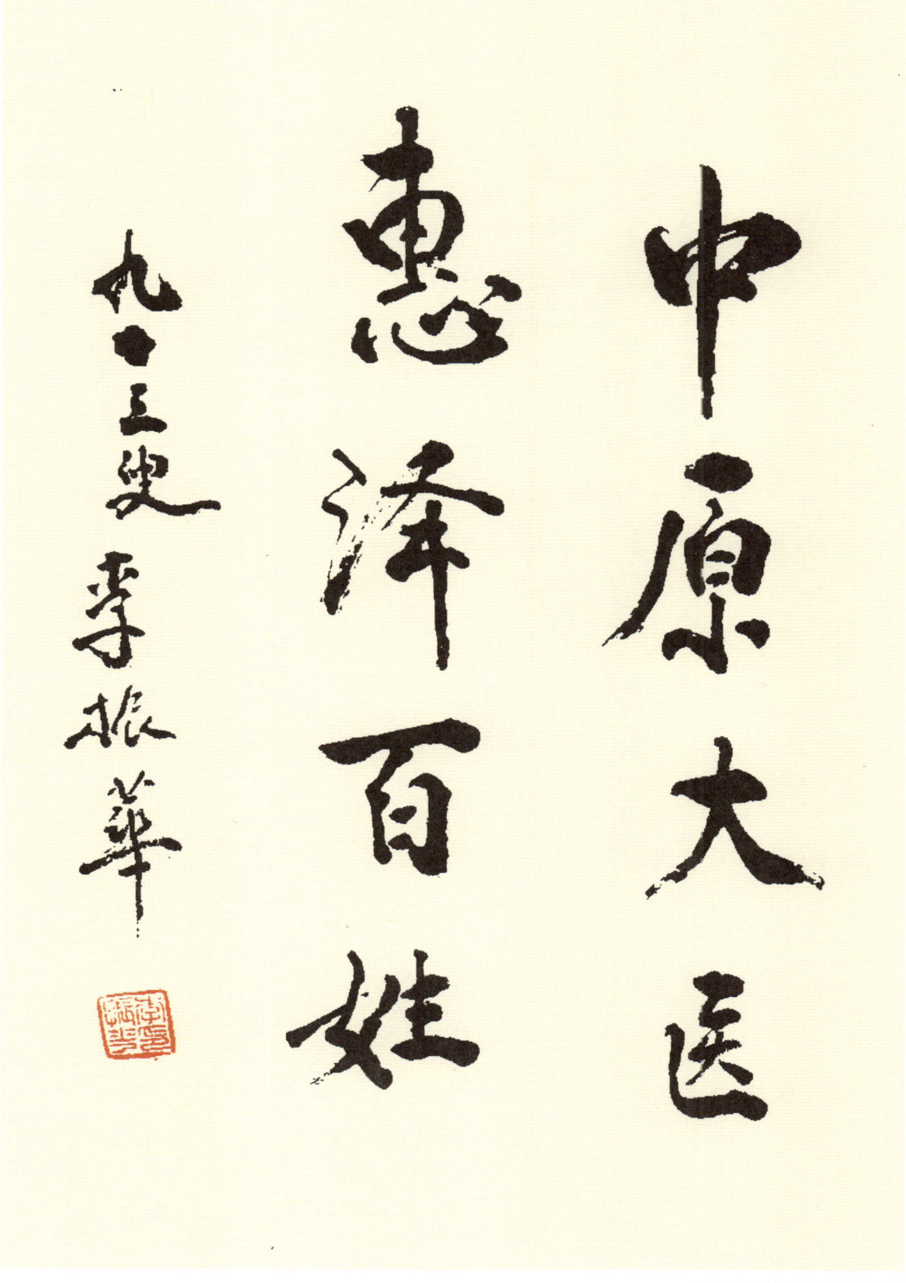

国医大师李振华题词

赵法新教授简介

赵法新（1937—2022），男，汉族，河南省新安县人。河南省中医药研究院（现河南省中西医结合医院）主任中医师、研究员，硕士生导师，第四批全国老中医药专家学术经验继承工作指导老师、全国名老中医药专家传承工作室建设项目指导老师，赵氏“万修堂中医”第六代传人。

学术上遵从《黄帝内经》《难经》，崇仲景，尚东垣，法天士，融各家之长，以脾胃立论，擅治内、外、妇、儿科杂病，以及温热时病和中医急症。他注重读书临证，颇多创新思维，提出了“炮制精品”“现代中药煎服方法”“现代药浴疗法”“积热病论治”“脐疗捷径”“当有卫前”“辨证论治十法”等理念。获“密闭冷却回流陶瓷煎药壶”“医用点穴助压器”“医用小儿肛注器”“医用药浴衣”“覆脐兜肚”等国家实用新型专利和“胃康宝胶囊治疗胃脘痛的临床与实验研究”等科研成果奖。主编、主审《中医文献学辞典》《乡村中医临证大全》《国家基本药物·中成药的辨证应用》《中医师承心悟》《河南名老中医临证经验丛书·赵法新脾胃病临证经验》《万修堂中医八代传承》等6部专著；参编《医案丛刊·肝病》《河南省名老中医经验集锦》等12部著作；参与点校《本草全录》（电子版），以及“本草必读丛书”（《重修政和经史证类备用本草》《汤液本草》《本草蒙筌》《滇南本草》《本草品汇精要》《药品化义》《本草从新》《本经疏证》《本草思辨录》《本草问答》）；发表医学论文50余篇。

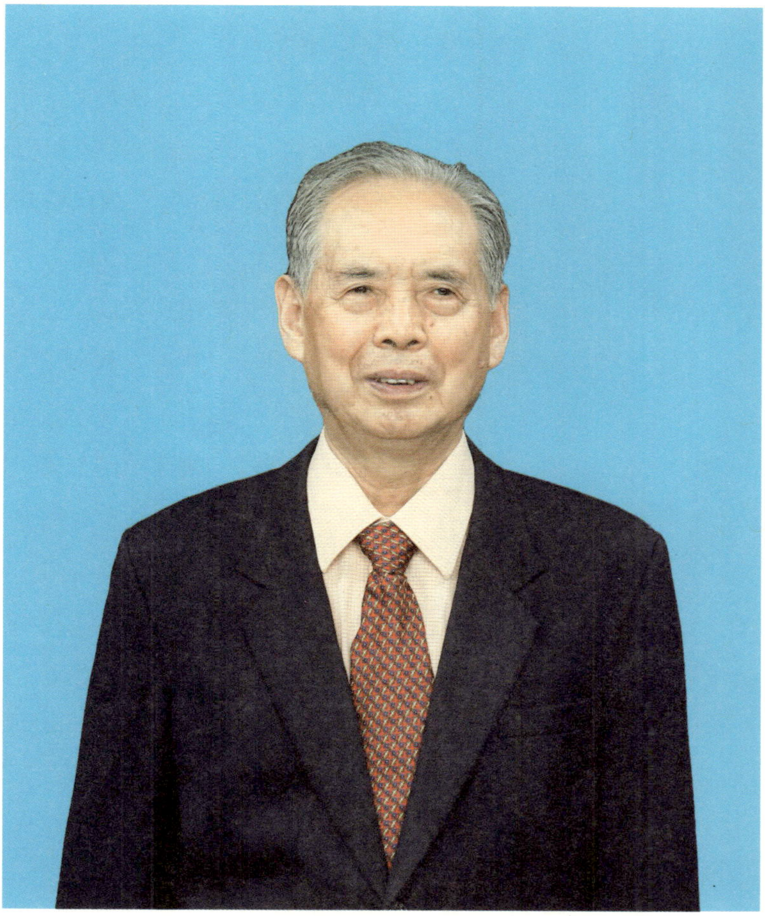

赵法新（摄于2017年9月）

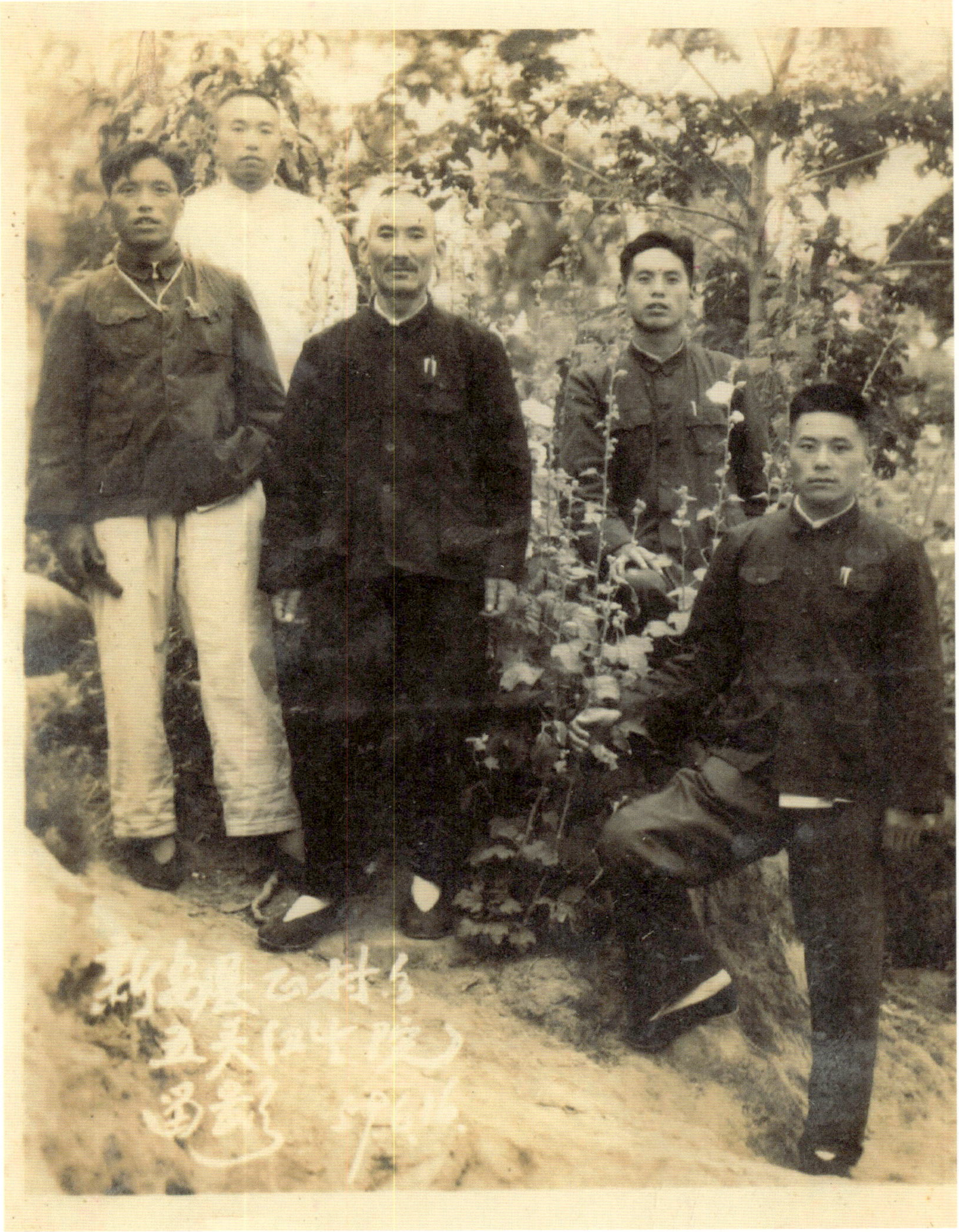

1959年6月新安县卫生科领导视察五头卫生院（右二赵法新）

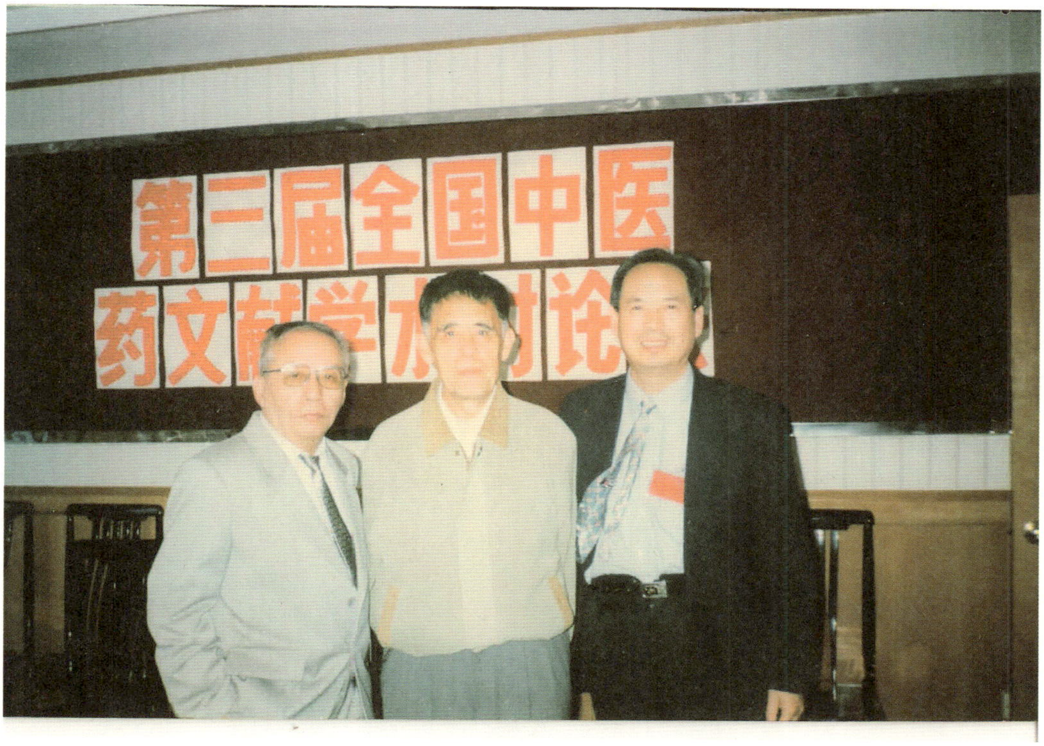

1998年10月15日赵法新与恩师余瀛鳌（左）、马继兴（中）合影

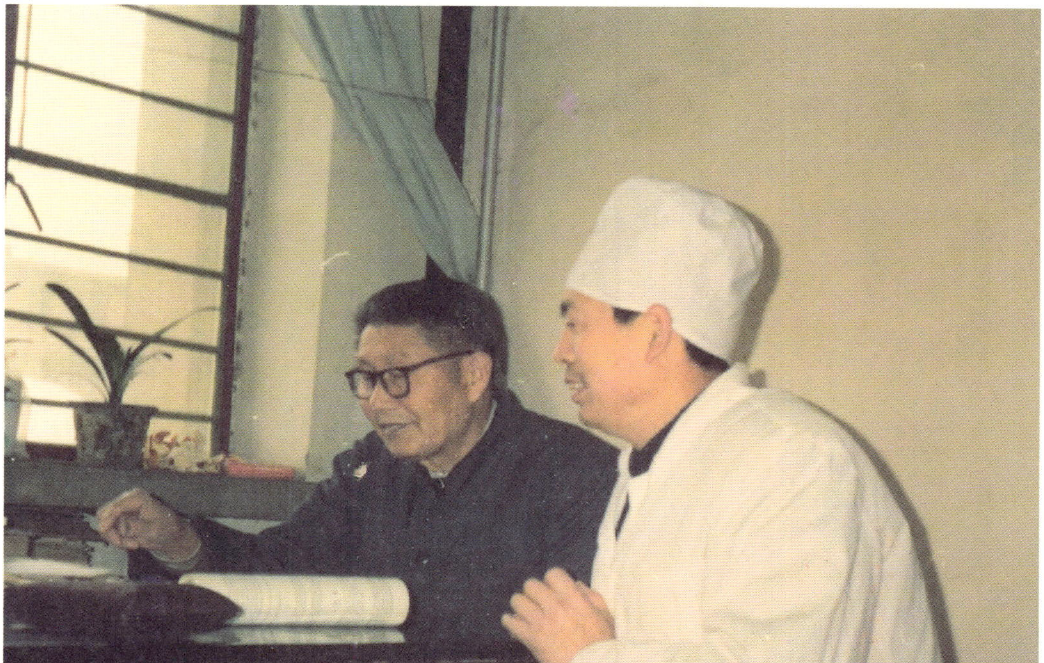

师徒授受［恩师张海岑研究员（左），赵法新（右）］

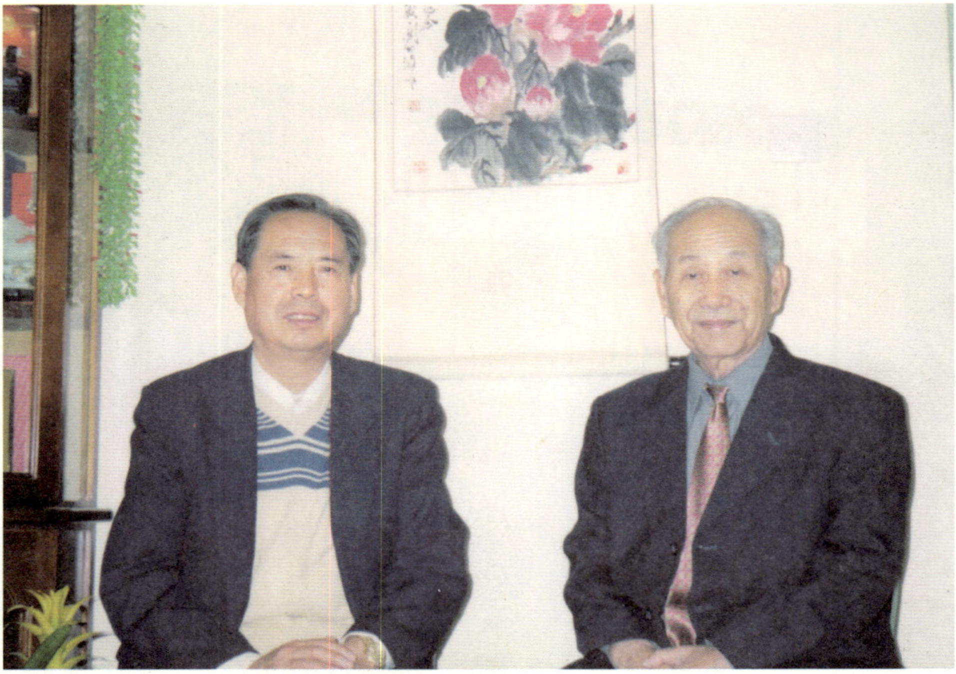

赵法新拜访金世元（右）教授

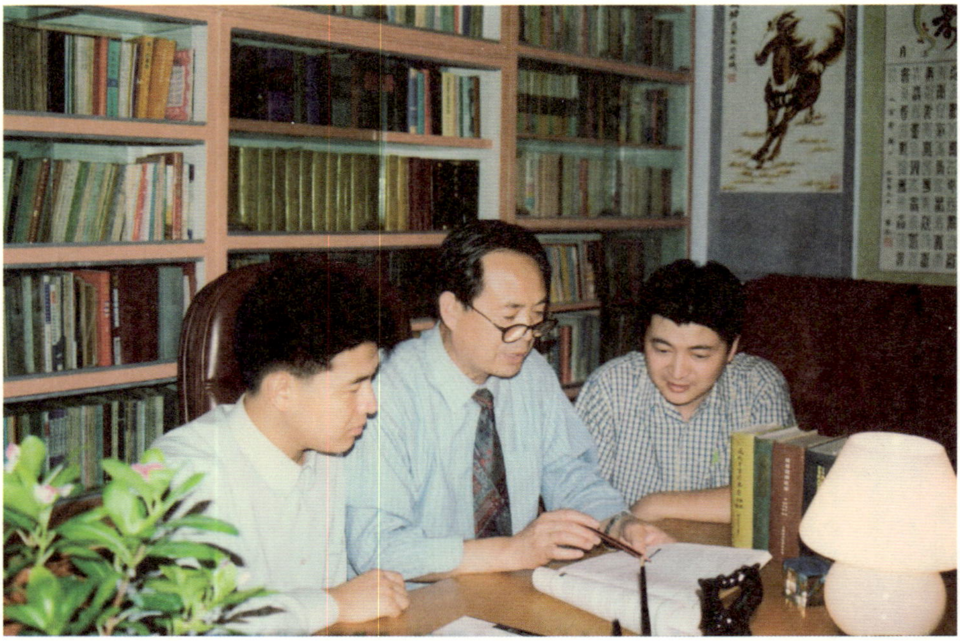

父子传承［赵法新（中），长子赵晓东（右），次子赵军（左）］

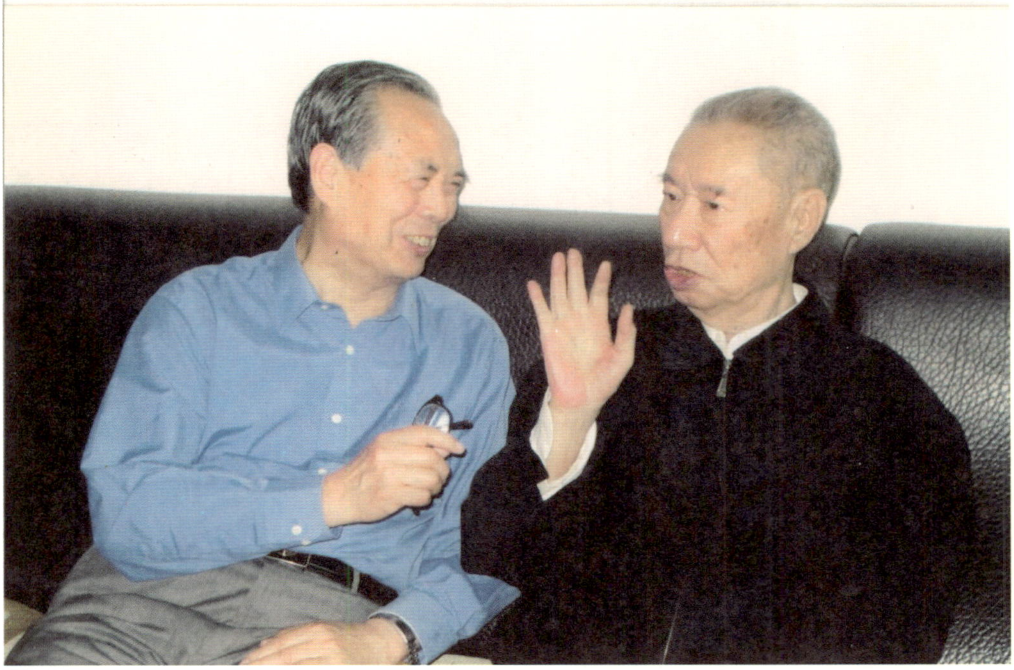

赵法新与李振华（右）教授畅谈

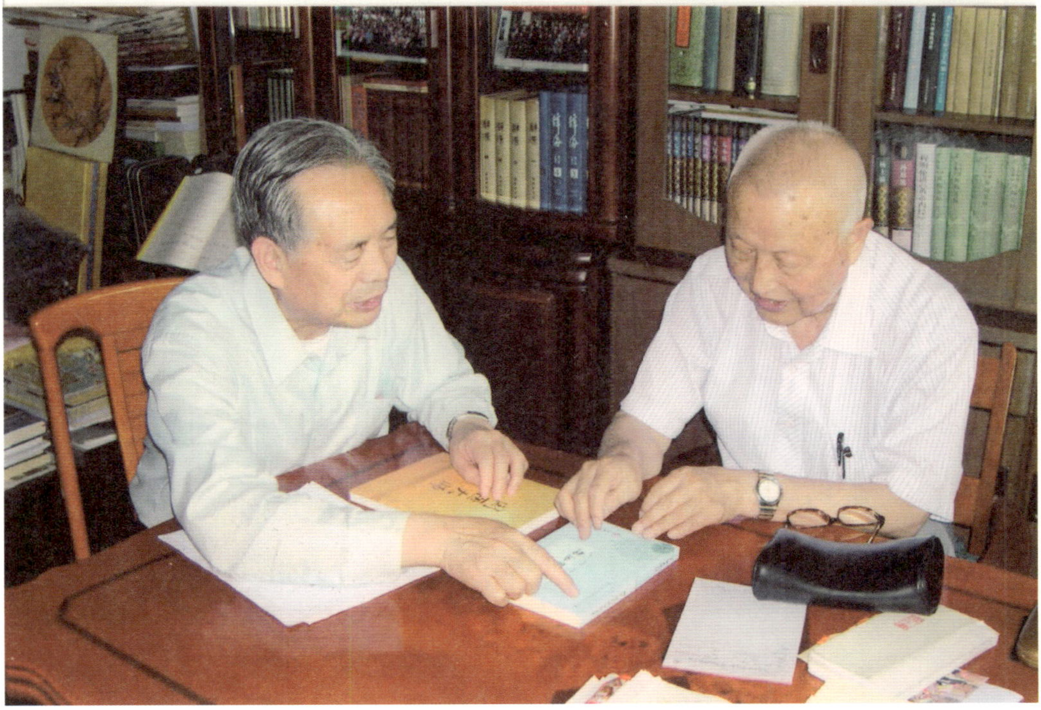

赵法新向张磊（右）教授请教

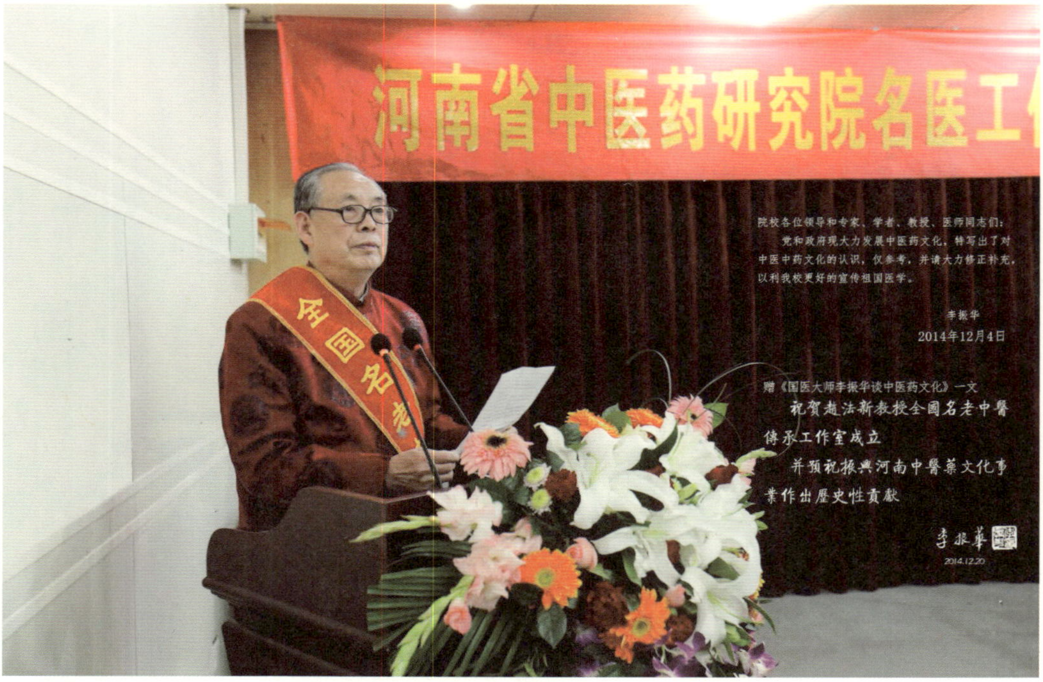

全国名老中医药专家赵法新传承工作室成立

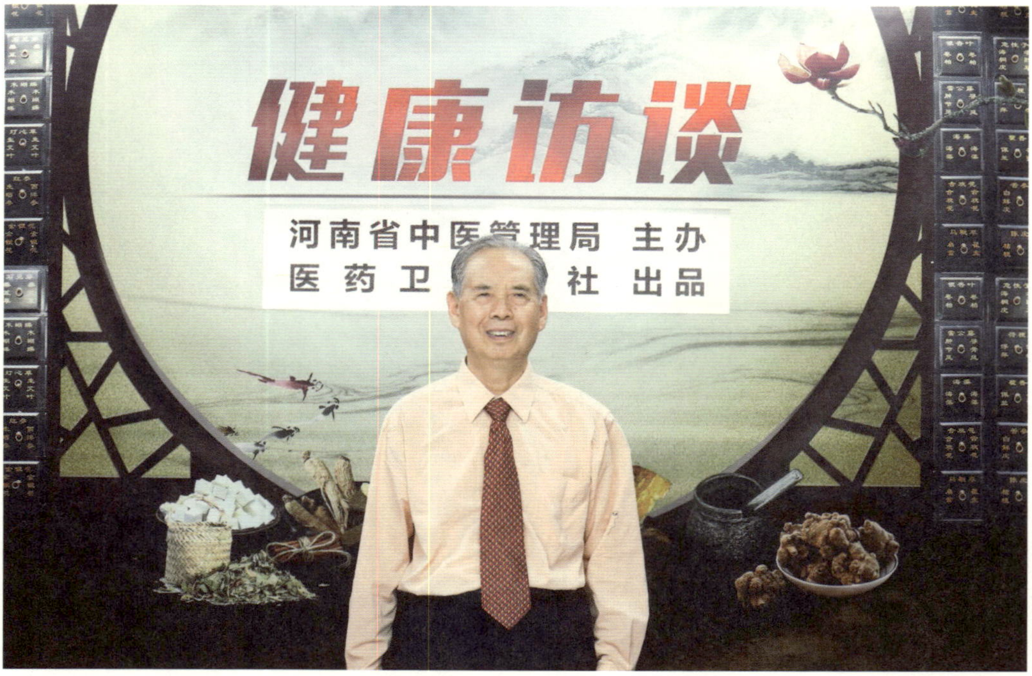

赵法新应邀在《健康访谈》讲学留影

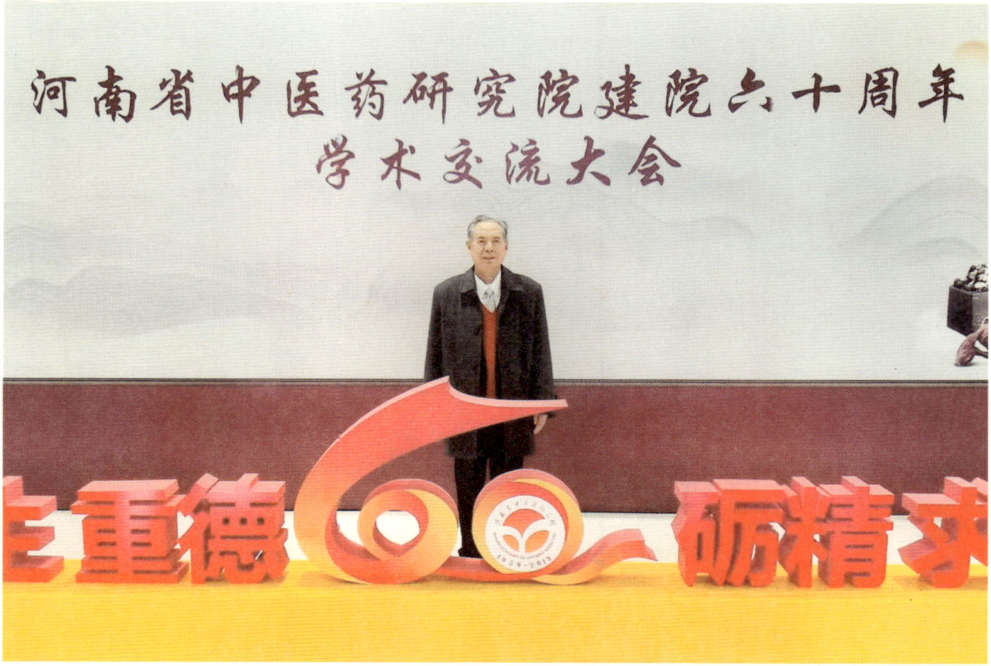

赵法新参加河南省中医药研究院建院六十周年学术交流大会

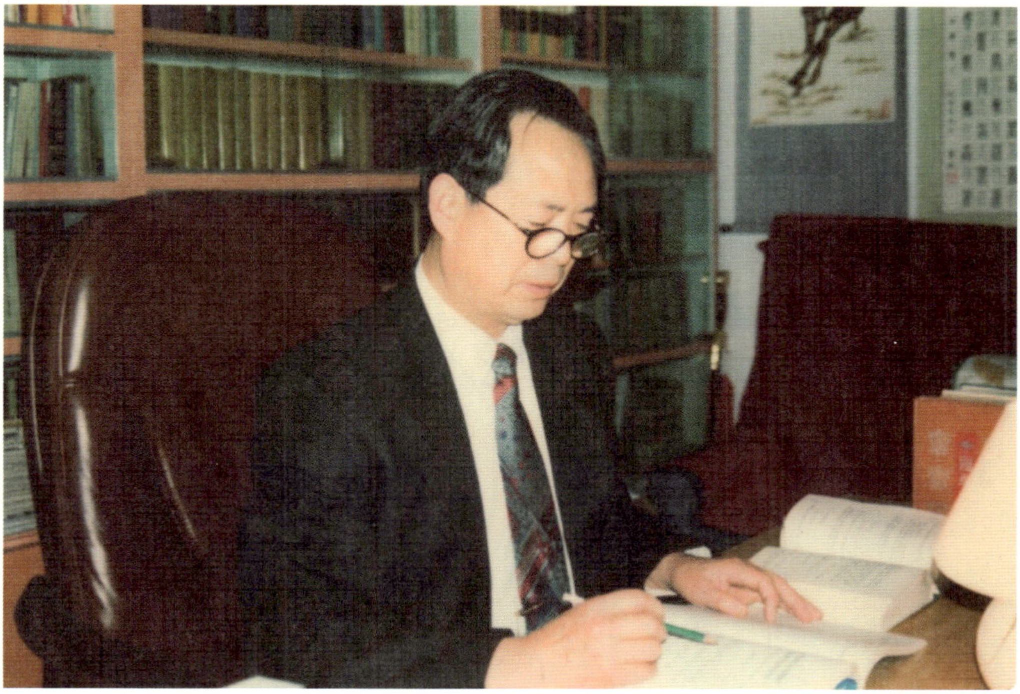

赵法新工作照

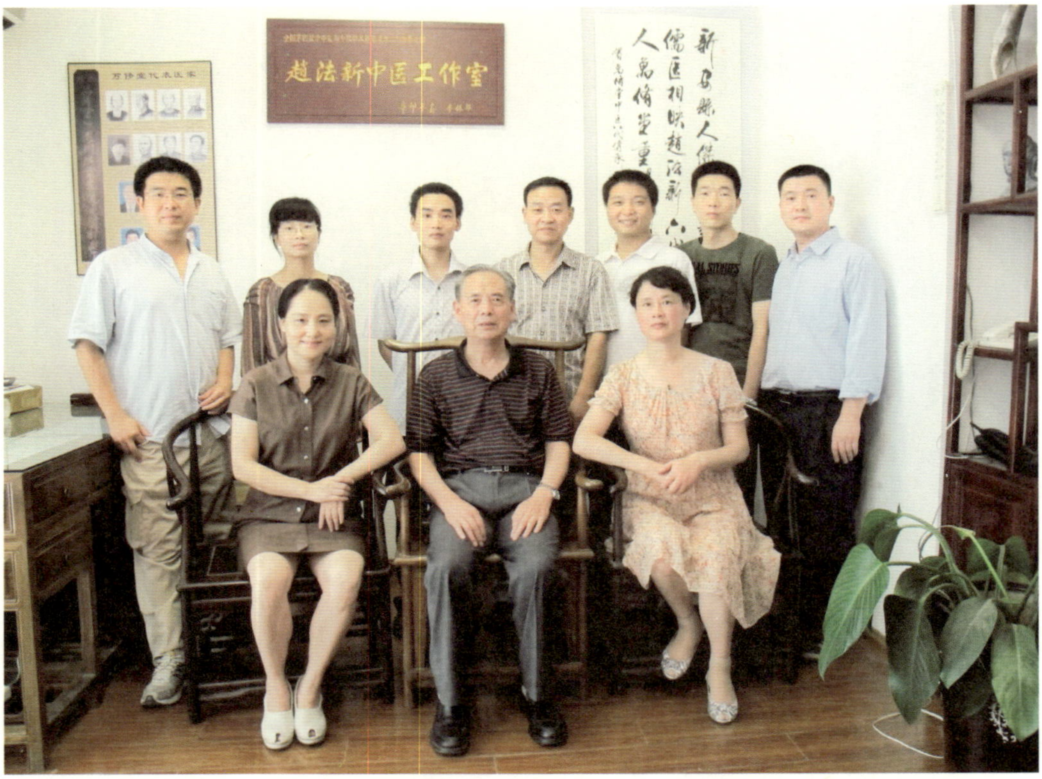
赵法新中医工作室

师徒合影

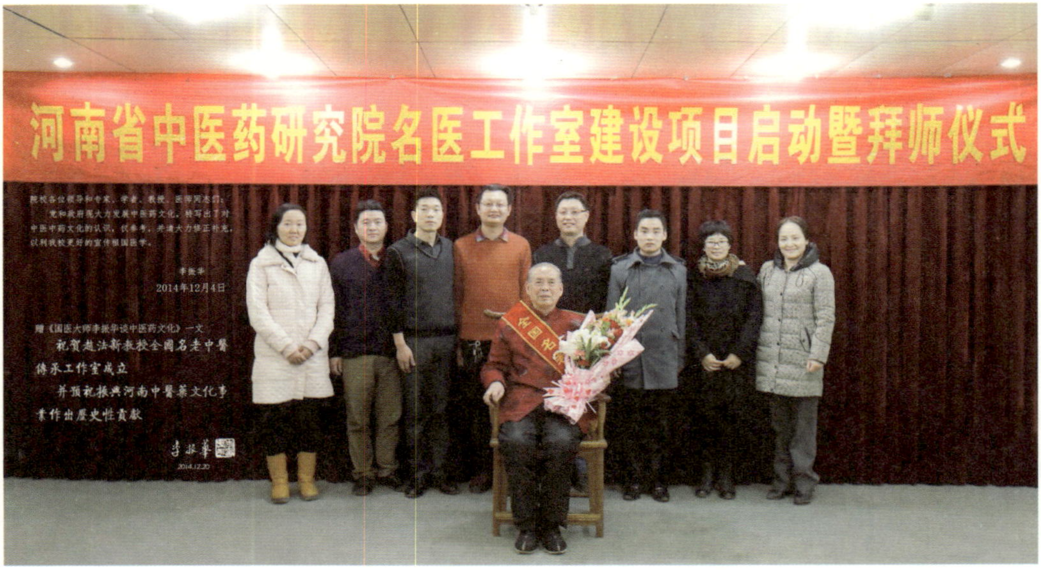
河南省中医药研究院名医工作室建设项目启动暨拜师仪式
2014年12月4日
赠《国医大师李振华谈中医药文化》一文
祝贺赵法新教授全国名老中医传承工作室成立
并预祝振兴河南中医药文化事业作出历史性贡献
李振华
2014.12.20

师徒合影

序

中医药学历史悠久，源远流长，涌现出灿若繁星的医药学家。正是由于他们的辛勤耕耘与绵延传承，才使得中医药学在世界医学体系中独树一帜，影响寰宇并造福人类。

河南地处中原，人杰地灵，是中华民族优秀文化的重要发祥地之一，自古及今医药大家更是层出不穷。诞生于河南南阳的张仲景，被后世尊崇为“医圣”，以其巨著《伤寒杂病论》及其独特的辨证论治思维，深远地影响着中医学的传承与发展，至今仍然在指导着中医理论研究与临床实践。其后，河南历代名医名著辈出，比较著名的如褚澄的《褚氏遗书》、王怀隐的《太平圣惠方》、郭雍的《伤寒补亡论》、张子和的《儒门事亲》、滑寿的《十四经发挥》、李濂的《医史》、景日昣的《嵩崖尊生书》、吴其濬的《植物名实图考》、杨栗山的《伤寒瘟疫条辨》等，对中医药学的发展和提高，发挥了承前启后的推动作用，产生过重要影响。

中华人民共和国成立以后，河南的中医药事业又得到了长足的发展，在业内占有较重要的地位。著名中医学家李振华是第一批国医大师，我与他交好多年，深知他理论功底深厚，临床经验丰富，治学严谨，桃李遍天下，他对河南中医药学的教育、科研、临床工作，做出了非凡贡献；还有石冠卿、吕承全、赵清理、邵经明、杨毓书等，都是闻名全国的中医药学家。

中医药这一伟大宝库有三个组成部分：浩如烟海的典籍，名老中医的经验，民间的验方绝技。其中名老中医的经验来自临床实践，是理论与实践相结合的典范，也是我们亟待传承的中医精华。而随着时间的流逝，名老中医越来越少，中青年能用中医思维去认识疾病、防治疾病的也越来越少。所以现在的问题是抓紧将这些名老中医的经验继承下来，学习他们的学术思想，学习他们的临床经验，学习他们的医德医风。这是时代的需要，是发展中医的需要，也是培养年轻一代名中医的必由之路。

我过去曾讲过要做一名“铁杆中医”，有人对此产生误解，认为这是“保皇党”、保守派。我所说的“铁杆中医”，就是要立足自身，坚信中医，坚守中医，同时要做好中医与现代尖端科学的结合。中医本身就是尖端科学，两个尖端科学结合，那就是更好的医学。中医药在治疗 SARS 中的作为、国医大师王绵之教授对航天员的养生调护及特效药应用，不是很能说明一些问题吗？我所说的“铁杆中医”，不是不学习科学，而是要站在现代科技的尖端层面，这样结合，中医才会发展。我们应该相信，只要特色不丢、优势常在、传承不息，中医药必将为呵护人类健康再立新功。

要学习好中医，就要从经典入手，因为经典是中医学之根，是后世各家学说之源头，必须下一番功夫才能学好。“不经一番寒彻骨，怎得梅花扑鼻香！”而要学习好经典，还必须注重临床实践。老百姓之所以信赖中医，是因为中医疗效是肯定的，是经过几千年临床实践所证明了的。临床实践是中医的生命线，离开临床实践，就无从证明中医理论的正确性。中医学的方法论，是完全符合唯物辩证法的实践论、符合哲学的系统论的。

十年树木，百年树人。要发展中医，就要抓紧抢救老中医学术经验，许多老中医带徒、办名医传承班，这是很好的传承方法。抓紧时间整理老中医的经验，上对得起祖宗，下对得起百姓，这不但是对中医学术发展的贡献，也是对人类健康事业的积极奉献。希望更多的名老中医毫无保留地将自己的学术经验撰写出来，传承下去；也希望更多的中青年学子虚心地、踊跃地加入师承的队伍，使岐黄之术薪火相传，不断发扬，更好地为全人类的健康服务！

说起来，我在河南有两位祖宗，一位是医圣张仲景，算是我们中医人的共同祖宗；一位是邓氏的祖宗，邓氏祖地在河南邓县（现邓州市），从中原南迁广东珠玑巷，我是第 25 代，500 年前我们是一家。所以我对河南有一种自然的亲切之感，对河南中医更是有着特别的关注之情。

今闻河南同人计划编纂该丛书，我非常高兴，这不但是河南中医界的盛事，也是我们国家中医界的盛事。这部巨著，是为名老中医学术经验的传承做了一件大好事，值得庆贺。在其出版之际，聊述几句，以表一位期颐老者的意愿心境。

是为序！

国医大师 邓铁涛

2017 年 11 月

前　言

中华医药，肇之人祖，岐黄问对，仲景垂法。

中原大地，是中华灿烂文化的重要发祥地之一，也是中医药文化的发源地、医圣的诞生地。在这片沃土上，有两部著作名垂青史，流传千古。一部是《黄帝内经》，它是中医学第一部经典大作，为中医学的传播与发展奠定了理论基础。其具体编著者虽无可考，但与中华民族的先人——黄帝是密不可分的。书中采用黄帝与大臣岐伯等对话的方式，对人类生命科学进行了详尽而科学的讲述。而黄帝出生于河南新郑，他的智慧使得中医药学跻身于世界医学之林。另一部是《伤寒杂病论》，该书创立了中医基本理论与临床实践相结合的辨证论治体系，为中医临床学科的发展开辟了无限法门。其作者是东汉时期河南南阳人士张仲景，他的治学态度是尊重先人，尊重实践，独立思考，敢于创新，用他的话说就是“勤求古训，博采众方……并平脉辨证”。书成之后被奉为中医经典之作，张仲景则被后世尊为“医圣”，为人们所景仰。

继“医圣”张仲景之后，中原大地以其悠久的历史及丰厚的文化底蕴，为中医药事业的继承与发展做出了卓越贡献。当我们站在黄河岸边回溯历史的时候，历代名医包括他们的名著犹如灿烂的星光闪烁在我们面前。比较著名的如南朝时期的褚澄与其《褚氏遗书》，隋唐时期甄权与其《针经钞》，唐代孟诜与其《食疗本草》，宋代王怀隐与其《太平圣惠方》，金代张子和与其《儒门事亲》，元代滑寿与其《十四经发挥》，明代李濂与其《医史》，清代杨栗山与其《伤寒瘟疫条辨》、吴其濬与其《植物名实图考》、陈青云与其《痘疹条辨》、刘鸿恩与其《医门八法》、龙之章与其《蠢子医》等，还有近代陈其昌与其《寒温穷源》等，他们为河南乃至全国中医药事业的发展与提高做出了不可磨灭的贡献。

中华人民共和国成立以后，河南中医药事业得到了长足的发展。随着河南中医药大学（原河南中医学院）及各级中医院的先后建立，一大批名家出现在教学与临床岗位上，他们为河南中医药的教育、医疗和科学技术的发展，倾尽全部心血，可谓“鞠躬尽瘁，死而后已”。他们中的杰出代表有国医大师李振华，国家级名医石冠卿、赵清理、杨毓书、高体三、吕承全、邵经明、武明钦、郭维淮、乔保钧等。他们秉承张仲景、孙思邈“大医精诚”之旨，怀仁心仁术，志存高远；为人民服务，任劳任怨；教年轻学子，挑灯备课；为病人除恙，废寝忘食；他们学术渊博，通晓经典，经验丰富，技术精湛；他们在百姓心中，犹如华佗再世，高山景行。他们教书育人，桃李满天下。我们为有这样的先辈、老师，感到骄傲、自豪。

时光荏苒，岁月飞逝。一批老前辈已经驾鹤西去，健在的专家、学者多已垂垂老矣。如何将他们的学术思想与临床经验记载于史，传给后人，是摆在我们面前的迫切任务。我们要以抢救“国宝”的紧迫感去承担这项任务，以敬畏的心态去承担、去做这件事。初步统计，急需整理学术思想与临床经验的全省著名专家有近百名，我们将分批整理，全部出版问世需要五六年时间。这次整理工作必须以严谨的科学态度，精细的工作程序，一丝不苟地去设计，去编撰。要坚持“信、达、雅”的写作态度，做到内容准确可信，行文畅达通顺，词语得体文雅。而要做到这一点，认真是第一位的。正如中医大家岳美中先生在《名老中医之路》第二辑“序”中说，对于编辑老中医经验这样的书，要有“手里如同捏着一团火”的责任心，看准了的事就要做到底，做出成果来，精心设计，虚心征求，细心组织。

对于本丛书的学术与临床价值，我们总主编委员会在召开第一次会议的时候，就有所评议。这种评议是从20世纪80年代出版的《名老中医之路》谈起的。当时中医宿老吕炳奎在该书“序”中写道，“这有利于鼓励广大青壮年中医师进一步下苦功深入研究和精通中医药学，有助于当今一代名中医的成长，而这正是青壮年同道们应当努力的方向”。该书“编者的话”中谈到，这样的书有利于一代新中医的成长，有利于改善中医教育工作，有利于中医学术“与时俱进”地发展。反复阅读老前辈的话语，如同当面教诲，沁人心脾。本丛书虽然只是记载河南省现当代名医的经验，但它的影响会波及全国，甚至于海外。这对于传承中医、培养中青年中医名家，是教科书，是经验书，是师承必读之书，必将在河南中医药事业发展史上留下浓墨重彩的一笔。

对于本丛书的编写与出版，还有一位老人在默默地关心着，他就是为这套丛书作序的国医大师、年高一百零一岁的邓铁涛教授。丁酉初秋，在总主编郑玉玲教授的带领下，我们一行四人南下羊城，专程拜访了邓老。当天上午十时许，邓老在其子邓中光教授的搀扶下，高兴地在客厅接见了我们。只见邓老红光拂面，精神矍铄，在我们问候邓老之后，邓老开口道：“丛书进程如何？”又问道，“何时可以出版？”“希望这套丛书能走向全国！”邓老的关心使我们非常感动。回郑后，总主编委员会及时召开了会议，对邓老的关怀做了传达。并表示，不辜负老前辈的关心与期望，希望尽快能让邓老看到这套由他作序的丛书。

在此，谨对邓老表示诚挚的谢意！并遥祝邓老椿龄无尽，福寿康宁！

同时，对河南中医界的老前辈，关心中医药事业发展的老领导，关心、参与丛书编著、出版的同人，表示衷心的感谢！

《中原历代中医药名家文库·现当代卷》编委会

2017年国庆

目录

第一章 医家传略

中原名家赵法新老师出身医门，拜求名师，就读高校，四次进修，是新中国院校与师承合一模式培养的新一代中医。60年从医之路，当徒当师，从医从研，勤奋工作。读书临证，钻研文献，善思考，勤总结，会升华，著作等身。医德高尚，医术精湛，患者盈门。赵师之所以有如此成就，是基于深厚的中医药文化底蕴、理论基奠、经验累积，遵循中医整体观思维方法、继承创新、临证求真的结果。赵师是我们学习的榜样。观其传略，窥其经历，知其学术思想、临证经验线索。

一、家学渊源

赵师医术精湛、医德高尚，不仅德艺双馨，而且家学渊源颇深。赵氏族居河南洛阳新安县五头镇以东平原。考《赵氏支脉族谱》，洛阳新安地处豫西丘陵地区，九朝古都洛阳京畿之地。“五头”者，五山五水之汇也！南临公鸡山、蜘蛛山、孟家山等，山清水秀，苍松翠柏，北坡层层梯田，山沟溪流纵横，汇金水河转向东流，冲积平原而古镇居中。赵氏族以农耕为生，天赐岭坡，中夹平原，河流纵横，灌溉便利，风调雨顺，收成颇丰。即遇干旱，岭坡减产，亦能以丰补歉，生产生活尚有保证。此地民风淳朴，勤劳节约，兴校办学，形成传统，古立私塾，有教无类，子女平等。因赵氏族的开明，故世有女干部、女中医之出，可谓“耕读传家”。

据《赵氏支脉族谱》统计，赵氏族清代有进士、恩赐寿官、例赠修职郎、监生、太学生、庠生、医生共26人；还有潜心于学，虽不得志，不愧儒林者多人。据统计，中华人民共和国成立以来，赵氏族有各级领导干部、教师、医生、工程师、硕士研究生达135人。足见赵氏族一向崇文重教，文化水平普遍较高。

赵氏族八世祖赵光甫弃儒从医，师从数门，学术多源，于清道光年间在洛阳首创“东周万修堂拣选川广云贵道地药材老店”。其兄道光进士赵光斗亲题匾额。老店批发零售，医药兼营，特设“万修堂医馆”，名医坐堂，前店后坊，小料制剂，丸散膏丹，方便节省，疗效显著。坐堂者医德高尚，医技精湛，故求治者众，声名鹊起，名噪豫西。赵光甫一家三代，四人为医，族人向往，拜师学艺，族内传承，连续八代，数十人为医，供职于省、市、县级医院已有十多人，而乡村基层医生，有一技之长、业余兼医者更多，故被誉为“杏林之家”。

赵师出身于世医之家，为赵氏“万修堂中医”第六代传人。因自幼常见前辈给人治病，疗效神奇，耳濡目染，影响至深，尤其亲身体验爷爷赵连璧（赵氏“万修堂中医”第四代传人）以“苍耳辛夷散”治鼻渊、叔父赵桂梧用马齿苋鲜汁治热痢，简便灵验，而对中医产生浓厚兴趣。受家学熏陶，幼承庭训，初入医门，便拜名师，又上高校，进修深造，读书临证，逐步成长为河南省中医药研究院主任中医师、研究员、硕士生导师，并被选为第四批全国老中医药专家学术经验继承工作指导老师、全国名老中医药专家传承工作室建设项目指导老师。

二、初踏医路

自清代中期，赵氏族八世祖赵光甫创“东周万修堂拣选川广云贵道地药材老店”，誉“炮制名世，术精雷桐”之美名，直到十三世赵法新，连续传承六代，业医者15人，兼医、有一技之长者尤多。八世祖赵光甫之长子克文（九世），“以医名世”；次子克念，“学问渊博，文成一家，一代儒医”；其孙心纯（十世），“精岐黄，号神医焉”。十一世连璧，“博学多识，执教行医，乡间儒医也”。十二世桂梧，弃儒从医，“内外妇儿术精，简便廉验驰名”。

赵师深受爷爷赵连璧、叔父赵桂梧（赵氏“万修堂中医”第五代传人）教导，立志继承家学。1958年高中毕业即参加卫生工作，任当地卫生院秘书，并由赵桂梧先生主持，拜院长袁志明先生为第一任老师，正式进入中医之门，苦练基本功。

1960年，赵师被调到河南中医学院（现河南中医药大学）师承班学习，拜张海岑、袁子震为师，二人常请李振华（首届国医大师）老师会诊，有机会聆听三位老师教诲，赵师受益匪浅。其半天跟师临证，半天在中医学院听课。当时，河南中医学院院长韩锡瓒倡导读书活动，强调读经典、学名著、背歌诀，晨间琅琅读书声充满校园。张磊教授（第三届国医大师）是韩锡瓒院长多次表彰的读书状元，加之连璧爷常来学院和张海岑、袁子震、李振华谈医论药，结为挚友，有机会为赵师讲解医古文、古典医籍序跋。如此读书临证，既奠定古文基础，学习中医药学理论，又掌握临证诊疗技能，相得益彰。

1965年，赵师考核合格，由河南省卫生厅颁发“中医学徒出师证书”。院校与师承合一的教育模式，催生了新一代中医，理论水平、诊疗技能全面提升，由入门而升堂矣。赵师毕业当年即临证诊疗，加入河南省南阳农村医疗队，带领一组中西医结合小分队深入山区巡回医疗，获得好评。

出师后从医临证、进修深造是医者进步发展的必由之路。出师工作后，赵师先后四次进修：1976年入江苏新医学院（南京中医药大学前身）“全国温病师资班”，学习中医温病学经典；1979年进河南中医学院“中医主治医师进修班”，主修中医经典名著；1981年参加河南省卫生干部学校“内科医师进修班”，进修西医内科学；1983年赴中国中医研究院（现中国中医科学院）“首届全国中医文献研究班”，学习中医文献，师从全国著名中医文献学家马继兴、余瀛鳌先生。进修学习累计4年，为其汇通中西、研究经典、整理文献、临床辨证奠定了坚实基础，由升堂而又入室也。为医者，由入门、升堂、入室，虽渐有所高，仅步入医林而已，当继续读书临证，步步提高。2008年，赵师被遴选为第四批全国老中医药专家学术经验继承工作指导老师，并成为硕士生导师，同时入选的河南中医学院第一附属医院、河南省中医药研究院8人中，师承班就占7人，证明院校与师承合一的新型教育模式是成功的。

三、读书临证

为医者，不可不读书、不可不临证，必须读书、临证兼备。前贤早有明训，清代陆九芝云：“读书而不临证，不可以为医；临证而不读书，亦不可以为医。”赵师时常告诫学生，读书临证，相互为用，缺一不可。读书要广要多，必须熟读经典、名著，结合个人专业需要，选读各家专论文献，以备不时之用，为厚积薄发、继承、发展奠基。读书明理，识药知病之源，博求知识，把握理论，学习古人，吸取经验，启迪思维，拓展思路，创造方法，指导临床，提高疗效，这就是读书之目的。临证是践行读书，学以致用，拓古求新，辨证论治，总结升华，向前推进，以丰富理论、积累经验，这就是继承和创新的统一。中医药学几千年的发展史，正是沿着这一轨迹前进，创造了灿烂的中医药文化，当代《名老中医之路》这套书，再现了无数中医大家的医路历程。为此简要介绍赵师读书临证之感悟与收获。

（一）论治之本

治病必求于本，本即病因病机，是为病之本质。本，泛指阴阳，因为阴阳是“天地之道也，万物之纲纪，变化之父母，生杀之本始”，而疾病的发生和发展变化的根本原因也就是阴阳的失调。赵师指出，治病求本，又有肾气为本、脾肾为本、脾胃为本、八纲为本、病因为本之不同。

1. 肾气为本

清代冯兆张在《冯氏锦囊秘录》中指出：“人之有生，初生两肾，渐及脏腑，五脏内备，各得其职。……其为两肾之用，生生不尽，上奉无穷者，惟此真阴真阳二气而已。二气充足，其人多寿；二气衰弱，其人多夭；二气和平，其人无病；二气偏胜，其人多病；二气绝灭，其人则死。可见真阴真阳者，所以为先天之本，后天之命。两肾之根，疾病安危，皆在乎此。”赵师认为，肾是人体生长发育的根源，肾中阴阳二气是否充足与和平，关系到人的长寿、健康、病变、死亡，故提倡临床治病当时刻注意调节肾之阴阳。

2. 脾肾为本

《灵枢·本神》在论述五脏虚实病变时明确提出五脏病变以脾肾为本的思想，只有脾与肾的病变可以导致“五脏不安”。肾应北方之水，水为天一之源；后天之本脾胃是也，胃应中宫之土，土为万物之母。赵师将“本”与先、后天之本结合，治病注重调理脾肾，对指导临床具有重要意义。对许多疑难杂症，如脑血管疾病、内分泌系统疾病、免疫系统疾病、精神疾病等从脾与肾入手来调治，正是脾肾为本思想的运用。

3. 脾胃为本

《素问·平人气象论篇》云：“平人之常气禀于胃。胃者，平人之常气也。人无胃气曰逆，逆者死。”《素问·玉机真脏论篇》云：“五脏者，皆禀气于胃。胃者，五脏之本也。”均说明胃气的盛衰有无，直接关系到人的生命活动及生死存亡。因此，赵师推崇李东垣在《脾胃论·脾胃虚实传变论》中所说的“元气之充足，皆由脾胃之气无所伤，而后能滋养元气；若胃气之本弱，饮食自倍，则脾胃之气既伤，而元气亦不能充，而诸病之所由生也”，所以临床诊治疾病均十分重视胃气，常把脾胃失调作为多种疾病的根本，又将 “保胃气”作为治疗各种病变的重要法则。

4.八纲为本

《景岳全书·求本论》云："或因外感者，本于表也；或因内伤者，本于里也；或病热者，本于火也；或病冷者，本于寒也；邪有余者，本于实也；正不足者，本于虚也。但察其因何而起，起病之因，便是病本，万病之本，只此表里寒热虚实六者而已。"赵师从辨证角度认识"本"的概念，把病分解为病性（寒热）、病位深浅（表里）、邪正盛衰（虚实）和疾病证候的类别（阴阳）四方面，即通常之八纲辨证。

5.病因为本

《素问·调经论篇》说："夫邪之生也，或生于阴，或生于阳。其生于阳者，得之风雨寒暑；其生于阴者，得之饮食居处，阴阳喜怒。"赵师有时从其简将病因分为阴阳两类，从阴阳的不足、有余，指导临证实践，条理清晰，易于辨证。

总之，知本者要按中医整体思维辨证论治，由四诊获取症状与体征，参考检验，透过现象看到本质，这就是辨证。只有读书明理、识药、知病之源，加之临证积验，才能娴熟辨证论治，提高疗效。正如《医宗金鉴·凡例》云："医者，书不熟则理不明，理不明则识不精。临证游移，漫无定见，药证不合，难以奏效。"是为抓住病之本质，才能立法、选方遣药，灵活机变，使理、法、方、药与此地、此时、此证、此病、此人合宜，保证疗效。

（二）活用经方

重辨证、抓主症，把握疾病进退过程中的证候动态变化，活用系列经方，或加或减，直至创制新方。若能继续收集、总结、编辑，则可集腋成裘。实为"学经典、用经方、传经验"三经战略之经方应用拓新，将推进经方保护、传承、推广、创新这一目标。

1.补气方

人以元气为本，气旺则血生，气为血帅，帅血而行，血为气母，资气循环。李东垣提出"人以胃气为本""百病皆由脾胃衰而生"。盖脾胃为元气之府，故以补气健脾为法，首选四君子汤，以复元气。若脾失健运，痰湿由生，合二陈汤，名曰六君子汤，以健脾燥湿、理气和胃，是取半夏燥湿、陈皮理气和胃之功也；若无显著痰湿，去半夏，名曰五味异功散，专以健脾和胃；若兼寒凝气滞而胃脘痛者，加砂仁、香附，名曰香砂六君子汤，以温胃理气而痛止矣。若元气虚久，中气不举，当以补中益气汤，升阳举陷。通过补气系列经方，有序调理，证候基本消除，当固本以防复也！

脾胃为元气之府、气血之化源，补真元之虚，非人参莫属，党参未可及也；补精血益肝肾，非九蒸熟地黄不可。故六君子汤加黄芪、熟地黄、鸡血藤，创“参芪六君浓缩丸”，则肺脾肾并补，益火生土，土生金，金生水，三脏连环得补，肺气足也！肺主一身之大气，肺气旺则周身之气足，气足以生血，气血俱旺，加之养血、活血、通络之鸡血藤，促进循环，气血调和，百病不生，身体健康，此固本以防复也。本即脾胃、气血、元气、胃气、水谷之气也！浓缩丸者，精制量小，简捷方便，利于善后固本，以防复也。这是赵师临证用药先汤后丸的经验之谈。

2.补血方

生命至贵，全凭气血，相互为用，密不可分。补气生血，首选当归补血汤，气血双补；若阴血不足者，当滋补肝肾，益阴生血，四物汤最为合宜；若气血俱虚，当补气生血，阳生阴长也，则以四物、四君合而为八珍汤，气血双补矣；若虚中夹寒，须加肉桂、附子而为十全大补汤，以温通气血；大多病后康复，气阴不足，阴血亏损，邪去正未复者，八珍汤川芎易香附，既能理血中之气，又无香燥之弊，加蒸首乌、鸡血藤而创新方“十全十美汤”，以养血活血、通络止痛，促进气血循环而百病不生。

3.温中方

中焦脾胃，喜温宜润。若生冷伤胃，风寒伤脾，中阳不健，失其温煦而胃痛吐逆者，首选理中汤，以温中健脾，则寒散痛止，逆气自降；寒甚则加附子为附子理中汤，以复中阳而痛随去；更甚，厥逆者，再加肉桂名桂附理中汤，重在温中回阳，阳复厥止；中阳大虚，营卫失和而胃痛嗳气、形寒肢冷，改黄芪建中汤，以温中散寒、调和营卫而表解里和，诸症顿消。

4.通便方

便秘可见于任何年龄，病因复杂，治法多多，苦泻伤阳，久泻气阴俱伤，导致“药日增，效递减，终无效，成顽疾”，少有良药。良者，有效、不暴、平和、便捷、根治。宗“通、健、养、解、平”五字诀，“通”则腑气畅，“健”则脾气旺，“养”则胃气和，“解”则毒气消，“平”则平和而协调也。遵此而创新药“通腑宁浓缩丸”，临证应用40年，老少皆宜，疗效肯定，量病服药，病退递减，安全可靠。

又，老年气衰，初服有效，久服量减（减至1/5），便溏不爽，颇为棘手。盖耄耋之年，元气大衰，脏腑功能减退，气虚传导失司，津血亏损，无水行舟难，这是老年体质之特点，便秘机制之关键。气虚责之肺脾肾三脏，故当补肺、健脾、温肾，首选当归补血汤，补气生血，尚无显功；必须用参、术、芪、草大补元气，人参大补元气调中，黄芪兼补卫气实表，故参芪大补肺脾之元气，土生金，金生水；合肉苁蓉、巴戟天、熟地黄等滋肾温阳而肾气足也，则火能生土。肺脾肾三脏连环得补，振奋元气，固其本也；再合桑葚、黑芝麻、何首乌、枳实、厚朴等养血益阴、通腑促动之品，增水行舟，水到渠成，顺流而下。合方制药，名曰“耄耋通浓缩丸”，用于老年虚秘，观察数年，平安而有效。至此，便秘有两方药，前为通用，后为老年虚秘专用。

5.积热方

胃强脾弱，能食不能消，积热火毒，内郁外发，百病丛生。积为因，热为机，病为果。遵东垣之论，补其不足，泻其有余。故以“消积导滞清胃火，通腑泄热排肠毒，益气养阴固其本”为法。依法选方，何宜也？保和力逊，承气太过，消积有偏，唯枳术消补兼备为宜。取诸方之长，重组新方，以枳术之义、消积之用、保和之功、承气之力，权衡加减，择善而用，按君臣佐使配伍，名曰“枳术消积浓缩丸”，以达消补兼施、祛邪扶正之目的。在积热病辨治中，可治可防，单用，治未病，未病先防，初病防变，重症重拳，服之胃和而眠安，病后防复也；辨证组方此为君，治疑难杂症，量病减量更方便。

（三）撰著之源

撰写论文、著书立说，是读书、临证、践行、磨炼的结果，亦是文学水平、中医药文化积累、临证积验、医德修养、写作技巧综合水平的体现。赵师早在1960年师承班学习、跟师期间，院长韩锡瓒倡导“读书活动”，恩师张海岑精心辅导，加之儒医连壁爷时常讲解医古文、古医籍序跋，中医药文化水平渐长，赵师对写作产生了兴趣。恩师诊病处方之后，常嘱咐患者煎药方法、服药药引及注意事项等，详尽有度。赵师据此整理写成科普短文《怎样煎服中药》刊于1963年《河南日报》上。

跟师临证期间，赵师聆听恩师讲述以往在农村行医，卫生条件差，小儿蛔虫病多，分析其感染途径、症状、并发症、危害性、治法、预防，并参考现代医学肠道寄生虫知识，整理成《蛔虫病防治》一文，恩师张海岑审阅后改为《人体内的旅行家——蛔虫》，接着又写《溃疡病证治》，均于1964年刊登在《河南科技报》上。自此，赵师读书、看报、写作兴趣愈浓，久之成了习惯。基于读书临证、研究应用、体验感悟、渐有新知、总结升华、向前推进、长期积累，由此奠定了撰著基础，赵师开始尝试独立著书立说。大致分为文献整理、古籍点校、工具书编修、临床经验整理四大类。

1.文献整理

“三人行，必有我师”一向是赵师学习的座右铭。其常向同事曹健生研究员（兼《中医研究》杂志社编辑）学习、切磋编撰事宜。1979年受邀编写《医案丛刊·肝病》一书，按照出版社提供的医案资料，仔细研究宗旨、体例、要求，确定目录、概述、按语之后，正式开始编写，半年定稿，得到总编认可，1980年由河南人民出版社出版。

恩师张海岑与张子和同里，对《儒门事亲》颇有研究，崇尚其学术思想、医疗经验，有意注释，于是师徒合作，首先进行版本研究，确定底本、主校本、参校本、体例后，年余完成《〈儒门事亲〉校注》，以互校法出注，虽嫌冗长，但亦保存了各版本原貌，为后人研究提供资料，1984年由河南科学技术出版社出版。

1983年河南省中医药研究所（现河南省中西医结合医院）承担秘验单方调研整理任务，编撰《河南省秘验单方集锦》；2001年河南省中医管理局第二次发动全省中医献秘验单方，河南省中医药研究院负责整理编辑《神州秘方》。2007年，又将二书合并重订为《秘验单方集锦》，每方增加功能、按语，并分内、外、妇、儿、五官、男科，单行本，以适不同之需，均由河南科学技术出版社出版。

度量衡古今异规，阅读古籍、方书不便，赵师予以考证，撰《中医历代方书剂量考释》，发表于1986年1月的《中医研究》。

2.古籍点校

1983年赵师在北京中国中医研究院（现中国中医科学院）“中医文献研究班”进修时，曾参与中国中医研究院古籍整理项目，点校《太平圣惠方》，并参与由学友、浙江中医杂志社社长兼主编、浙江省中医药研究院陆拯教授策划主编的“近代中医珍本集”的点校工作。

1984年，赵师进修结束后回河南，参与河南中医学院院长李振华教授领衔主持的《圣济总录》点校工作，先后到北京、天津等地图书馆调研版本，遂撰《〈圣济总录〉版本流传及考证》一文，于1985年2月在《中医研究》发表。该论文修订后于1996年中华中医药学会医史文献分会年会时收入《中医药文献研究论丛》，由中医古籍出版社出版。

2005年参与陆拯教授主编的《本草全录》（电子版）的点校工作，后从中选出10种，编为“本草必读丛书”，2013年由中国中医药出版社出版。

3.工具书编修

鉴于阅读浩瀚中医文献时，缺乏得心应手的工具书，古奥医词、运气、天文、历法、乐律、历史背景方面的词条往往查不到，因而，赵师与同事及朋友合作编撰《中医词释》工具书，1983年由河南科学技术出版社出版。1984年年初，吕炳奎（卫生部原中医司司长）创办光明中医函授大学，编新教材，赵师参编《中医内科学》《中医眼科学》，分别于1988年、1989年由光明日报出版社出版。

中医文献研究班毕业后，正值全国中医文献古籍整理热潮，急需包括版本学、校雠学、文献学的工具书，于是赵师主编《中医文献学辞典》，反复修订后延至2000年由中医古籍出版社出版。

20世纪80年代，国家提出对革命老区科技开发扶贫，河南省抽调赵师成立“中豫老区医药研究所”，并任命其担任所长。接上级指示，为改变老少边穷地区缺医少药、看病难看病贵、因病致穷的状况，研究所组织河南中医学院、河南省中医药研究院等的资深专家教授，由赵师领衔主编《乡村中医临证大全》工具书。含内、外、妇、儿、五官各科500多种疾病，1 000余个方剂，由中医古籍出版社出版，10余年后修订、再版，作为基层中医“全科医生”培训的重要教材。

中药剂型多样，各有特点，中成药虽有简便、快捷等优势，颇受医患双方欢迎，但又有功专、效缓、力续、局限特点，必须辨证应用，故赵师主编《国家基本药物·中成药的辨证应用》，依据国家医改需要筛选1 331种中成药，以病为纲，阐述脉因证治而优选主药，或配伍数种中成药。2003年由中医古籍出版社出版。

4.临床经验整理

赵师早前在河南中医学院“中医主治医师进修班”进修期间，参与河南省中医管理局抢救、继承名老中医经验工作，赴全省跟师临证半年采风，整理其学术思想和临证经验，汇总编写《河南省名老中医经验集锦》一书，1983年由河南科学技术出版社出版。1993年赵师应邀撰稿《脾胃病治疗琐谈》，汇编《河南省当代名医内科学术精华》，1994年由河南科学技术出版社出版。2000年，李振华教授应人民军医出版社杨德胜主任专访，推荐河南省内名医编纂临床经验丛书，赵师主审《河南名老中医临证经验丛书·赵法新脾胃病临证经验》。此书由李振华题藏头诗：“法于经典，新不离宗，传道授业，承先启后。”张磊教授赐“序”并作诗“学有渊源术有宗，奇书闻世展新容。今今古古今今古，天水茫茫耸泰峰”祝贺。2012年由人民军医出版社出版。

赵师向重脾胃，既遵东垣《脾胃论》补中升阳，又重天士胃阴说及明清以来医家对脾胃的论述，融各家之长，以指导临证辨治，确能提高疗效。其深受《脾胃论·脾胃胜衰论》影响、启迪，以胃气为纲，以元气盛衰、邪气多少而发病症为目，拓展思路，扩大应用，不仅用于治，更注重防。每遇失治误治、复杂多变之疑难杂症，无论四旁之疾进犯中州，或中州之病殃及四邻，始终把握脾胃，以胃气为本，论治诸病，收效显著。赵师对大量临证资料进行分析、归纳、补充、总结，以“脾胃六提纲”为框架，带领传承团队，落实读书笔记，分类汇编历代脾胃文献，结合学术讲座、临证带教，编撰《赵法新积热病论治》，该书涉及内、外、妇、儿各科相关疾病。

赵师临证常见痹证患者，旧病（风湿疼痛）未愈，新病（脾胃病）又加，探究其因，药伤也！凡抗风湿类中西药，皆伤脾胃。于是，赵师另辟蹊径，改变给药途径：“王道霸道分内外，各走其道无相碍，滋膏扶正补气血，药浴祛邪抗风湿。”深究其理，广试其法，验之临床，疗效确切，结合寇宗奭、张子和药浴经验，吸收刘河间“玄府”理论，扩展仲景“汗法”的内涵外延，继承中西方洗浴文化，借鉴国际通行透皮吸收学说及促透剂应用经验，在中医药理论指导下，发表《药浴治病原理初探》《子和汗法与现代药浴》等论文，通过改进塑膜充气浴盆、医用药浴衣、足膝浴靴、长筒手套、恒温浴箱等新浴具，以方便半身浴、全身浴、足膝浴、肘膝浴等新的药浴疗法实施，使药浴规范化、现代化、规模化经营成为可能。

赵师早年跟师临证期间，恩师张海岑、袁子震、李振华常会诊于“特诊室”，有机会聆听三位名医教诲，他们善辨证论治，通过“审症求因、审因辨证、据证立法、依法遣方、权衡加减”等传统“辨证论治五法”，总能开出最合宜处方，理法方药，环环相扣，疗效卓著，令人敬佩、仰慕不已，引发赵师思考，总觉言犹未尽。在此基础上，通过读书临证、科学实验、综合归纳，又补充“剂型合宜、途径最优、煎服用法、心理调适、饮食调护”五个环节，完善辨证论治全过程，与前五法合称“辨证论治十法”。疗效是检验辨证论治的唯一标准，每一法都直接影响疗效。

某日，赵师向国医大师李振华汇报万修堂史料，请教如何编写、有无必要。李老毫不犹豫地说：“很有必要，赵家的事，你有责任写，你也有资格写，一定要挖掘整理、资料翔实、实事求是，事关中医传承的大事，不光是你家的私事。已连续传承八代，书名应凸显八代，乐于写序。”在李老鼓励、指导下，五年三易其稿，《万修堂中医八代传承》于2012年由人民军医出版社出版，张磊教授题写书名。其后，由出版社邹运国采访及整理，赵师主审，《国医万修堂寻访录》于2015年由人民军医出版社出版，编者称之为“与赵氏中医第六代传人的心交神会”。此外，赵师一直致力于主编万修堂传承系列专著。

四、带徒之法

学必有师，师授传承，听师一席话，胜读十年书。中医之所以传承几千年，全靠师承、自学、读书、临证，现代院校教育亦纳入其中。赵师临证带教60年，大专院校实习生一批接一批，带徒3年以上者达40余人，生源不同，水平不一，故分类指导，因材施教，皆成人才，遍及省、市、县、乡（镇）医院和中医诊所。

（一）带徒教材

教学、带徒首先要有教材。赵师非常重视带徒教材的编撰，为传承赵氏中医，培养后继人才，初编《带徒方法》作为试用教材，后又不断增删、修订，进一步丰富，满足带教需要。挖掘整理万修堂中医传承脉络、代表医家、学术思想、临证经验，以《赵氏族谱》为据，调查研究、走访查证、整理资料、添加图片，完成《万修堂中医八代传承》一书，作为带徒教材。之后，赵师被遴选为第四批全国老中医药专家学术经验继承工作指导老师，并成为硕士生导师，赵师根据《第四批全国老中医药专家学术经验继承工作实施方案》精神，结合个人经历编写《中医师承方法》作为教材。带教过程中，师徒互动，教学相长，共同修订，更名为《中医师承心悟》出版发行，得到好评。

（二）临证带教

赵师认为院校毕业生实习是系统理论教育成果与临证实践相衔接、使学生成长为医生的关键。他引导学生克服只记方药、忽略辨证的偏向，跟师笔记重点记辨证论治思维方法、理法方药全过程。强调“治病必求于本”，本即病机，要用中医整体观、思维方法、四诊八纲、营卫气血、六经三焦、脏腑经络、气血津液去辨证求本，将“辨证论治十法”融入诊疗全过程。赵师指导学生认真学写病案、心得体会，并认真修改、评点，备受学生好评。

（三）临证带徒

赵氏“万修堂中医”在家乡影响深远，始为赵氏家传，族内传承连续八代，自赵师起，突破家规，传承不限，应郭氏三兄弟学医要求，收徒授医，为家乡培养医生。他赠书“四小经典”，引导其上卫校、医专，接着临证带徒，数年功夫，三兄弟皆成中医，就业于厂矿、村卫生所，很受群众欢迎、信赖。受此影响，郭氏三兄弟五子女皆学医，现都就业于省、市、县医院，其中老五郭威在天津中医药大学博士毕业，后留校任职，在家乡传为佳话，影响深远，之后家乡多人报考中医药大学。2011年9月恢复万修堂国医馆以来，诊所、工作室合一，有利于传承，师承签约，半日临证带教，半日自学辅导，理论、临证融合，收效显著。

中医院校毕业生跟师临证或基层医生进修者，几十年来不计其数，其中跟师累计3年以上，自主创业者多人。例如，郸城县王大夫退休后办医院，患者盈门；新安县中医院牛大夫三次进修，是为中医骨干；长垣市何大夫创“中医堂”诊所；平顶山市周大夫办“一知堂”中医诊所等。这批学徒扎根基层，服务百姓，显现中医优势，深得民众好评。

1983年，赵师首次担任河南中医学院“师承班”带教老师，其学生赵玉瑶5年出师，成绩优秀，2004年晋升主任中医师，目前是河南省中医药研究院赵法新传承工作室负责人。2008年，赵师被遴选为第四批全国老中医药专家学术经验继承工作指导老师，并成为硕士生导师，继承人为副主任医师徐蕾、主治医师张书亮。赵师按《中医师承心悟》教材，读经典学名著，临证带教，使继承人提高理论水平和诊治技能，增强整体思维、辨证思路，验收合格，圆满完成任务。

2014年“全国名老中医药专家赵法新传承工作室”正式成立，工作室人才梯队合理，他们团结奋进，读书临证、办学术讲座、写心得、记笔记、整理资料、撰论文、写专著，并邀请省内外著名专家，举办赵法新脾胃理论学术经验交流会，集体编《脾胃病论治》（未付梓），促进了中医学术经验推广应用。

五、医德之旨

“为医者，德为先”，为恩师张海岑的谆谆教导。赵师在读书临证中受连璧爷所讲医古文、古籍序跋及孙思邈“大医精诚”等中医药文化的熏陶，加上先师言传身教，深刻理解医德的重要性，且融入血脉中。恩师张海岑常说：“患者不容易，认真看病，精准用药，尽可能简便廉验、平和安全，减轻其经济负担。”赵师继承其师的医德和用药准则，坚持处方不贵，非必需不开名贵细药。且延伸其意，康复常以丸、散、膏、丹巩固善后，发明新法煎药以保障汤剂质量，倡用煮散、服散，简捷、方便，不忘恩师医德初心。专家门诊常有外地患者，因飞机、火车晚点或堵车，不能按约就诊，他亦耐心等待，有时等过中午，甚至加班坐诊。正是因为他对恩师说的“患者不容易”有深刻体会。

六、科学研究

（一）专利技术

1.密闭冷却回流陶瓷煎药壶

煎中药的方法历经三千多年沿革，虽有所发展，但仍不尽善尽美。1986年，赵师由临证体验，从工作出发，萌发了改进煎药方法与用具的想法。他遍查文献资料并考察现代中药工业化生产工艺及中药实验研究方法，成功研发“密闭冷却回流陶瓷煎药壶”，首次解决芳香性药物挥发问题。1989年获国家发明专利证书。

2.医用点穴助压器

“手到病除”是点穴治病的美誉，点穴是脑力与体力并重、一对一、费时费力、效率较低的治疗方法。临床实践中常以救急为用，亦是随时徒手急救最方便的疗法，多年来临证应用立竿见影。赵师久而思之，试想以医疗器械代替，发明了“医用点穴助压器”，具有选穴固定、加压调控、结构合理、操作简便等特点，适用于四肢穴位，可治疗多种病症。1994年获国家实用新型专利证书。并由此联想改进设计成“负压点穴器”，扩大适用范围。

3.医用小儿肛注器

面对婴幼儿怕打针、难服药的难题，医家、病家皆希望有替代疗法。为寻找更好替代给药途径，赵师广查文献，发现直肠给药吸收快，可与静脉给药相媲美；且50%～70%由直肠下静脉吸收，绕过肝脏，直接进入血液循环，避免胃肠消化液和肝脏首过消除效应对药效的降解，故有安全、便捷、高效、速效之特点，用药方便而少有不良反应，最适宜婴幼儿用药。因而赵师研制“医用小儿肛注器”：容量30 mL，深度＜10 cm，用药温度38～40 ℃，限用液体药物，多用于高热、呕吐、泄泻、咳嗽等急症，以中药煎剂、藿香正气水及抗生素类肛注直肠给药，效如桴鼓。1994年获国家实用新型专利证书。

4.医用药浴衣

皮肤是人体最大器官，成人皮肤总面积约1.5 m^2，具有吸收排泄功能，药浴疗法正是利用皮肤给药途径的优势，达到医疗目的的。药浴疗法历史悠久，内涵丰富，疗效肯定，代有发展，但限于历史条件，设施用具简陋，不利于充分发挥药浴疗效。赵师多年临床摸索，与材料工程设计专业合作，设计制造药浴系列用具“医用药浴衣”，浴者穿上“医用药浴衣”，里药外水由此隔绝，药液全部直接接触人体，可提高药物浓度、节省药材。2002年获国家实用新型专利证书。

5.覆脐兜肚

临证常见慢性结肠炎、肠易激综合征、慢性肠炎等因脾胃虚寒而致者，多有消化不良、腹胀、纳差、泄泻等症。若遇风寒外袭、饮冷纳凉则加剧。赵师联想到民间老年人、小儿一年四季都有带兜肚的习俗，起到护脐暖胃作用，值得借鉴，因而赵师设计“覆脐兜肚”，并以温中暖胃、芳香辛透、散寒止痛药物作填充料，做成椭圆形夹层袋，系覆脐部，更有暖胃护腹、增强免疫功能等作用，是“厌食脐贴”三配套产品之一。凡小儿、老年脾胃虚寒者均可佩戴，以覆脐暖胃。（河南省卫生厅批准备案，豫卫健用字〔2003年〕第005号。授权郑州瑞婴堂健康产业有限公司申报国家专利。）

6.足膝浴靴

足膝浴靴是足膝浴的专用浴器，利用膝至足布满经穴、气血丰富、易与药液直接接触的特点，通过透皮吸收达到治疗目的。2016年获国家实用新型专利证书。

7.脐膏贴

脐膏贴是覆脐兜肚配套产品。脐为神阙穴，西医认为，药物由脐部吸收透入后，可直接进入静脉网和腹下动脉分支参与大循环，故高效、速效；中医认为神阙穴可升可降，能补能泻，温通元阳，苏厥固脱，健脾益胃，调理气机，化寒湿积滞。中西医认识不谋而合。赵师由此想到为怕打针、难服药的小儿寻找外用药途径，研发脐膏贴剂。

厌食为小儿常见多发病，对此首先确定遣药原则及配方：功专消食导滞、杀虫化疳、健脾和胃、促胃肠动力的中药；芳香辛透、促透皮吸收类中药；活血化瘀、改善循环、加速转运速率类中药；富含微量元素的中药。如苍术、白术、枳壳、炒莱菔子、焦三仙、公丁香、砂仁、吴茱萸、槟榔、藿香、三棱、莪术。将药物提取、回收芳香水，加氮酮制成“促透剂”；将其药液浓缩收膏，加赋形剂制成“脐膏贴”。与“覆脐兜肚”配套，相得益彰，提高疗效。

（二）科研成果奖

1.新型药锅的研制

煎中药当“多溶出，少耗散”，赵师以此为思路，研制成“密闭冷却回流陶瓷煎药壶”，解决芳香性药物挥发问题。1988年获河南省医药卫生科技成果奖三等奖。

2.总统果茶的研制

当年北京首次面市一种“果茶”，颇受欢迎，轰动全国。河南省奥林特制药厂邀赵师商讨开发新产品。赵师从食疗食养角度出发，提出食疗配方，既能生津止渴、开胃消食、活血降脂，又能健脾益肾而固先后天生命之根本。1994年新产品“总统果茶”终于面市，获河南省星火计划三等奖。

3.孕早安营养液的研究

早孕反应轻重不一，症剧者影响母子健康。赵师与妇科王希浩教授共同承担河南省科技攻关课题，针对早孕反应机制，注重清热生津、甘酸益胃、健脾固胎功能而设计配方，以方便、快捷、速效原则选定剂型，按食疗产品科研程序进行临床与实验研究，1995年完成预定目标并结题，通过省级专家鉴定。获河南省轻工业科学技术进步奖二等奖。

4.中老康口服液的研究

随着人们生活水平普遍提高，人们常食肥甘厚腻，临床“三高”症多见。赵师亦从治未病思路，以食疗食养角度考虑，优选药食兼用之品，按君臣佐使组方，依保健食品开发程序，精制成中老康口服液，主要功能是健脾消积、活血调脂。获河南省轻工业科学技术进步奖二等奖。

5.胃康宝胶囊治疗胃脘痛的临床与实验研究

胃康宝胶囊（也称“胃康胶囊”）是赵师临床研究脾胃病40余年的经验方，为1993年国家中医药管理局重点攻关课题，获河南省中医药科学技术进步奖二等奖。该方一直作为院内制剂广泛应用，疗效肯定，颇受医患欢迎。

6.退热速肛注剂治疗外感高热证的临床与实验研究

外感发热，中医药有顿挫高热良法，选择直肠给药途径最为合宜。直肠给药途径优点多多：吸收快，见效速，药效好，无痛苦，尤适宜怕打针、难服药的小儿。因此，赵师以古方柴葛解肌汤加减组方，制成退热速肛注剂，用于治疗外感高热证，进行临床与实验研究。1999年获河南省中医药科学技术进步奖二等奖。

第二章 学术思想

中医学术思想来自中医药文化、理论、读书、临证之感悟，继承与创新；是中医之灵魂、元神，极其重要。失其灵魂，则神韵全无。国医大师朱良春曾警告说，“元神不能丢，一旦失去，所能保留的内容，则是西医病名下没有元神的零散经验”，这与没有生命的空壳木乃伊一样。所以，国医大师邓铁涛说，“要培养铁杆中医”，才能坚守中医之魂。没有中医药文化、学术、理论、经验自信，就不能坚守。国医大师任继学说，“不到60岁，不懂中医”，说明“经历是财富，财富是积累的”。赵师之所以有如此成就，是长期坚守、践行中医之魂的结果。

一、治学经验

（一）治学严谨，师古法新

1.读书之法，博专相合

中医药学源远流长，古今医籍汗牛充栋，蕴含着系统理论和丰富经验。历代读经典、学名著的具体方法很多，见仁见智，各有千秋。学习是一辈子的事，活到老，学到老，永无止境。同时，学过不等于就懂，读过不等于记牢。因此重要书籍还需反复研习，才能温敀而知新。纵观古今名医大家，无不勤奋和刻苦。所谓“书山有路勤为径，学海无涯苦作舟”，说明读书的门径只有一个字，那就是“勤”；学海的舟楫，亦只有一个字，那就是“苦”。只有勤奋和刻苦，才能博览群书，专研各家。

（1）初学者，可由浅入深。中医学文献浩如烟海，初学者往往望洋兴叹，畏难不前，因此入门者可由浅入深，从简及繁。汪昂的《汤头歌诀》《本草备要》《医方集解》，陈修园的《医学三字经》，以及《药性赋》等，都是深入浅出、由博返约的良好启蒙读物。数百年来，为普及医学、造就名医，做出了不小的贡献。

（2）提高者，需从源到流。有了一定的基础，要继续提高者，还需从源到流，全面把握发展源流及医学格局。张志聪所集注的《素问》《灵枢》《伤寒论》《金匮要略》等书，不仅匠心独具、质高诣深，而且解析透彻，符合临床。徐灵胎毕生博览群阅，攻经读典，因而理论上有许多真知灼见，临床上艺精技绝，皆因理明证清，而为一代名医。这与从源到流，先难其所难，后易其所易，源清流长，不无关系。

（3）精研者，明读书三要。读书时做到“三要”，可助医者精读、研读，启发心悟。“三要”者，一曰读序，二曰录要，三曰释疑。读序者，具有导读作用，通过阅读前言、目录、选读、夹注、眉批等序要，从中可以了解作者是临床家、理论家，抑或文献学家，以及作者籍贯生平、学医经历、撰书动机、临床特长、学术思想、刊刻传播情况、治学态度及方法和学医的警句、格言等；从目录中挑选一篇细看，以决定全书是精读或粗读；而后人的夹注、眉批往往是精辟之语。录要者，可摘选笔录作者的独到见解、经验、精论，为日后亲自验证、引发思考、继承创新奠定基础。诚能如此，厚积薄发，积少成多，继承发挥，或可著书立说。历代名家大作，几乎都是读先贤之书，而后继承、实践、发挥、创新而成。释疑者，针对历代医籍中争论无果、存疑待考的学术问题，要勇于释疑，欲解疑释难，必博学识广，由博返约，从源到流，分析归纳，做出一个符合逻辑的解释。即使还不能圆满、完全解决，也可给他人启迪和借鉴。

2.四大经典，务必精读

（1）《黄帝内经》：《黄帝内经》奠定了中医学的理论基础。全书理法俱备，内容丰富多彩，其阴阳五行、五运六气、脏腑经络、病因病机、诊法、辨证、治则、针灸、摄生等学说，数千年来一直有效地指导着中医的临证施治。所以学好《黄帝内经》是学好中医的第一关键。纵观古今名医大家，都是在学用《黄帝内经》的基础上而自成一家的。如秦越人发挥经脉之说，撰著《难经》；张仲景发挥热论之说，撰著《伤寒论》；华佗发挥脏腑辨证，撰著《中藏经》；皇甫谧发挥针灸之说，撰著《针灸甲乙经》；金元时期的刘完素发挥杂病之说、张子和发挥攻邪之说、李东垣发挥脾胃之说、朱丹溪发挥相火之说，他们立言创新，从而成为著名的金元四大家。

学习《黄帝内经》，首先要熟悉古今医家研读《黄帝内经》的方法及相关名著，读精校疏证诸家之书，可知道《黄帝内经》流传过程的版本“错简”，以证源流，代表作有《次注黄帝内经素问》（唐代王冰）、《黄帝内经素问吴注》（明代吴崑）、《黄帝内经素问注证发微》和《黄帝内经灵枢注证发微》（明代马莳）、《黄帝内经素问集注》和《黄帝内经灵枢集注》（清代张志聪）等。读分类研究诸家之书，有利于指导临证辨治，代表作有《黄帝内经太素》（隋唐杨上善）、《读素问钞》（元代滑伯仁）、《类经》（明代张景岳）、《内经知要》（明代李中梓）、《医经读》（清代沈尧封）。读专题发挥诸家之书，有利于中医理论的不断创新，代表作有《难经》《伤寒论》《中藏经》《针灸甲乙经》等。其次，从中医临证实践来看，学者可根据自己的需要和兴趣，有目的地去选读。或先易后难，或先难后易，或分而用之，或合而用之。如先读现代名医秦伯未的《内经知要浅解》，以知李中梓《内经知要》删繁就简、以简驭繁的学习和掌握《内经》精要之法；亦可先读清代陈梦雷《古今图书集成·医部全录·医经注释》，参阅南京中医学院（现为南京中医药大学）医经教研组编著的《黄帝内经素问译释》和南京中医学院中医系编著的《黄帝内经灵枢译释》，可知《黄帝内经》的全貌与历代医家的不同学术见解，两种方法都有助于学习和应用《黄帝内经》的精湛理论。此外，学习《黄帝内经》的目的全在于应用，全面提高中医理论水平，尤其与本专业相关者，必须精读录要、审慎思考、明辨笃行、继承应用，精读与其专业相关的《黄帝内经》基本理论内容，并写出读书笔记，指导临床辨证施治。

（2）《伤寒论》《金匮要略》：东汉建安以后，疫疠流行，生民涂炭，医圣仲景勤求古训，博采众方，精研《黄帝内经》《难经》，贯通医理，结合临证治验，编撰而成《伤寒杂病论》，内容包括伤寒和杂病两个部分。时值战乱，散佚不全。伤寒部分经西晋太医令王叔和收集、整理、编次为《伤寒论》，至宋代官办“校正医书局”林亿等校正而传于今。《伤寒论》是一部阐述外感热病的专著，重点论述感受风寒之后，所致脏腑、经络的病理变化及其临床证候的特征，总结了外感热病的发生、发展、变化规律、治疗原则，以及药剂的配伍方法，有效地指导着外感热病及其他杂病的辨证施治。

北宋时期，翰林学士王洙在翰林院所存旧书中发现《金匮玉函要略方》的残简，后经北宋校正医书局整理编校，取其中以杂病为主的内容，略去伤寒部分，仍厘定为三卷，改名《金匮要略方论》，后世简称《金匮要略》。《金匮要略》是古代治疗杂病的方书典范，其特点是分门别篇，比较简明，全书以脏腑经络学说为基础，对每一证的理法方药都有详略不同的论述，奠定了治疗杂病的基础。

学习《伤寒杂病论》，首先需要了解历代研注《伤寒论》《金匮要略》的名家名著，熟悉其整理、编次、校勘、注释的方法，掌握他们如何将自己临证经验与认识融会于其中，而使伤寒学说的内容不断丰富、应用范围不断扩大，从而古为今用，传承发扬书中的辨治方法和经验，与时俱进，不断创新。掌握外感热病的发生、发展、变化规律，及时有效地辨证施治，以防误治、坏证的发生，力争提高疗效；学习《伤寒论》清热保津、养阳护胃的学术思想；正确运用理法方药之旨、君臣佐使之理、辨证组方之法，熟练掌握辨证论治技巧。掌握《金匮要略》以脏腑经络辨证施治杂病的特点、规律、方法，既知仲景能以六经论治伤寒，更知以脏腑经络辨治杂病，以指导临床辨治外感热病和内伤杂病。

（3）《温疫论》《温热论》等温病学专著：温病学是继东汉张仲景伤寒学之后，外感温热病学的又一突破性发展。《黄帝内经》云："今夫热病者，皆伤寒之类也。"既是伤寒学的基础，又孕育着温病学。张仲景、巢元方对其病症、病机已有认识，《备急千金要方》《外台秘要》有治疗方药，两宋之后渐见发展，明清之际完善、形成了温病学说与学派。从温病学说发展与形成的轨迹看，温病学说对《黄帝内经》卫气营血理论，结合温热病的特点，做了精辟阐发，亦突破了仲景《伤寒论》的范畴与实质内容，脱颖而出，使外感温热病成为新兴学科。不但病因学说有突破性发展，而且将脏腑病机学说引申至卫气营血、三焦辨证，在病理变化、论治理念、创新方药及辨证方法上，均达新的阶段。

学习温病学，首先要对温病学的名家名著有所了解。《温疫论》（明代吴又可）、《广瘟疫论》（清代戴天章）、《疫疹一得》（清代余霖）、《温热论》（清代叶天士）、《湿热条辨》（清代薛雪）、《温病条辨》（清代吴瑭）、《温热经纬》（清代王士雄），均为代表性的温病学专著。此外，学习温病学的目的，既要全面继承、重点领会实质内容，更要加以应用，要了解外感温热病学说发展、形成过程，系统掌握其理论体系、临证经验；熟练掌握外感温热病的三焦辨证、卫气营血辨证纲领，并应用于外感温热病的临床辨治。

（4）《神农本草经》：《神农本草经》约成书于东汉以前，三卷，原书已佚，散见于《经史证类备急本草》中，今有清代孙星衍等辑本若干种。本书收药物365种，分为上、中、下三品，是后汉以前药物学的总结。其提出的中药学理论、配伍原则及"七情和合"原则在几千年的用药实践中发挥了巨大作用，是中医药药物学理论发展的源头；它首次提出了"君臣佐使"的方剂理论，一直被后世方剂学所沿用。

学习《神农本草经》，首先要熟练掌握每一味药的气、味，以及三品特点。气：寒则凝，温则行；味：辛散，酸收，苦降，甘缓，苦坚，咸软；三品：上品和缓，下品峻猛，中品介于二者之间。其次，通过气味等先对该药物的大体作用有一个总的认识，再记其功效，认识每一味药对人体气机的具体作用方式，指导临床合理安全有效用药。

3.历代医籍，择良选读

读书需勤求古训，既要遍览各科书目，又要择良选读，可涉及医经注释、临证各科、医案医话等。

（1）医经注释推荐书目：《古今图书集成·医部全录·医经注释》（清代陈梦雷等）是学习《黄帝内经》的必读之作，上部汇辑王冰、马莳、张志聪三家对《素问》的注释，读此一本，即可同时了解三家看法之异同；下部则汇集马莳、张景岳对《灵枢》的注释，马莳擅长针灸，张景岳工于辨治，阅此一书，对于理解《灵枢》大有裨益。

《难经本义》（元代滑伯仁）、《难经集注》（宋代王惟一撰、明代王九思等辑）是学习《难经》的两部重要参考书。前者删繁撮要，以类相从，注释详尽；后者汇集注释，资料丰富，有不少佚文之注，尤为可贵。

《伤寒来苏集》（清代柯韵伯）以方类证，别出心裁，注释明晰，符合临床，是学习《伤寒论》的必读之书。

《金匮要略心典》（清代尤在泾）中尤氏之注，语言简练，见解独到，为《金匮要略》集注之首，是学习《金匮要略》的首选参考书。

《温病条辨》（清代吴鞠通）、《温热经纬》（清代王孟英）是温病学必读的两本好书。前者系统论述、评点温热病的卫气营血、三焦辨治；后者汇集温热病诸说之大成。

（2）临证各科推荐书目：《沈氏尊生书》（清代沈金鳌）（收有《杂病源流犀烛》《伤寒论纲目》《要药分剂》《妇科玉尺》《幼科释谜》等）对内科杂病，穷源极流，搜罗广泛，令读者大开眼界，既能提高理论水平，又能指导临证辨治。

《济阴纲目》（明代武之望）据明代王肯堂《证治准绳·女科》编成，门分类别，有纲有目，内容丰富，广泛系统，流传较广。《傅青主女科》（清代傅青主）经验独到，实用可靠。

《小儿药证直诀》（宋代钱乙）中方药小儿、成人皆宜。《幼幼集成》（清代陈复正）对小儿诸病论述全面。

《针灸大成》（明代杨继洲）阐述并引用古典医籍，对穴位考证较详，可谓集明以前针灸学精华之大成，有承前启后之作用。

《医宗金鉴·外科心法要诀》（清代吴谦）为中医外科最善。清代医家祁宏源奉敕与吴谦同修《医宗金鉴》，其中之《外科心法要诀》多为祁宏源之经验，并以其祖之《外科大成》为蓝本修订而成。

《审视瑶函》（明代傅仁宇）卷首载眼科前贤医案及五轮八廓学说；前两卷阐述眼与脏腑经络的关系、眼病的病因病机等；后四卷以眼科病症为目，论述各病脉因证治，兼论小儿目疾、眼科针灸等。为明清以来集眼科大成的专著。

（3）医案医话推荐书目：《寓意草》（清代喻嘉言）首倡先议病，后用药，所载60余例医案，是分析验案之典范。

《全国名医验案类编》（近代何廉臣）所辑之案，详细完备，书写住院病案可参。

《丁甘仁医案》（近代丁甘仁）作者善治时病，其案言简意赅，书写门诊病案可参。

《冷庐医话》（清代陆定圃）以医话介绍了辨证用药的理论、前人治疗各科的医案，并记述古今医家的医德，评价了古今医书，记载了药品杂方、医界见闻等，内容丰富多彩，精警之句颇多。

4.脾胃典籍，系统研读

脾胃典籍，除了需系统研读《黄帝内经》《伤寒论》《金匮要略》等重要论述外，还可重点研读《脾胃论》《临证指南医案》《脾胃明理论》。

（1）《脾胃论》：《脾胃论》是李东垣倡导脾胃学说的代表著作，撰于1249年，3卷。卷上为基本部分，引用大量《黄帝内经》原文以阐述其脾胃论的主要观点和治疗方药。卷中阐述脾胃病的具体论治。卷下详述脾胃病与天地阴阳、升降浮沉的密切关系，并提出多种治疗方法，列方60余首，并附方义及服用法。所创补中益气汤、调中益气汤、升阳益胃汤、升阳散火汤等至今为临床所习用。

学习《脾胃论》要重点学习《脾胃虚实传变论》《脾胃胜衰论》《饮食劳倦所伤始为热中论》《脾胃虚弱随时为病随病制方》《大肠小肠五脏皆属于胃胃虚则俱病论》《脾胃虚则九窍不通论》《胃虚元气不足诸病所生论》。掌握补中益气汤、黄芪人参汤、清暑益气汤组方立论依据、方义、加减变通之意义。掌握“补脾胃、泻阴火”的内涵，临床应用，拟定新方，创新应用。

（2）《临证指南医案》：《临证指南医案》是叶天士撰写、后由其门人华岫云等辑录整理而成的一部重要临床著作，共10卷。卷一至卷八以内科杂病医案为主，兼收外科及五官科医案，卷九和卷十分别为妇科医案和儿科医案。全书序列89门，述证86种，每门以病证为标目，序列其经治医案，言简意赅。每门之末附有论述该门证治大要的附论一篇，系由叶天士门人分别执笔撰写而成。对指导温病及内科、妇科、儿科等临床治疗均有很高的学术价值。

学习《临证指南医案》要重点学习有关脾胃病的案例及理论阐述。掌握东垣论脾喜刚燥升阳之理与叶氏阐述胃喜柔润和降之理；将李叶刚柔相济、升降有序、燥润结合之法，应用于临床各科疾病辨治；遴选若干医案论析，以加深理解、启迪思路，创新个案书写风格；思考李、叶各自不同的脾胃理论对脾胃学说形成的贡献。

（3）《脾胃明理论》：《脾胃明理论》是浙江省中医药研究院陆拯教授撰写的脾胃专著，1991年由中医古籍出版社出版（2012年中国中医药出版社再版），全书共12章。首章为绪论，第二章至第八章主要阐述脾胃的基本理论及诊法和治则等，第九章至末章重点介绍脾胃学说在临床内、妇、儿、外各科的应用，最后附有“历代脾胃学说重要文献选录”和260余则历代名方及作者验方。全书系统阐述了脾胃的独特理论体系及临床应用价值，提出“各脏腑病变从脾胃论治法”“脾胃病变从他脏腑论治法”，是一部系统而完善的脾胃学说专著。

学习《脾胃明理论》应重点掌握脾胃学说的发展史及各个历史时期对脾胃的认识与阐发，脾胃的功能与特性及二者之间的关系，脾胃与五脏六腑的关系，脾胃病的病因病机、辨证、治则、治法；强化“脾胃乃后天之本”的认识，明确辨证、治则、治法、方药的理念；系统、完整掌握脾胃学说的独特理论，经临证实践检验，开拓思路，激发创新，进一步提高脾胃学说理论水平和脾胃病辨证施治技能。

（二）著书立说，成果斐然

1.脾胃证治，独创积热

赵师长期从事中医内科临床工作，尤重脾胃论治，既遵东垣补中升阳，又重天士胃阴说及明清以来医家对脾胃的论述，融各家之长，逐渐形成了自身独特的创见。

《脾胃论》指出："胃中元气盛，则能食而不伤。"又云："脾胃之气既伤，而元气亦不能充，而诸病之所由生也。"伤脾胃者，饮食不节、劳倦过度、七情内伤等，当下社会，以饮食不节为最，暴饮暴食、肥甘厚味、烟酒过度，导致后天之本脾胃毁矣！因此，脾胃病、积热病多发，且愈演愈烈，积热火毒，内郁外发，百病之由生也。遂赵师带领传承团队编纂《赵法新积热病论治》，重在论述"胃强脾弱"所致积热病症，创建积热病辨治及从积热论治体系。

2.临证心法，博采众长

赵师出身世医，早年拜袁志明老中医，受袁师"胃火盛，火克食，消谷善饥，不治将诸病生焉"启发，推演"胃强脾弱，能食不能消"，并结合东垣《脾胃胜衰论》，发挥"积热病"证治。后师承名医张海岑，且深受袁子震、李振华等中原名家教诲。张海岑、袁子震、李振华三师皆善辨证论治，审症求因、审因辨证、据证立法、依法遣方、权衡加减，环环相扣，疗效卓著。赵师临证探索，认为此五个环节详于辨证而略于论治，故增立剂型合宜、途径最优、煎服用法、心理调适、饮食调护五法，补充完善辨证论治全过程。之后指导学术继承人编撰学术专著《临证辨治十要》（未付梓）。

工作期间，赵师先后又经"内科医师进修班""中医主治医师进修班""温病师资班""中医文献班"4年进修学习，为汇通中西、研究经典、文献整理、临床辨证奠定了坚实基础。从医60年来，赵师通过读经典，跟名师，勤临床，广交流，善思考，博采众长，学术上尊《内》《难》，崇仲景，法李叶，以脾胃立论，擅治内、外、妇、儿科杂病及温热时病与中医急症，逐步形成具有自身特色的临证辨治体系。

3.师承心悟，授业解惑

赵师既有家学渊源，又治学于中医院校，毕业后随名师、带高徒，对中医师承有独到的体悟，由此主编《中医师承心悟》《万修堂中医八代传承》二书，授业解惑。赵师依据自身的成长经验并经广泛调查研究后，认识到院校与师承紧密结合的教育模式是现阶段培养中医药人才的最佳途径，师承工作是中医学术传承的重要纽带。赵师先后培养中医传承人40余人，大致有私塾子弟、拜师收徒、进修学习、师承弟子、工作室继承人等类别，其余跟师抄方者数十年来不下百余人。

4.本草精华，医药结合

古人谓“诸药草类最多，诸药以草为本”，由于中药的来源以植物性药材居多，使用也最普遍，古来枏沿把药学称为“本草”。本草典籍和文献十分丰富，记录着我国人民发明和发展医药学的智慧创造和卓越贡献，并较完整地保存和流传下来，成为中华民族优秀文化宝库中的一个重要内容。

赵师临证不仅重视医理研究，还注重本草研究，认为医药结合，方能融汇古今，指导临证安全有效用药。早在《周礼》即指出：“医师，掌医之政令，聚毒药以共医事。”意思是说医师要能在识别药害的基础上，化害为利、化毒为药，从而实现医疗目的。从这句话中不难看出，中医药学是一门医理与方药相辅相成的学科。《礼记》中也有“医不三世，不服其药”的说法，可见一个医师理论水平高低与药物的疗效、毒副作用息息相关。鉴于本草古籍浩如烟海，良莠不齐，赵师通过对历代本草文献的研究，从中遴选100种本草精华，参与编撰《本草全录》（电子版）及“本草必读丛书”，突出指导临证实际用药价值。此外，赵师非常注重中药加工、炮制、配伍三大方面研究，并付诸实践，由此形成了“究于剂型，精于炮制，勤于加工，煎具独创，用法灵活，善遣成药”的六大特色。

5.文献研究，临床实用

中医文献是一个巨大的宝藏，凝结着前贤的智慧与成果，对其进行整理研究，对指导中医临床有重要意义。文献研究的目的，主要是在整理各家学说、总结时代学术特色的基础上，进行学术思想的再升华，最终为临床服务，因此其研究手段，绝不仅限于训诂校对以保存其文献学价值，而更应从临床实用的角度出发，进行挖掘整理研究。

赵师在中医文献研修班学习期间，曾师从全国著名中医文献学家马继兴、余瀛鳌研究员，系统学习了中医文献整理研究方法，数十年来坚持临证实践与文献研究并重，主编《中医文献学辞典》，参编《近代中医珍本集》《中医词释》《〈儒门事亲〉校注》《河南省秘验单方集锦》《神州秘方》《秘验单方集锦》，撰写论文，不仅收集整理了大量珍贵的中医学史料，更从中吸收了诸多思想经验以完善自身的学术体系。

二、学术贡献与特色

（一）专注中医研究，继承创新发展理论

1.阐发积热新论，创积热病辨治法

积热者，热毒蕴积于其内也。历代医家多从胃肠积热论述。《黄帝内经》明言胃肠属阳明，阳明经多气多血，阳热亢盛，最易化热。《伤寒论》言阳明之为病，胃家实是也。实者，邪热实证，是为阳明病之总纲定性。《诸病源候论》邪热毒盛的论断，对阳明热病又有发展、深化。热毒充斥三焦、脏腑经络，百病由生，是为阳明热毒深化所致。金元四大家皆源《黄帝内经》理论，遵经典、做临床、创新说，各有其长。刘河间主以清凉泄热，李东垣主以甘温除热，张子和主张邪去正复，朱丹溪主以滋阴降火，相互补充，至为完善。后世医家论述胃肠积热多宗前贤。

赵师精于积热病证治，临证所见胃强脾弱患者，食而不消成积，积滞化热生火，久而酿毒，内郁外发，百病丛生，涉及内、外、妇、儿各科多种相关病症，遂以积热立论，探究积热病的病因病机、临床表现、发病特征、主症论析、治疗方法、常用方药、预防措施。其治不可以苦寒直折，使脾胃更伤；亦不可大寒清热，致积热难消。赵师针对积热病的特点，确立“补脾胃消积热”，提出“消积导滞清胃火、通腑泄热排肠毒、益气健脾固其本”治法，进而构建了积热病辨治体系，并撰写《赵法新积热病论治》系统阐述，开辟了新的论治思路与方法，广泛应用于内、外、妇、儿各科相关疾病的辨证论治，取得较好疗效，确有实用推广价值。

2.精研辨证论治，立辨证论治十法

辨证论治是中医学认识疾病和治疗疾病的基本原则，包括辨证和论治两个过程。辨证是根据四诊所收集的资料，通过分析、综合，辨清疾病的病因、性质、部位，以及邪正之间的关系，概括、判断为某种性质的证；论治是根据辨证的结果，确定相应的治疗方法，并予以实施，达到治疗效果，检测辨证的正确与否。

传统的辨证论治一般包括审症求因、审因辨证、据证立法、依法遣方、权衡加减五个环节，赵师在临床中发现，这五个环节辨证详尽却未能涵盖论治的全过程。处方加减之后，如何煎服、剂型选择、用药途径、心理饮食调节等，俱与疗

效息息相关。赵师全面考察了影响辨治疗效的十个方面，对其进行系统阐述，归纳总结出“辨证论治十法”，即“审症求因、审因辨证、据证立法、依法遣方、权衡加减、剂型合宜、途径最优、煎服用法、心理调适、饮食调护”。“辨证论治十法”涵盖了辨证论治的完整过程，是对传统辨证论治体系的补充与完善，对临床治疗有更为全面的指导意义。

3.完善卫气营血学说，完善卫前病证治

叶天士明确指出温病与伤寒不同，有其独特的病因、病位、感染途径、传变趋势、治疗特点等，并根据温病由表入里、由浅入深的发展规律，将外感温热病分为卫分表证、气分热盛、营分伤阴内闭、血分动血四阶段，从病因、阶段、部位、传变及病变程度确立辨证的内容。卫气营血是外感热病发病期四个动态变化发展的过程，以此确立的辨证论治体系为中医学防治外感温热病做出了突出的贡献。历代医家往往对已病的四阶段研究甚深，但对于如何控制疾病发生，使其不出现卫气营血证，却言之寥寥。

赵师在临证中发现，外感热病卫分证发病之前，常有一个“疾病萌芽阶段”，表现为程度不一、轻重不等的局部症状，如咽部干痒不适，其时予清咽利喉、清热解毒之含片，即能阻止卫分证发生。这一阶段即“卫前期”，乃欲发而未发之“卫前病”，其病机特点是：或外感风热燥邪，或内伤饮食积热，火毒蕴结肺胃，导致谷气下流，阴火上乘，独出口鼻，往返蒸损喉间而致咽喉痒、痛、肿、烂、充血等症，最终导致咽喉黏膜破损，失去屏障作用，若逢流感流行，极易感染而发卫分证。赵师对卫前病的防治，多采用内外合治之法，创制“柿霜含片”，并内服“参归屏胶囊”治之。卫前期的提出，是对卫气营血学说的补充和完善，针对“卫前病”的治疗也契合“治未病”的理念。

4.发微脾胃理论，倡脾胃盛衰六论

脾胃学说起源于《黄帝内经》，历代均有发展，至今仍在中医学理论中占有重要地位。李东垣专门系统阐述了脾胃学说，认为“脾胃内伤，百病由生”，强调了脾胃升发的重要性，《脾胃论》更是成为脾胃学说的经典之作。

赵师精于脾胃学说研究，重视脾胃理论的传承创新，其对《脾胃论》中的《脾胃胜衰论》研究最深，倡脾胃盛衰六论，提出“脾胃六提纲”：胃中元气盛，则能食而不伤，过食而不饥；脾胃俱旺，则能食而肥；脾胃俱虚，则不能食而瘦；脾实而邪气盛，则少食而肥，虽肥而四肢不举；胃伏火邪于气分，则能食，火克食，善食而瘦；胃强脾弱，积热火毒，内郁外发，百病由生，则食多而肥，身困乏力。

5.深研毒邪学说，发扬饮食致毒论

中医学的“毒”不仅是一种有害物质，更是一种致病因素，《素问》从病因角度论及毒，王冰注曰：“夫毒者，皆五行标盛暴烈之气所为也。”时至晚清，诸多温病学家之理论实践使“外毒”之说日臻完善，然“内毒”之说却少有论之，或有所及，亦多指疔毒、丹毒等疮疡，故纵观古人论“毒”之学思，可谓长于“外毒”而短于“内毒”。近半个世纪以来，由于温病学的逐步发展及其与现代中医学的日益融合，外感温热病得到了控制，内伤杂病中诸多顽疾沉疴与“毒邪”的关系受到了众多医家的重视，凸显了“内毒致病”的时代特征。

赵师在中医毒邪理论指导下，在自身临床实践尤其是对毒证论、积热病诊治研究的基础上，进一步阐发了饮食致毒的理论，认为饮食不洁、饮食不节均可导致食积化毒，临床可发为痤疮、胃脘痛、湿疹、唇炎等变化多端之病，其防重于治，并提出消积解毒治法，研制“枳术消积浓缩丸”，用于积热毒诸证，疗效显著。

（二）重视中药研究，医药并重服务临床

赵师精于辨证，深于理论，又究于治法，更善于用药，均以提高临床疗效为主旨。总结赵师在中药研究方面的特色，主要体现在剂型选择、炮制精品、临用加工、煎法创新、煎具发明、用法择优、成药辨证等七个方面，涵盖了用药过程的方方面面，思虑周全。

剂型选择，重视“型药患者相合宜”：讲究剂型与药物、疾病、患者个体的关系，从而选择合适的剂型。

炮制精品，善于“丸散丹膏另配伍”：重视制备不同制剂，既方便临证配伍加减，又节省药材，更增加药效。

临用加工，勤于“小料制剂用验方”：可辨证加味，以粉包衣，胎干衣薄，即烘速干，稍等可取，方便有效。

煎法创新，优化“科学煎药三四三”：反复试验优化煎药法，确立“三四三”煎药法，即头煎30分钟，二煎40分钟，三煎30分钟。

煎具发明，研制“密闭冷却回流陶瓷煎药壶”：优点在于“多溶出、少耗

散”，煎药壶分大、中、小三种类型，适宜于诊所、医院、家用、差旅，方便且实用。

用法择优，提倡“口服外用选最适”：根据疾病、部位、个人情况之不同，选择最合适的给药途径，以提高疗效。

成药辨证，主张“便捷增效为临床”：主编《国家基本药物·中成药的辨证应用》，主张规范使用，方能为临床服务。

（三）外治疗法研究，内外结合提高疗效

中医外治疗法疗效独特、作用迅速，具有简、便、廉、验之特点，与内治法相比，具有“殊途同归，异曲同工”之妙，尤其对“不肯服药之人，不能服药之症”，更能显示出其治疗之独特，故有“良丁不废外治”之说。赵师宗张子和发汗攻邪学说，在对药浴的作用机制进行深入研究后，认为现代药浴具有抑制病因、对症治疗、调整机体反应状态的综合作用，尤其适用于风湿性关节病久治未愈、脾胃已伤者，配合扶正内服膏滋方，内外合力，安全速效。而对于小儿、胃脘痛、吐泻、肠易激综合征患者，敷脐疗法既避免胃肠道刺激，又减轻肝脏负担，幼儿亦不抗拒，尤为合宜。

（四）保健功法研究，动静相宜强身健体

临证治病，遣方用药、临床治愈固然是关键，但未病先防、药后调理、愈后防复更为重要。赵师运用中医经络腧穴理论，在传统健身项目太极拳、八段锦、五禽戏等的基础上，针对常见的腰腿疼痛、失眠、视疲劳等病症，亲身实践，探索出五套保健功法：伸展活血法，马步转腰法，三穴催眠法，五穴明目法，惯用七常法。理法圆融，功效卓著。

三、学术经验

（一）积热致病，宜补脾胃消积热

积热病古已有之，而今尤多。积热致病成因虽多，但饮食伤胃、积滞化热为最。临证常见“胃强脾弱”者，饮食不节，暴饮暴食，酒肉过多，食而不消，导致脾胃损伤，积热为病；症见消谷善饥、嗳腐吞酸、口臭口疮，便秘恶臭、黑黏

不爽，五心烦热，自汗盗汗，痤疮蜂起，疖肿不断，湿疹瘙痒，唇炎燥裂，崩漏经带，困倦懒惰等。若以苦寒直折，脾胃更伤；若以大寒清热，积热难消，治疗颇为棘手。李东垣尝曰："谷气下流，阴火上乘。"胃强者，阴火（邪火）盛，火能克食，故消谷善饥；脾弱者，脾气虚也，谷气下流，故食而不消，积滞胃肠，郁积化热，热甚为火，愈食愈积，愈积愈热，愈热愈食，恶性循环，化火成毒。究其热，源于积，乃胃强脾弱，食而不消，积滞化热、生火、成毒所致。

积热致病在临床上颇为常见，初郁胃肠，久积化火，阳明热盛，充斥三焦，耗气伤阴，内郁外发，百病丛生，涉及内、外、妇、儿各科疾病。既可独立成病，又常与其他诸多证候兼夹、并发，甚者变生复杂疑难重病。临证需明确积热病的致病特点，才能判断积热病的不同阶段、正邪盛衰、病机转归。

1.食滞伤胃

饮食不节伤脾胃，初起仅因纳运失司，初显饱胀、嗳气、吞酸，或吐，或泻，或痛，厌食等症，初病邪轻，正气未衰，消而导之即愈，三五七消饮可也。邪去正安，防微杜渐，初病早治之谓也。若失治误治，正损邪进，病情进展，趋于复杂，又当别论。

2.积热胃肠

暴饮暴食，郁积化热，消谷善饥，口臭便秘，大便黑黏不爽，口疮口苦，一派伤食积热征象。火能克食，胃火亢盛，则消谷善饥、贪食无度、口臭便秘，大便黑黏不爽、恶臭熏人，多伴齿痛、龈肿、咽痛、口苦、口疮，以及小儿积滞、厌食、疳积等症。治以"消积导滞清胃火、通腑泄热排肠毒"，积消热除，火去不饥，腑通不秘。邪去正安，已病防变之谓也。

3.积热火毒

有恃无恐，愈食愈肥，身困乏力，虚汗淋漓，积热火毒，内郁外发，元气大伤，邪气反彰，诸病丛生，如口疮、唇风、疖肿、痤疮、湿疹、丹毒、疱疹等顽疾多发。火毒之发，各有偏重，循经上犯，责其脏腑，毒盛病重，当出重拳，消积通腑、清热解毒，祛邪为要，邪去正复，固本以防复也。

4.脾胃俱伤

积热伤胃，脾不能独行津液，亦随而病矣。脾胃俱病，纳运失司，痰湿瘀浊，阴邪凝滞，阳气必衰，百窍不通，脏腑损伤，功能逆乱，代谢失常，毒邪内郁，百病由生。常见脂肪肝、糖尿病、高血压、高尿酸等现代"富贵病"，心脑血管病、猝死年轻化，亦不少见。食而不化则肥，胖人多虚多湿，故而困重乏力，虚汗淋漓。正损至极，邪气反彰，五脏六腑、四肢百骸俱病矣。治宜健脾化湿，温通和胃。正所谓："五脏不和调于胃，胃和则五脏安。"

5.热伤气阴

积重热深，积热内郁，耗气伤阴，阳虚生外寒，卫外不固而见身困乏力、虚汗淋漓、动辄益甚、胸闷气短、畏寒肢冷等气虚卫外不固征象，易感冒、好上火等症接踵而至；阴虚生内热，而见手足心热、脱皮汗出、心烦易怒、盗汗等阴虚内热症状。看似寒热矛盾的两组不同证候，集一人之身，其实一也，皆积热所致。除消积导滞清胃火、通腑泄热排肠毒外，当补气健中固卫，又需清热养阴除蒸，辨证而治。

6.久积正伤

久积损正，虚实夹杂，脏腑损伤，气机逆乱，证变疑难。当祛邪扶正，微药轻投，免伤胃气，待胃气来复，才能食消药布，体健身强，免疫之力自然增强，实治法之巧、轻舟速行也。

以上诸多证候，概属"积热病"范畴。轻症，屡治屡效屡犯，难接教训；重症，威胁生命，教训沉重，悔之晚矣！积为病因，热为病机，积不消，热不除。治病必求于本，病因、病机为本，故首先消积导滞，积消热除，再佐以苦寒沉降或药食两用之品，清其余热，无不愈也，治之六七休矣，过而为害。若失治误治，积热火毒又涉及临证各科多种病症，既复杂疑难，又变化多端，甚或有急危重症出现，只要谨守病机，各司其属，以积热论治，总有法度。辨证施治，汤剂为先，伍以专病专药，内外合力，事半功倍。积热后期，热必耗气、竭阴，又当益气养阴。正所谓："消积导滞清胃火，通腑泄热排肠毒，益气养阴扶其正，治之六七当转换，需牢记补脾胃、消积热，扶正祛邪以防复。"

（二）外感热病，重视卫前期防治

温病学的"卫气营血"概括了外感热病四个发展阶段的病机传变规律，概括了病变深浅及病情轻重程度，对温病的证治起到提纲挈领、执简驭繁的作用，至今仍是临床治疗温病的规矩准绳。赵师从外感热病预防角度提出"卫前学说"学术观点，认为卫前阶段是防治外感热病的最佳时期，确立外感热病防治四法，以阻止外感热病发生或缓和病情。

1.清利咽喉，保护黏膜

赵师认为，肺胃郁热，独出口鼻，往返蒸损喉间，口鼻与外界贯通，时邪燥热常侵，易损伤鼻咽黏膜，治当清利咽喉、保护黏膜，修复黏膜损伤。故组方“柿霜含片”（柿霜、蒲公英、陈莱菔叶、大青叶、玄参、牡丹皮、冰片、硼砂、青黛、玄明粉、薄荷脑、桔梗、生甘草），含服以清热解毒，养阴生津，凉血散瘀，修复黏膜。

方中柿霜入胃经，甘寒，益阴生津，清热润燥，善治咽干喉痛，为君药。胃中火胜，上熏于肺，下汲于肾，致肺、胃、肾三焦俱热，清泻胃火是釜底抽薪之策。蒲公英甘平而兼有微寒，泻胃火之药，其气甚平，既能泻火，又不损土，可以长服久服而无碍；陈莱菔叶辛苦平，入脾、胃、肺经，《随息居饮食谱》言其治“凡一切喉症，时行瘟疫”；玄参苦而甘，苦能清火，甘能滋阴，《本草品汇精要》言其“消咽喉之肿，泻无根之火”。燥热伤阴，阴伤则火亢，发为火病，治当壮水以制火，故本方以蒲公英、玄参、陈莱菔叶降气泻火、清热解毒、滋阴生津，为臣。阴伤血热而瘀成，咽喉黏膜充血水肿，甚者增生、糜烂，大青叶味苦气寒，入肝、心、胃、脾经，为清热解毒之上品，专主温邪热病，实热蕴结，治热毒、喉痹、口疮；青黛咸寒，入肺、胃经，清热解毒，兼能凉血；牡丹皮味苦而微辛气寒，辛以散结聚，苦寒除血热，能清泻心、胃、肺、肾四经血分伏火，兼凉血活血；热入血分，久灼必瘀，毒瘀互结，腐咽蚀喉，肿痛溃烂，硼砂甘咸而凉，入肺、胃经，功能清热消痰，解毒防腐，伍冰片、玄明粉为五官科名方“冰硼散”，专治咽喉口齿新久肿痛及久嗽痰火喑哑作痛；更有薄荷脑散风热、利咽喉。故取大青叶、青黛、牡丹皮、薄荷脑、冰硼散为佐。生甘草，《药品化义》言其凉而泻火，主散表邪、消痈肿、利咽痛、除胃积热，合桔梗为甘桔汤，系治咽喉病之名方，并引诸药上行直达病所，故为之使。

2.固卫实表，增强免疫

赵师认为老幼体弱多病者最易外感热病，且病势凶险，更应积极预防。老幼体弱多病者多卫气虚弱，卫外不固，玄府洞开，外来之邪容易侵袭且缠绵难祛，补气固表实卫为正治之法。卫出中焦，源于水谷精微，脾胃之气盛衰与卫气强弱密切相关，脾胃气衰，土不生金则肺气虚而卫阳不固。故当补中益气、健脾实卫，以资化源，元气充则肺气旺而能御邪。凡老年人、小儿脾虚气弱，卫气虚，玄府不闭，免疫功能低下，反复感冒、缠绵难愈者，当在“卫前期”即予健脾补气、固表实卫，未病可扶正御邪，已病早期可扶正祛邪，防邪留恋，防变生他疾和缠绵不愈。赵师乃创制“参归屏胶囊”（白术、人参、黄芪、当归、冬虫夏草、防风），以培土生金，固卫实表，益气活血，强本防外。

方中白术苦甘温，入脾、胃经，能健食消谷，为脾脏补气第一要药也，本方取其健脾益气、培土生金之功，为君药。人参味甘，大补元气，补脾益肺，合白术补脾胃、益肺气之力倍增；黄芪甘温，入脾、肺经，能益元气，壮脾胃，温分肉，实腠理，充皮毛，善补气升阳、益气固表。故取参芪助君药，补中益气之功增强，为臣药。当归甘辛苦温，入心、脾、肝经，补血活血最为王道；冬虫夏草味甘温，入肺、肾经，能滋肺补肾，提高免疫力。金水相生也，故取归草扶正御邪，为佐药。防风辛甘温涯，入脾、胃、膀胱经，遍走周身之表，引参、芪走表固卫力增，甘能益阴补气，助参、术、芪补气健脾力倍，为使药。鉴于冬虫夏草价格昂贵，故另改简便廉验之煮散剂型，全方去冬虫夏草，余药不变，打粉。每日12 g，凉水浸泡10分钟，文火煎6分钟，滤过加开水，再煎10分钟，两煎合并，分两次早晚温服。

3.清热解毒，釜底抽薪

外感热病的病因主要是热邪，赵师认为素体肺胃郁热者更易感受热邪，盖阳热亢盛，上蒸咽喉，气血怫郁，结滞壅塞，黏膜破损，热邪更易入侵，“同气相求”也。对于素体肺胃郁热之人治当遵《黄帝内经》“治热以寒”之旨，组方“三根三叶汤”（芦根、霜桑叶、葛根、板蓝根、大青叶、紫苏叶、甘草），内服以清热解毒，防微杜渐。

方中芦根甘寒，入肺、胃经，清热养阴，生津止渴，益胃安中，为君药。桑霜叶苦甘寒，具清肺胃之热而养阴之功；葛根辛甘，生津止渴，二药共为臣药。热郁成毒，治当清热解毒，板蓝根、大青叶味苦大寒，入肝、胃经，既走气分，又入血分，故能凉血解毒；紫苏叶辛温，既引诸药走表，发汗祛邪，又防大队寒药遏表，本方取其辛甘发散、凉血解毒之功，三药共为佐药。甘草甘平，入十二经，和诸药而清热解毒，为之使。全方共奏辛凉疏表、清热凉血解毒之功。

4.消积导滞，安内攘外

赵师临证发现，脾胃内伤导致外感热病反复发作的情况比比皆是，凡饮食不节，胃强脾弱，能食不能消者，多内有积热，尤以小儿为最。积热伤胃，耗气竭阴，降低免疫力，遇外邪感触即病。此积为因，热为机，耗气竭阴，感而即病。

治病必求于本，盖积不消，热不除，治当以枳术消积丸（莱菔子、枳壳、槟榔、焦三仙、鸡内金、牵牛子、大黄、连翘、蒲公英、牡丹皮、赤芍、三棱、莪术、白术、甘草），以消积导滞清热、通腑泄热排肠毒。此即安内攘外之法，也是内伤外感之预防方法。

方中莱菔子辛甘而平，入脾、胃、肺经，辛能行气，甘能益脾，本品行脾胃气滞而消积导滞，具推墙倒壁之力，推陈致新，故能治一切食积气滞，既有推而泻下之功，又无三黄苦寒败胃之弊，为君药。枳壳苦辛微寒，入脾、胃经，气香味厚，苦能泄，辛能行，走而不守，行气之力较猛，能破气消胀，消积导滞；槟榔辛苦温，入胃、大肠经，辛散行气，以除胀满，苦温降泄，以通腑气，相须配对，共助君药，消积导滞、除胀之力倍增，二药共为臣药。饮食伤胃，取焦三仙、鸡内金，以消食化积而助运；牵牛子苦寒清降，入大肠走谷道，治宿食不化、腹胀便秘；大黄苦寒沉降，善荡涤积热，通腑泻下，祛其邪，泄其热，保其津；余热未尽，佐以连翘、蒲公英等药食兼用之品，甘寒微苦，清热健胃，甘能益脾，寒能清热而养阴，微苦健胃，至为合宜；食积气滞而血瘀必成，三棱、莪术相须为用，辛苦温，入肝、脾经，行气破血、消积削坚，治食积腹痛、胸腹满闷；血热而瘀，牡丹皮、赤芍，凉血散瘀；积热瘀之邪虽去，脾虚当补，故重用白术，合枳壳为枳术丸，消补兼备，健脾益气，补而不滞，既助运祛邪，又固本防复。此十三味药，相互协作，祛邪扶正，共为佐药。甘草调和诸药，为使药。全方共奏消积导滞、通腑排毒、清泻胃火、安内和中之功。

外感温热病（包括细菌感染、病毒感染及传染病等）西医学多采用注射流感疫苗等预防措施，特别是重症急性呼吸综合征、禽流感、手足口病等恶性传染病流行，易成坏病，不治者多矣，面对外感温热病应主动预防，采取超早期干预措施，先发制病，把疾病截断于萌芽阶段，即可有效预防温热病发生。

（三）辨治十要，临证全程贯始终

审症求因、审因辨证、据证立法、依法遣方、权衡加减、剂型合宜、途径最优、煎服用法、心理调适、饮食调护，概称“辨证论治十法”。每一法对疗效都有直接影响。前五法为广大中医所熟悉、常用，后五法不是所有中医师时时都能注意到。

1.审症求因

所谓“审症求因”，就是运用中医理论和经验，对望、闻、问、切四诊所获症状、体征加以分析论证，探求其发生的原因。即透过表面现象而推求其一系列症状、体征发生的真正原医，是建立在中医基本理论基础之上的，如果没有扎实的基本功底和丰富的临证经验，则不能娴熟运用，难以得出正确结论。

如外感热病，患者发热、恶寒、头痛、无汗、鼻塞清涕，脉象浮紧，舌质淡、苔薄白。运用中医理论，分析这一系列症状、体征发生的原因：有一分恶寒，即有一分表证；寒主收引，寒邪束表，则无汗头痛；肺合皮毛、主一身之表，寒邪袭表，肺气不宣，则鼻塞清涕；脉浮紧、舌淡苔薄白均为表寒之征。综合归纳，患者发生一系列症状、体征的原因是风寒袭表。此为由“审症求因”而得出的结论，为进一步“审因辨证”提供依据。

2.审因辨证

运用中医理论，对已知病因的性质，分析论证，探求其一系列症状、体征间的内在联系、变化机制，以便确认“本证”形成的病理机制和结论，谓之“审因辨证”，即病机，亦是“证属”何证的定性依据。仍以上例说明，已知病因是风寒袭表，此时应进一步以其病因来分析、辨证，为风寒袭表导致的鼻塞、清涕、无汗、头痛之肺卫失宣之证。此结论为进一步“据证立法”提供依据。

3.据证立法

据证立法，即依据“审因辨证”得出病理机制和结论，确立相应的治疗方法。如上例可根据“寒者热之”“表者散之”原则，立“辛温解表”治法，为进一步选方、遣药的依据。

4.依法遣方

依法遣方，即依据治法遣方。如上例据“辛温解表”治法，而选用辛温解表、宣肺通窍之杏苏饮、九味羌活汤。因方适法，而合于证，则寒散表解。

5.权衡加减

虽“方”“法”相因而合于道，但与此人、此时、此证、此地不尽合者，又当权衡变通而加减之，使之“方”“法”与“证”完全合宜，正所谓“量身定做、合身得体、因人而异”，真正做到“辨证论治、对症下药、因证制宜”，理法方药，丝丝入扣。

6.剂型合宜

中药剂型，多种多样，古有汤、丸、散、膏、丹，今又发展有胶囊剂、颗粒剂、冲剂、片剂、注射剂等更多剂型。不同剂型各有特长，病也多样，人各不同，力求合宜，药力才能发挥最大效用。所以，剂型与药物特点、疾病特征、个人差异都要合宜。正所谓“剂型选择，型药患者相合宜”。

盖汤者，荡也，力大、效猛，犹扫荡之势，多用于初诊、急病、重症，具稳、准、狠的优势。丸者，缓也，崩解慢，吸收缓，效力续，方便快捷，故适用于慢病、缓症的恢复期。散者，散也，弥散快，起效速，最适宜胃肠病及小儿。膏者，内服为滋膏，滋补之剂也，外用为膏药，径捷效速，直达病所，外治是也。丹者，按成方配制，颗粒或粉末状，名贵内服之丸，称丹，如小金丹；疮疡外用之粉末亦称丹、灵丹，如三仙丹、红升丹、白降丹。胶囊者，药被装入食用级明胶制成的胶囊壳内，以防气味之外泄，亦具丸散特点，方便卫生、含量标准。冲剂、颗粒，皆开水冲调、内服之剂，亦具汤剂之优点，起效快捷，携带方便。片剂者，精制质纯，量准方便，与丸剂媲美。注射剂，为目前最精制之剂型，质纯量准，为急救独辟蹊径。总之，应因证、因药、因人而优选最适宜的剂型，才能发挥最大效用。

7.途径最优

给药途径大体可分口服、外用两类，二者各有所长，临床应择用最优途径。正所谓“用法择优，口服外用选最适”。

口服给药是最主要的传统给药途径之一，现代研究表明，药物经胃肠吸收到小肠毛细血管、肠系膜上腔静脉，经门静脉、肝门、肝毛细血管、肝静脉、下腔静脉、右心房、右心室、肺动脉到达肺泡，再由肺静脉依次到左心房、左心室、主动脉，参与体循环，将药物输送到全身各脏腑、组织细胞中，经代谢后由肾脏排出体外，至此完成了整个代谢过程。由于在代谢过程中，药物又受到胃肠消化液和肝脏首过消除效应的影响，降低了药效。口服药物治疗与外治法相比较，可谓迟来之效。但在体内某些菌群作用下，可产生某些新的有效成分，同时也有方便省事等优点。

外用给药也是重要的给药途径，诸如药浴、湿敷、贴膏药、脐贴、肛注、直肠滴注、滴鼻、点眼、含化、雾化吸入等，主要是通过皮肤、黏膜、肺泡直接吸收，其吸收机制虽较复杂，但可捷足先登，直达病所，又无苦口、刺激消化系统降低药效之弊。所以，这是一条黄金给药捷径。

临证时可根据疾病、部位、个人情况之不同，选择剂型、给药途径、方法最适合者，以提高疗效，减轻痛苦，节省药物，方便患者。

8.煎服用法

中药汤剂是临证应用最广泛的剂型，力大功专，适用于急危重症，有“汤者，荡也”之功，具有辨证加减、灵活自便、量身定做之特点。历代医药学家无不重视煎药之法，如《医学源流论》指出：“煎药之法，最宜深讲，药之效不效，全在乎此。”又说：“大都发散之药及芳香之药，不宜多煎，取其生而疏荡；补益滋腻之药，宜多煎，取其熟而停蓄。此其总诀也。故方药虽中病，而煎法失度，其药必无效。”足见汤剂煎煮方法之重要。煎药汤剂的质量控制与饮片炮制、煎煮方法、煎煮时间、煎煮次数、用水用具等关系至为密切，几千年来，一直沿着“多溶出、少耗散”的主轴煎煮中药，代有发展。但传统敞口煎法未能与现代科技同步；机煎中药虽有诸多优点，但仍需进一步研究完善。

赵师潜心研究中药煎法20年，1988年研制成功“密闭冷却回流陶瓷煎药壶”，首次解决中药芳香成分挥发问题，获国家实用新型专利证书（专利号88200619.3）和河南省医药科技进步奖三等奖。2007年在医院支持下，立“中药煎服方法研究”专题，开展“古今中药煎服方法评述及相关机具设计”及“不同煎煮方法对汤剂有效成分含量影响”研究，优化并确立“三四三”煎药法，即中煎煮时，头煎30分钟，二煎40分钟，三煎30分钟；并改进相关机具，升级研制“密闭冷却回流电煎药锅”。中药煎煮工艺流程为：调剂（粉末）分开→清洗甩干→立即粉碎（加入粉末）→按剂分装（煎药袋）→凉水泡透→“三四三”煎药法→三煎混合→分两次服。煎药锅由专用加热盘（调控文武火候）、锅体、防煳箅、冷却杯组成，分大（医院用）、中（诊所用）、小（家庭用）三种类型。袖珍型煎药锅类似于咖啡壶，方便快捷。密闭冷却回流电煎药锅可大大提高汤剂质量，煎出药液汤质浓厚、口感纯正，质优节省、使用方便。现已在万修堂国医馆使用，达到设计效果。

9.心理调适

临证常见慢性、久病、疑难患者，多有心理障碍。多方求医无果而抱怨：“辗转求医路，漫漫无断头。名医看遍，好药吃完。初服神效，再服不然。另请高明，如此循环。跑不少路，花许多钱。病总不好，真是苦恼。越是苦恼，病更不好。”对此，有人称是“嬉医症”“嬉药症”。此类疾患，多由忧思抑郁、志意不遂、久治不愈、心急乱求医、精神负担过重等心理因素所致，常法难奏效。盖心主血脉、脾主思虑，思虑过度，则心脾两伤。心伤则血虚不能养心，神不守舍，魂魄不定；脾伤则化源不足，元气亏损，脏腑失养。故治疗首先应从心理调适入手，以尊重、理解、关心、爱护、安慰患者，恰当解析，冰释疑虑，缓解情绪，使患者树立治疗信心；其次要认真辨证，尤重心脾。心理调适对有心理障碍类疾病的患者至关重要，即使是普通患者，亦不可忽视。

10.饮食调护

人以食为天，饮食是气血之来源，是患者康复必不可少的物质需求，应视患者具体情况，给予流质、半流质、普食等清淡而富营养的饮食。护理是精神心理的调适与满足，以及生活起居、饮食宜忌、劳逸活动的看护。本着不违病机、有利康复的原则，除医护本身做到外，还要一一嘱咐患者或其家属，以期配合医疗，促进康复。

赵师认为食物具有两面性——既能养人也能伤人，饮食亦是主要致病因素之一，并提出了“饮膳四要”的理念，包括四方面内容：吃什么，喝什么，怎么吃喝，如何排毒。吃以五谷为养、五果为助、五畜为益、五菜为充；喝以水为主，汤、粥、羹、糊、茶、酒（江米甜酒、黄酒）等解饥渴、益脾胃、易消化、好吸收、富营养，也是水分的主要来源。须饮食有节，细嚼慢咽，不过饥过饱，温度适宜；通过运动、饮食、用药等手段祛除毒邪。

（四）脾胃病证，盛衰六论为主旨

赵师向重脾胃，既遵东垣补中升阳，又重天士胃阴说，以及明清以来医家对脾胃的论述，融各家之长，以指导临证辨治，确能提高疗效。赵师临证中尤重视《脾胃论·脾胃胜衰论》，该论阐述了脾胃盛衰对心、肺、肝、肾四脏的影响，以“五行学说”分析论述脏与脏之间病机转化之关系，以“运气学说”阐述人与自然环境的关系，从“主气”与“客气”之变而倡用“升阳”与“泻火”的治疗法则，为“补脾胃、泻阴火”提供理论依据。此外，脾胃虚弱，则督、任、冲三脉受邪，亦可以发病。盖督、任、冲三脉是一源三歧，皆起于会阴。督为阳脉之海；任为阴脉之海；冲为血脉之海，通十二经的气血，贯穿任、督，为各脉之要冲，气血赖其营运。如因胃气虚弱，冲脉营运的源头断绝，任、督失养，外邪易于乘虚袭入，故必以扶益胃气为本。

在《脾胃论·脾胃胜衰论》的影响、启迪下，赵师以胃气为纲，以元气盛衰、邪气多少而发病症为目，提出“脾胃六提纲”：胃中元气盛，则能食而不伤，过食而不饥；脾胃俱旺，则能食而肥；脾胃俱虚，则不能食而瘦；脾实而邪气盛，则少食而肥，虽肥而四肢不举；胃伏火邪，则善食而瘦者，火克食也；胃强脾弱，则食多而肥，身困乏力，积热火毒，内郁外发，百病曰生。

提纲前两条，言其常，常态也。重点是预防保健，防病于未然。脾胃元气旺盛是后天之本固，健康基础牢的表现。三至五条，论病态，重点在防与治。脾胃病，百病生，东垣以五方加减治之，确为经验之谈；当今辨证，以元气为纲，以其气盛衰、邪气多少的发病状态为目，囊括内外妇儿多种与脾胃相关病症，展现新思路、创治新方法。临证运用之中，又据体验和需要，延伸至第六条。“脾胃六提纲”可补临床脾胃诊治方法，拓展思路，扩大应用，不仅用于治，更注重防。每遇失治误治、复杂多变之疑难杂症，无论四旁之疾进犯中州，或中州之病殃及四邻，始终把握脾胃，以胃气为本，论治诸病，收效显著。

1.胃中元气盛，则能食而不伤，过食而不饥

消化吸收靠胃气，盛则消而勿伤，有足够储备，过时尚无觉饥，谓之“能吃亦耐饿”，犹“手中有粮，心里不慌”。李东垣之言，言其常。胃气者，水谷之气也。凡真气、元气、阳气、卫气、生发之气，皆水谷之气所化。饮食是一切生命活动所需能量的唯一来源，饮食消化吸收靠胃气，故曰：人以胃气为本，有胃气则生，无胃气则亡。所以，应时时处处保护胃气。

饮食有节，一日三餐，七分为宜，早饭好，午饭饱，晚饭少，夜餐并不好，即使需要也应少。常言“饮食七分饱，无病活到老”。强调饮食有节的良好习惯，是祛病延年的关键。老即天年，天年者，自然寿命也。若有恃无恐，以酒为浆，以妄为常，暴饮暴食，屡伤脾胃，后天之本毁矣！长此以往，后果危险，隐患存焉。如饮食自倍，肠胃乃伤，筋脉横解，肠澼为痔。警惕“过而为害，百病生”。

2.脾胃俱旺，则能食而肥

脾胃元气俱旺，能吃能喝，入大于出，能量储备、累积而肥胖。饮食入于胃，游溢精气，上输于脾。脾气散精，输布周身，则五脏六腑、四肢百骸皆得其养，故身强力壮、健康少疾。食过多则运化失常，痰湿内阻，累积而肥胖。然事情总是一分为二，凡事总有个度，适则益，过则损。

李时珍云："饮食者，人之命脉也。"高度概括饮食之重要性。故有"不吃活不了，不喝死得快""绝谷七日亡，无水三日终"之说。脾胃元气盛，则脾健胃和，化源充、气血足，五脏六腑、四肢百骸，皆得其养而神清气爽、身体强壮。初起尽能消化吸收，很是骄傲，习以为常，有恃无恐，胆大妄为，暴饮暴食，长此以往，脾胃俱伤，纳运失司，痰湿内生，埋下祸根。由身强力壮、健康少疾，变为肥胖臃肿、身困乏力、百病缠身，渐成正虚邪实之体。

3.脾胃俱虚，则不能食而瘦

胃主受纳，脾主运化，皆主肌肉，脾胃元气俱虚，则纳少运迟，气血亏虚，五脏六腑、四肢百骸失其营养而消瘦，病态也。脾胃乃元气之府，气血之源，升降之枢纽，后天之本也。凡饮食、劳倦所伤，或素体虚弱，或大病后，元气大伤，脾胃俱虚，纳运失司，消化吸收不良，导致真元不足、精血耗损，故五脏六腑、四肢百骸俱得不到营养而消瘦。法当补脾胃之真元、滋肝肾之精血，扶助正气以固本。李东垣以五方（平胃散、黄芪建中汤、四物汤、四君子汤、五苓散）加减，因时、因地、因人制宜地采用"升降浮沉"的用药法则，以适四时发病的治疗规律，给赵师很大启迪。临证所见脾胃病复杂多变，以不变应万变，注重胃气之不变，论治万变证候，当补则补，当泻则泻，天地、阴阳、气血、津液，谨守病机，各司其属，无不愈也。

4.脾实而邪气盛，则少食而肥，虽肥而四肢不举

胃中元气虚则食少，脾虚不运，则痰湿生，虚胖困重，这是脾胃元气俱虚、纳运失司、痰湿邪实的病理结果。食少而肥者，中阳不健，运化失司，湿邪内生，更碍脾运，湿痰且因壅实，气虚血瘀，故虽肥而四肢困乏，虚胖之貌也。胖人多虚、多湿、多痰。虚者，气也；痰湿者，邪也。故曰脾实而邪气盛。实为阴盛阳衰，元气大伤，故虽肥而四肢不举。食少而肥之病机，是脾虚湿阻，由脾胃元气大虚，纳运失司所致，治当以补脾胃元气为大法，以补气健脾、升阳除湿、温阳化痰为原则。但这类病症颇为多见，因虚致实、因实变虚、虚实转换、虚实夹杂之动态变化万千，很难划一而定，非辨证论治不能随机而变。

5.胃伏火邪，则善食而瘦者，火克食也

能食而瘦者，邪火盛，火克食则消谷善饥；脾主运化、主肌肉，虚则不运，饮食消化、吸收不良，脾病不能为胃行其津液、输布周身，则五脏六腑、四肢百骸俱失其荣养供给，故肌肉瘦削，正所谓“能食而瘦也”。

胃属足阳明，多气多血，最易化热生火。李东垣曰：“胃病……生大热，有时而显火上行，独燎其面。”张仲景曰：“阳明之为病，胃家实是也。”胃火之源有二：一则脾胃元气虚，谷气下流，阴火上乘土位，肺胃郁热元气伤，而困乏、汗出、欲睡，治当补脾胃、泻阴火；一则饮食伤胃，积热化火，而见口苦口臭，便秘恶臭、黑黏不爽，身困汗出、动则益甚，治当消积导滞、通腑泄热。正所谓：十二经皆禀气于胃，清胃火，则十二经之火尽消。

6.胃强脾弱，则食多而肥，身困乏力，积热火毒，内郁外发，百病由生

胃强者，阴火盛也，消谷善饥，愈食愈积，愈积愈热，恶性循环。积热蕴郁而口臭口疮，齿痛龈肿，便秘，大便恶臭、黑黏不爽；积热耗气伤阴，气虚生外寒，故形寒、肢冷；阴虚生内热，故五心烦热、汗出、盗汗。脾弱者，元气虚，卫阳不固，则身困乏力、虚汗淋漓。健运失司，痰湿由生，而致虚胖臃肿，脘腹痞满，嗳气吞酸；积重热深，耗气伤阴。气虚肺卫不固而生外寒，故见身困乏力、虚汗淋漓、动则益甚、胸闷气短、畏寒肢冷等症，易感冒、好上火。阴虚生内热，而见手足心热、脱皮汗出、心烦易怒、盗汗等症。看似寒热矛盾，其实一也，皆为积热所致；进而复杂多变，导致脏腑功能损伤、代谢紊乱、痰湿浊瘀等病理产物堆积，阴阳失衡，五脏六腑、四肢百骸皆失其养，百病之由生也。

在当今快节奏生活下，很多人习惯了狼吞虎咽、暴饮暴食、边走边吃、零食不断、肥甘厚腻，胃肠积热，大伤胃气；加之烟酒无度、起居无常、劳倦过度等恶习，积热愈重，酿成“胃强脾弱”的病机转变；积热火毒，内郁外发，以致脂肪肝、糖尿病、高血压、高尿酸等现代“富贵病”多发，甚则心脑血管病、猝死年轻化亦不少见。正所谓：“脾胃病，百病生。”

（五）病案治学，辨证十法俱体现

辨证论治是中医学的精髓和规矩、治疗学的准绳与核心，体现于辨证论治十法中。其中每一法对疗效都有直接影响，能否准确、完整地将之落实到每一个病案中，是诊疗成败的关键。试将“辨证论治十法”细化于现代中医病案的书写中，为规范辨证论治、撰写中医诊疗文书档案做参考。

病案，古称诊籍。诊者，诊治也；籍者，记录也，记录着一个病案诊治的过程与结果。诊籍乃西汉名医淳于意首创，《史记·扁鹊仓公列传》记载的淳于意诊籍，既保存有西汉以前的医学理论文献，又如实地记录了他治疗疾病的成功经验和失败教训，是我国最早的病案雏形。随着医学发展和学术进步，中医病案内容更加丰富多彩，价值更高，成为学术经验之载体、理论实践结合之范例，故有“好病案是本书”“读医不如读案”之说。

现代中医病案的书写应包括：信息、四诊、论析、证属、立法、方药、用法、方解、调护、按语等。

1.信息

信息包括患者姓名、性别、年龄、职业、籍贯、住址、电话、首诊时间等项目，各有意义，均应记录，以便追访，亦示资料真实性（公开发表时隐去真名、电话等隐私）。

2.四诊

四诊包括主（代）诉、主症及发病与加重时间、病史、四诊（望、闻、问、切）所获信息、现代医技检验参数等。如实、扼要、有序、朴实描述，忌用形容词，为论析辨证提供依据。病史包括病名、患病时间、是否治愈，生活史、生育史、月经史。既要了解现状，又要了解既往，历史地看问题，才能全面、透彻，一目了然。

3.论析

论析是运用中医理论对症状、体征加以分析论证，以必要的西医检查做参考，探求病症发生的原因，谓之“审症求因”，为进一步“审因辨证”提供依据。从疾病发生的原因，分析论证，探求其一系列症状、体征内在联系和机制，即透过现象看本质，谓之“审因辨证”，以便确认“本证”形成的病机，是“证属”何证的定性依据，为进一步“据证立法”提供依据。“审症求因”“审因辨证”是论析的主要内容。

4.证属

证属是论析的结论，即病机。如证属“脾胃虚寒证”。

5.立法

根据论析结论之“证属”何证，确立相应、适宜的治法，称之为“据证立法”。如属“脾胃虚寒证”，即可立“温中健脾”的治法，为进一步“依法选方”及“权衡加减”提供理论依据。

6.方药

方药即处方，根据证型所确立的治疗方法，优选适宜的方剂，并根据此人、此证、此时、此地的具体情况而权衡变通、加减，使之完全适宜，谓“依法选方，遣药组方”。如遵某方，或以某方加减，或以某方之义化裁，或自拟方。另起行，按君、臣、佐、使，遣药组方，斟酌剂量，特殊炮制、用法均应加脚注说明。

7.用法

详细说明以上处方最合宜的剂型、制法、用法、用量。内服说明包括服用次数、服用时间（餐前、餐后）、温服、冷服、频服、顿服，外用说明部位与方法等，必须有详细医嘱。

8.方解

方解，是对“辨证论治”的诠释。辨证与论治是病案中体现理论与实践有机结合的两个重中之重，突显一名医师理论与实践结合的临证论治水平，直接影响治疗结果。方解就是对处方的解释。首先按已明确的证型、治法，针对性选方、遣药，一一有序论证，阐明其合理性，使理法方药丝丝入扣。从已知病因、证型、病机、治法、处方中，以君、臣、佐、使为序，从药物的性味、归经、功能、主治、现代研究成果诸方面，选择性引证，逐一阐明四组药物各自配伍应用的合理性，尤其君药、臣药当重点详论；佐药，是针对兼症或反佐，必要者亦应特别论述；使药多有引经、报使、调和、矫味作用。然后归纳综合全方配伍后的功能。

9.调护

调护包括心理调适和饮食调护。凡与调养、护理、饮食、宜忌、劳逸、起居等有关者，本着不违病机、有利康复的原则，都要一一嘱咐患者或其家属，以期配合医疗。

10.按语

按语是辨证论治全程述评的点睛之笔，大致有首诊、复诊、病愈之分。首诊病案，根据治病必求于本，以及急则治其标、缓则治其本的原则，点评辨证、标本、缓急、次第有序的治疗计划，以及注意事项、预后、转归等。复诊病案，需点评、论证上次治疗成功、失败之处，调整、确定本次诊疗处理意见，或药证相符，继服上方；或效不更方之原因；或改弦易辙之根据；或依方加减的理由。病愈总评，乃总结整个诊疗过程中的成败经验，须综观全案，依次评点。一般针对本病案的成功经验和失败教训，实事求是，扼要评述，得出结论。应突显辨证论治、治病求本、抓主要矛盾的诊疗技巧。亦可由感而发，触类旁通。如在吐泻脱水案中忆起邻居老太太，因急性胃肠炎脱水、失治，而致脑血栓形成的教训，以作警示。类同有别者，罗列、排比、鉴别，以广其法、增其识，温故而知新。如在泄泻案中，列急泻、慢泻、暴泻、菌痢、久痢、溃疡性结肠炎等相类病症的比较、分析、鉴别。有话则长，无话则短，灵活自便，抒发己见。

在临证病案中要真正落实“辨证论治十法”，辨证论治水平的高低，病案是最好的见证，一个临床大家的病案之所以受欢迎，就是因为论治水平高，按语写得到位。因为读医者，读医学理论书也，以医学理论为主；读案者，读病案也，好的病案往往是医学理论与临证实践紧密结合，理法方药丝丝入扣，且一一阐明，并且是经实践检验过的鲜活实例，体现了辨证论治的全过程。所以要重视、完善、发展中医诊籍，写好现代中医病案，总结经验，寻找规律，继承创新，积累翔实资料。一个完整的好病案，就是一本书。作为一个临床医师，就应认认真真地把“辨证论治十法”真正落实到辨证论治的全过程中。

（六）瘀血诸证，调和气血创新法

经言：“血气不和，百病乃变化而生。”瘀血既是病理产物，又是发病原因，危害甚众，治疗棘手。自《黄帝内经》奠定瘀血证理论基础、《伤寒杂病论》构建瘀血证辨治体系后，历代医家对瘀血证不断补充与完善，如叶天士提出“久病入络”的理论并倡导“通络”之法，王清任《医林改错》创制以五逐瘀汤为代表的活血方药并提出了气虚血瘀理论，唐容川《血证论》是第一部有关血证治疗的专著。20世纪60年代，以“冠心Ⅱ号”治疗冠心病、心绞痛为先导，瘀血证研究已成为中西医结合学术研究最有活力、最见成效、最受国内外关注的领域之一。

赵师认为内伤杂病之瘀成因众多，气虚、气滞、寒凝、热郁可成瘀，而瘀又可致气滞、血虚、化热，相兼为病，互为因果，但大致可分成气滞血瘀、气虚血瘀、寒凝血瘀、热郁血瘀，另有久痛必瘀、久病从瘀者，往往兼见于上述四证中。对于血瘀病机所衍生的诸多病症，必须围绕调和气血论治。赵师善于运用瘀血理论指导治疗各科疾病，如运用胃康宝胶囊治疗胃脘痛、理气活血丹治疗痛经、结肠舒浓缩丸治疗溃疡性结肠炎，均取得满意的疗效。

1.胃康宝胶囊治疗胃脘痛

胃脘痛是以胃脘部近心窝处经常发生疼痛为主症的病症。“痛不通，气血壅。”基本病机为气滞血瘀，多寒热虚实夹杂，而以实为主。治疗时，急当以理气活瘀止痛祛邪治标，缓则以疏肝健脾、和胃养阴、补肾固本，标本兼顾防其复。治疗抓住三个要点，以达到“止痛、固本、复用”之目的：其一，无论胃脘痛主因如何，其疼痛均为气滞血瘀而然，欲止其痛，必先理气消瘀。其二，脾与胃相表里，乃水谷之海、气血生化之源，胃病多及于脾，脾气不足，中气虚馁，神疲体倦，欲固其本，必以健脾益气；又肾与脾相互资助，相互促进，故可辅补肾以健脾。其三，胃主受纳，脾主运化，大肠为传导，腑气以通为顺、以通为用。欲复其用，必佐涤肠荡胃。故组方胃康宝胶囊（甘松、三七、生蒲黄、制乳香、制没药、生黄芪、炒白术、紫河车、吴萸连、海螵蛸、浙贝母、玄明粉），有理气活瘀止痛、疏肝健脾、温补脾肾之功，达到祛邪扶正、标本兼顾、固本以防复之目的。

方中甘松温而不燥，甘而不滞，香能醒脾健胃，《本草纲目》谓其“主治心腹痛满，脾积郁”，重在行气止痛；三七功擅化瘀止血，消肿定痛，《本草求真》谓“世人仅知功能止血住痛，殊不知痛因血瘀则痛作，血因敷散则血止。三七气味苦温，能于血分化其血瘀”，其功重在消瘀止痛。二药共为君药。蒲黄生用取其宣瘀通滞之功；制乳香、制没药皆能活血祛瘀，消肿止痛。三药能助君药理气消瘀之功，故为臣药。生黄芪补中益气，并生肌长肉，促使溃疡愈合；炒白术健脾益气，专治脾虚；紫河车为血肉有情之品，长于补精、生血、益气，与生黄芪、炒白术配伍，脾肾双补，阳生阴长，补气生血，固其本也；吴萸连为吴茱萸、黄连按1∶1加工炮制而成，其中黄连苦寒可以清胃之火，吴茱萸苦温可以散寒止痛，二者反佐用治肝郁化热犯胃之吞酸嘈杂；海螵蛸收敛止血、抑制胃酸，浙贝母苦寒，清热散结，二药配对专治胃痛吞酸。故生黄芪、炒白术、紫河车、吴萸连、海螵蛸、浙贝母为佐。玄明粉既能荡涤胃肠积滞，使腑气通畅，又咸能软坚，消除充血水肿，和诸药，故以为使。综观本方，攻补兼施，寒热并用，深合寒热虚实夹杂之病机。

如治张某，女，18岁，2004年12月3日初诊。胃痛5年，加重半年。因患者素有脾胃虚寒，症见胃痛、饱胀、嗳气、便秘、身困乏力、畏寒肢冷、痛经、崩漏、白带多、脉沉细无力、舌质淡、苔白腻、舌体胖大、边有齿痕。久痛必瘀，气虚血瘀，故见脉沉细无力、舌脉瘀。证属脾胃虚寒、气滞血瘀之胃脘痛、痛经、崩漏、带下病。治疗先以温中健脾、芳香化湿固其本，并随机辨证、加减治其标。方以理中汤合良附丸化裁：白术30 g，干姜12 g，茯苓30 g，香附20 g，高良姜10 g，柴胡10 g，枳壳15 g，陈皮15 g，半夏15 g，藿梗30 g，紫苏梗30 g，生姜、大枣为引。10剂。院内制剂胃康宝胶囊6瓶，一次4粒，一日3次，餐后1～2小时服。

脾胃虚久多寒，治宜温中健脾，理中汤主之。白术甘苦温，补气健脾，为之君。干姜辛热，回阳温中、温经止痛（血）；茯苓淡渗利湿。二者共助君药温中健脾之力增，为之臣。寒凝气滞、血瘀则痛，良附丸理气温胃、散寒止痛；脾胃升降为职，柴胡、枳壳、陈皮、半夏升脾之阳、降胃之浊；藿梗、紫苏梗善理胃肠之气滞。取此三组药理气和胃、温中止痛之功，为之佐。姜枣和胃，为之使。全方共奏温中健脾、理气止痛之功。

此案胃脘痛、痛经、崩漏、带证，皆因脾胃虚寒、健运失司、湿浊下注、气滞血瘀所致。治病必求于本，脾虚失运为本。虚多生寒，寒凝、气滞、血瘀而痛作。以温中健脾、理气活瘀、散寒止痛之法，正治也。凸显“异病同治”之功，亦反证了东垣“脾胃一病，百病由生”之理。

2.理气活血丹治疗痛经

痛经是指凡在经期或经行前后，出现周期性小腹疼痛，或痛引腰骶，甚至剧痛晕厥的病症。赵师临证常见妇人胃脘痛兼有痛经者，应用胃康宝胶囊治疗胃脘痛，每可同时治愈痛经，此乃异病同治之法。妇人以血为本，月经以调为度，健康以经为鉴。痛经病因病机复杂多变，但因气郁血滞者最为多见，郁开气行，气行血和，月经自调，痛经自止。故赵师根据月经前后脾胃、气血、肾气之动态变化，提出“调经三法”总领月经病治疗：经前调气，气顺血和，诸症释然；经期调血，一则化瘀，二则统摄，引血归经；经后调补，固本防复。而对于以痛经为主者，治疗要点有三：其一，气为血之帅，气行则血行，气滞则血凝，气顺则血和，气虚则血滞，气逆则血逆，气郁血滞是痛经病机之关键，血瘀气滞必作痛，故调经止痛必先理气。其二，瘀易化热，热郁瘀甚，当用温药化凝散瘀。其三，脾胃乃气血生化之源，经带胎产与脾胃相关，健脾固本不可忘。故创制经前痛经方理气活血丹（醋香附、柴胡、当归、广木香、川芎、延胡索、莪术、制乳香、制没药、牡丹皮、凌霄花、大黄、红花、吴茱萸、乌药、艾叶、桂枝、乌梅、黄芪、党参、白术、甘草），以理气和血、化瘀止痛。

方中醋香附理气解郁，调经止痛，辛能散肝气之郁，苦能降肝气之逆，甘能缓肝气之急，为调和肝气、理气解郁、调经止痛之要药；柴胡为疏肝解郁之要药。故本方取香附、柴胡疏肝理气之功，共为君药。当归活血化瘀，养血益肝，令肝气条达则气畅血活；广木香、川芎皆为血中气药，能活血行气止痛，与当归相须配伍，养血活血，助君药行气活血调经。故三者为臣药。延胡索理气止痛；莪术破癥消积止痛；制乳香、制没药行血散瘀止痛；牡丹皮、凌霄花、大黄、红花凉血散血，活血化瘀；吴茱萸温营血，暖厥阴，抵少腹治经寒；乌药辛温，顺气散寒止痛；艾叶苦辛温，温经止痛；桂枝辛甘温，温经通阳，皆能温下元、暖胞宫、散寒通经以止痛；大队化瘀破积、伤气耗血之品，故以乌梅酸收敛阴；参术芪补气健脾、养血固其本。取此十六味理气活血、化瘀止痛、敛阴补气，为佐药。甘草调和诸药为使药。全方遵经旨组方而突显“调”“和”二字。

如治丁某，女，24岁。2010年5月21日初诊。痛经12年。月经周期准，经前乳房胀痛、心烦易怒、失眠，小腹坠胀、凉，白带多，月经来当天腹痛、面色苍白、冷汗淋漓，经量多、色暗，7天净，末次月经2010年4月28日。素常手足厥冷、泛恶、纳差食少、腹胀便溏，脉沉细，舌质淡、苔薄白，舌体胖大、边有齿痕，舌脉瘀。证属肝郁脾虚，气滞血瘀。治当疏肝健脾，理气活血。方拟理气活血丹加减：柴胡15 g，枳壳15 g，白术30 g，茯苓30 g，香附20 g，三棱8 g，莪术8 g，玫瑰花10 g，代代花10 g，紫苏梗30 g，鸡血藤30 g，黄芪30 g，吴茱萸10 g，乌药10 g，炙甘草10 g。5剂。5月25日二诊诉服药后矢气多，腹胀消，睡眠好转。乳房开始胀痛，心烦，少腹阵发性下坠，白带多，大便溏、恶臭，喜食肉类，脉细，舌质淡红、苔薄白，舌体胖大，舌脉瘀，月经将至。上方加牡丹皮20 g、山楂30 g，以增活血消积之力。3剂。鉴于崩漏，故备引血归经方：黄芪30 g，党参20 g，白术30 g，茜草15 g，香附15 g，黑荆芥20 g，藕节30 g，牡丹皮10 g，炙甘草10 g。月经量多时煎服，引血归经，以行统摄，防出血过多，耗伤气血。6月18日三诊诉5月28日经来，疼痛大减，服备方2剂，月经量明显减少，少腹坠胀轻，7天净。肢冷、困乏轻，睡眠好转，白带减少，矢气多，大便爽，脉细，舌质淡红、苔薄白，舌体胖大、边有齿痕。经后健脾养血，固本防复：黄芪30 g，当归15 g，白术30 g，茯苓30 g，枳壳15 g，白芍20 g，鸡血藤30 g，党参20 g，香附20 g，熟地黄15 g，川芎15 g，炙甘草10 g。7剂。6月25日月经来潮，经前紧张综合征均减轻，经来不痛，脉细，舌质淡红、苔薄白，舌体大、边有齿痕。服自制理气活血丹巩固。

3.结肠舒浓缩丸治疗溃疡性结肠炎

溃疡性结肠炎是一种原因不明的慢性结肠炎，其病变主要限于结肠黏膜，且以溃疡为主，多累及直肠和远端结肠，但可向近端扩展，乃至遍及整个结肠。急性暴发型往往起病急骤，全身及局部症状均严重，常须及时救治。中医药在慢性复发型疾病和慢性持续型疾病的治疗上有一定的治疗优势。赵师认为，溃疡性结肠炎发病多因脾胃虚弱，由脾及肾，由气及血，脾肾俱病，并借鉴张锡纯“久泻气虚血瘀，治当补气活血”之论，提出气虚血瘀是本病关键病机。现代医学认为本病病理改变的实质是微循环障碍，此与中医学的气虚血瘀病机相吻合。可见，溃疡性结肠炎是脾肾俱病、气虚血瘀的综合证候，赵师乃创制结肠舒浓缩丸（黄芪、人参、白术、茯苓、干姜、赤石脂、莲子、芡实、三七、血余炭、蒲公英、马齿苋、炙甘草），以补气活血、健脾益肾、敛阴止血、消瘀止痛。

方中黄芪补三焦益元气，温分肉实腠理，善走肌表，补气升阳，走而不守；人参善补五脏之气，兼能养阴，守而不走，同为甘温补气要药，相须配伍，一走一守，阴阳兼备，通里达外，补中益气，升阳举陷，脾胃气虚者用之，以鼓舞中气，肺虚卫弱者用之，以补气固卫。二药为君药。白术甘温能补中益气，苦能燥湿健脾，治脾虚泄泻之证；茯苓淡渗祛湿健脾。二者相须配伍，共助君药增强益气补中之功，以固其本，为臣药。中虚多寒，取干姜温中逐寒，守而不走；赤石脂涩肠止泻，收敛止血，且暖脾胃。二药合用，温中散寒，涩肠止泻。莲子入心脾，益心健脾，涩肠止泻；芡实入脾肾，补脾固肾。二药配伍，善治脾肾两虚之久泻久痢。气虚血瘀，瘀血阻络，既痛且瘀，故取三七、血余炭甘苦温涩之性，以活血止血，散瘀止痛，固肠止泻。蒲公英、马齿苋相须为用，清热解毒，健胃护肠。故此四对为佐药。炙甘草益气补中，调和诸药，为使药。全方共奏补气活血、健脾益肾、敛阴止血、消瘀止痛之功。

如治王某，女，31岁。2009年11月24日初诊。腹痛、腹泻9年，加重月余。腹泻夹血鲜红，一日七八次，便前腹胀痛，便后即缓，下坠。面色萎黄，倦怠乏力，嗜食肥甘厚腻，食多口臭，泛酸，嗳气，月经不调、量少，脉沉细，舌质红、苔薄白，舌体胖大、边有齿痕，舌脉瘀甚，重舌。2009年3月19日肠镜示：全结肠溃疡。证属脾虚失运，湿热蕴结，气虚血瘀。治当益气健脾，清热消痈，凉血止血。自拟结肠舒丸加减：黄芪30 g，当归10 g，白术10 g，茯苓20 g，薏苡仁30 g，败酱草30 g，蒲公英30 g，马齿苋30 g，白头翁20 g，三七粉10 g（冲服），花蕊石20 g，血余炭20 g，黑地榆30 g，炙甘草10 g。6剂。加减调治2周后，予结肠舒浓缩丸2袋，一次6 g，一日3次。另田七山药鸡子黄粥300 g，一次50 g，一日2次，空腹服。综合治疗5个月余，大便成形、无黏液，无腹痛，一日1~2次，体重增加2.5 kg，面色红润、有光泽，精神好，并已怀孕。脉沉缓有力，舌质淡红、苔薄白，舌脉瘀减轻。嘱停服一切药物，注意饮食起居。

（七）食毒为患，毒证理论增新意

赵师尝读陆拯《毒证论》说："毒生百病。"明确指出毒邪致病。验之临床，感悟颇多。临证常见"饮食致毒"导致的多种病症，复杂多变，治疗尤难，常须正确辨证，有序治疗。

1.毒因食致

饮食是人体一切生命活动所需能量的来源，选错了、吃错了、吃坏了，都会对人体产生毒副作用，引起疾病，即所谓"毒由食致患百病"。具体表现为三方面。

第一，饮食不洁。不洁食物产生的原因有化肥、农药残留，加工食品添加剂超标，储运过程的污染、变质，以及疫死动物等，这属外来不洁食物，均可引起急、慢性中毒而致病，临证颇为多见，《毒证论》称之为"食物中毒"。

第二，饮食不当。人是杂食动物，五谷为养，五畜为益，五果为助，五菜为充。不但要吃全，还要全吃。药食同源，皆具四气五味，不能偏嗜，过犹不及，都能变毒、致病，这是选择食物不当产生之内毒致病，也甚广。《毒证论》的阐述非常清楚，告诫人们选择食物、使用食物的范围与方法，令其饮食全而勿偏，以保障食物卫生。

第三，饮食不节。常言"细嚼慢咽，消化过半""饮食七分饱，无病活到老"。若暴饮暴食，酒肉醉饱，皆伤脾胃，导致"胃强脾弱"的病机传变。火毒内郁外发，皆致重病，这是饮食致毒的病理基础。若积久伤阴耗气，更见五心烦热、盗汗、烦躁易怒；若积热火毒外发，可见面部痤疮、头皮胸背疖肿、酒渣鼻等症；若系小儿，稚阳之体，更多积滞发热、厌食、疳积、流涎、磨牙、发枯成绺、面黄肌瘦、自汗盗汗、肚大筋青、卧不安席、辗转反侧之症。盖火与元气不能两立，壮火则食气，由积热而耗气，肺脾气虚而卫阳不固，则身困乏力、虚汗淋漓、动则益甚、胸闷气短、汗出怕冷、易感冒、好上火等症接踵而至，内真热外假寒也；病情发展，由气及血，气虚血瘀、瘀毒沉积而见脂肪肝、糖尿病、高血压、高尿酸等现代“富贵病”及癌症；若肉食过多，屡伤脾胃，脾虚湿阻，湿毒内郁，外发浸淫，而成湿疹、银屑病等顽症。可谓“脾胃伤，致食毒，则百病生”。

2.消积解毒

饮食致毒，百病由生。治病必求于本，“积不消，热不除，毒不解，病不愈，脾不健，效不固”。所以，赵师拟定“消积导滞清胃火、通腑泄热排肠毒、益气健脾固其本”为治疗大法。据此而定“枳术消积浓缩丸”为主方，用于积热毒诸症，祛邪扶正。

痤疮案：痤疮是典型积热证之一，肺主皮毛，胃主肌肉，热郁肺胃、血瘀火毒循阳明经外发而致痤疮。李某，男，52岁，患疖肿、痤疮、酒渣鼻16年。鼻口周围、额头痤疮满布，胸背疖肿化脓疼痛，脉弦滑数，舌质红绛、苔黄腻，舌脉瘀阻。伴消谷善饥，饱胀口臭，口苦口干，大便黑黏不爽，手足心热，自汗盗汗，心烦失眠，身困乏力，易汗出，动则益甚。曾到北京等地大医院求治无效。素有饮食不节，暴食暴食，嗜食肥甘厚腻、辛辣炙煿，致积热火毒外发。急当以消积导滞、通腑泄热重剂，祛其邪，以枳术消积丸为君，合以凉血解毒治其本，外以麝珠消炎酊、紫归油涂之。16年顽疾，不足半年痊愈矣。

慢性萎缩性胃炎案：韩某，男，60岁。胃病30余年，胃痛，吞酸，饱胀，嗳气，脉弦细，舌质暗红、舌体胖大，舌脉瘀阻。胃镜示：慢性萎缩性胃炎。按上法治疗2个月诸症消失，1年后复查胃镜，黏膜恢复正常。属胃脘痛范畴，失治误治，久拖缠绵，肝郁气滞，脾虚失运，气虚血瘀，阴虚瘀毒，脏腑受损，以致气血不畅，胃膜失于滋养而萎缩。治宜疏肝理气、健脾和胃、益气养阴、活血化瘀。除汤剂调理，还配伍“胃康宝胶囊”取效迅速。

湿疹案：晁某，男，58岁。素嗜食肥甘，积热火毒而患全身湿疹4年，久治不愈。刻诊：胸背、头面尤重，红肿溃烂，奇痒出血，心烦易怒，脉细弦滑数，舌质淡红、苔厚腻，舌胖、有齿痕，舌脉瘀阻，重舌。拟枳术丸合凉血解毒汤剂，并以“麝珠消炎酊”擦患处。患者初服药后泻下黑黏恶臭大便甚多，诸症大减，心情大好，又酒肉过多，并发带状疱疹，湿疹加重，以枳术消积丸合龙胆泻肝汤7剂缓解。再以首方加减治疗4个月痊愈。后以参芪六君丸合枳术消积丸善后，固本以防复。湿疹之发，多由嗜食肥甘、脾虚湿阻、积热蕴蒸、血热毒瘀所致。治以健脾利湿、凉血解毒、除风止痒。

唇炎案：刘某，男，41岁。患唇炎18年，素有饮食不节、嗜食肥甘、劳累过度。口唇红肿疼痛、干裂出血、流水结痂、脱皮奇痒、口角烂；口周痤疮、毒疖甚多，消谷善饥，口臭口苦，大便黑黏不爽，身困乏力，手足心热，自汗盗汗，阴汗多，脉沉细数，舌红少苔、体胖有齿痕，重舌。治以上法，内外合治3个月，口唇光平润泽。唇炎亦是由饮食不节，积热胃肠，热毒内盛，循经上犯，而致口唇红肿、干痒起皮、皲裂出血流水。治宜消积导滞、清热养阴、生津润燥之汤剂内服，外涂以润燥生肌、祛风止痒的唇膏。清热凉血，润燥止痒，敛疮生肌，内外合治，事半功倍矣。

3.防重于治

饮食致毒涉及病症颇多，要抓住病机，“五脏不和调于胃，胃和则五脏安”，异病同治也。防治结合，及时祛除病因。饮食应选对、吃对、会吃。注意食物卫生，远离有毒不洁食物，既吃全，又全吃，不偏嗜，饮食有节，细嚼慢咽，五谷为养，粗细搭配，科学用膳，就能预防饮食致毒患病。

（八）外治疗法，内外合力效更优

内病外治，安全有效；外病外治，直达病所，径捷效优。积验多年，应用广泛。多用精品小制剂，安全方便，如肛注、药浴、敷脐、擦剂、酊剂、膏贴、栓剂，亦用针灸、点穴等，择善配伍，综合运用，提高疗效。

1.现代药浴

金元四大家之一的张子和被誉为攻邪派的宗师，倡汗、吐、下三法。汗法与常言的发汗退热、发汗解表不同，其内涵非常广泛。“汗以泄其表”，表者，乃皮毛、肌肤、腠理、经隧、脉络、六腑、百窍之总称，统归于“玄府”，延伸了“表”的概念。张子和汗法治疗机制，在于“开玄府而逐邪气”，他继承了《黄帝内经》汗法理论，在刘河间“玄府论”的基础上，发展了张仲景汗法经验，外延了“表”的概念，进而扩大了汗法临床应用范围，把凡能“开玄府”的治疗手段（如灸、蒸、渫、洗、浴、熨、烙、针刺、砭、导引、按摩）均归之于汗法。

无论是因邪致病，或者因病生邪，凡造成玄府闭郁、气液塞滞不通的病理机制，无论什么病症，都可以运用汗法治疗。

赵师继承中医学传统药浴理论及张子和汗法治疗机制，借鉴国际上透皮吸收治疗系统及透皮促渗剂的研究成果，从文献研究入手，收集大量相关资料后，并临证试验，取得疗效，初步总结，撰成《子和汗法与现代药浴》，在第二届全国张子和学术研讨会主讲后，引起共鸣和热烈讨论，赵师从中吸取宝贵意见，由此进入新器具、新制剂设计研发阶段，利用新材料、新工艺研制成“足膝浴”“半身浴”“全身浴”“肘膝浴”等器具和“感冒浴液”“风湿骨痛液”“减肥浴液”“益气养血膏”“补气健脾膏”等外浴、内服新制剂，临床试用效果良好，以广泛适用于各种病的药浴疗法。

现代医学研究证明，蒸、渫、洗、浴等汗法的作用机制有：解除体表血管痉挛，改善机体的反应状态；活血通脉，改善心肌营养，提高心血管的生理功能；开鬼门，洁净府，发汗利尿消肿；表解和里，改善胃肠消化吸收功能；畅通气血，调节免疫功能。

利用现代科学技术创新药浴设施、器具，研制临床急需的多种不同浴液制剂，加之训练有素的按摩医生，形成了较完善的现代药浴医疗保健疗法，这是多项技术配套的系统工程，有成为规范化、现代化、产业化、规模连锁经营的可能。现代药浴医疗保健疗法理论先进、技术成熟、方法配套、疗效肯定、安全便捷、高效速效、适应面广，是继承创新的结果，为内病外治、外病外治的好方法，为多种疑难杂病开辟了新的治疗途径。现代科学技术的进步为现代药浴保健疗法开启了进一步研究发展的新思路，使其展现了广阔的发展前景。

如治李某，女，54岁。2009年6月2日初诊。胃痛、饱胀、嗳气、纳差、时有恶心2年；周身关节痛10年，加重3年。1996年流产后受凉，致全身疼痛，腕、肘、腰、膝关节疼痛尤重，晨僵。曾遍服中西各类抗风湿药，风湿未愈，胃病又加重，脉沉细，舌质暗红、苔白腻，舌体胖大、边有齿痕，舌脉瘀。类风湿因子阳性，乙肝病毒携带者。证属脾虚湿盛、气血亏损、筋脉失濡之风湿痛、胃痛。治当内外结合，趋利避害。内服黄芪、当归、白术、茯苓、薏苡仁、桑寄生、鸡血藤、高良姜、香附、甘草、生姜、大枣，以健脾渗湿、补气活血扶其正；外用桂枝、白芍、秦艽、桑枝、威灵仙、川乌、草乌、羌活、独活、忍冬藤、络石藤、木瓜，以除风胜湿、通络止痛祛其邪。外用药凉水浸泡60分钟，文火煎煮40

分钟，滤汁，加开水煮50分钟，滤汁合并加入浴盆中洗浴30分钟，以微汗为宜，一日2次，勿令大汗淋漓，注意避风保暖。

2.敷脐疗法

脐为神阙穴，乃先天之蒂，后天之气舍，属人身至要之处。神阙穴又是任脉之要穴，任脉为阴脉之海，循行于腹正中，上连心脏，中经脾胃，下通肝肾，与督脉、冲脉一源三歧，故有脐通百脉之说。神阙与十二经脉相通，和五脏六腑相连，其作用广泛。现代研究表明，脐在胚胎发育过程中为腹壁最后闭合处，表皮角质层最薄，药物最易穿透弥散，并且皮下无脂肪组织，皮肤与筋膜直接相连，故渗透力强，有利于药物吸收；加之小儿脏腑娇嫩，肌肤疏薄，对药物反应灵敏，因此内病外治多选用脐部。

敷脐疗法，初用于怕打针、难服药的小儿，继用于成人胃脘痛、吐泻、肠易激综合征，另可用于风湿性关节炎。《素问·痹论篇》曰："荣卫之气，亦令人痹乎？岐伯曰：荣者，水谷之精气也，和调于五脏，洒陈于六腑，……卫者，水谷之悍气也，其气慓疾滑利，不能入于脉也。故循皮肤之中、分肉之间，熏于肓膜，散于胸腹。逆其气则病，从其气则愈，不与风寒湿气合，故不为痹。"这里所说的荣卫之气，相当于机体内的能量；熏者，热量温煦之源地；散者，布散、发散之义；肓膜，据多数医家考证，在肚脐最深层，第二、三腰椎椎体前侧，背侧即命门穴，前侧为神阙穴（肚脐）；胸腹，即肚脐里层周围的腹腔神经丛，它主管腹部各脏器的功能活动，若大脑长期受精神刺激，或痰食寒热之邪伤害胃肠，致使肚脐深层荣卫之气合成散布失常，痰浊瘀血留滞在肚脐周围，形成网状、条索状、包块状反应物，加上风寒湿热之邪相合，则关节、筋骨、肌肉、疼痛肿胀僵硬由此而产生。

敷脐疗法药物吸收不完全经过肝脏，减少肝脏首过消除效应，亦避免胃肠消化液对药效的降解，故能减轻肝脏负担和对胃肠刺激，因而能提高经穴、药物的双效合力作用，是安全、高效、速效、方便的理想给药途径。临证实践证实脐疗有提高免疫力、抗衰老、抗肿瘤、抗过敏、调节自主神经功能、纠正胃肠消化吸收功能紊乱等作用。

如治张某，男，30岁。2009年6月23日初诊。饮食不当致腹泻月余，一日2~3次，多食泻甚，饮冷纳凉即肠鸣泄泻，甚则水泻如注。曾服抗生素等药物20余日，泻未止，脾胃伤，纳差食少，消瘦乏力，体重下降8 kg。脉沉细，舌质红、无苔，舌体胖大、边有齿痕，舌脉瘀。西医诊断为肠易激综合征。证属脾肾阳虚，纳运失司。治当健脾温肾，补气活血。汤药、成药配合，内治、外治兼用。汤药为白术20 g，茯苓20 g，白扁豆20 g，藿梗20 g，紫苏梗20 g，厚朴15 g，焦三仙各15 g，补骨脂15 g，吴萸连8 g，陈皮15 g，甘草10 g。6剂。院内制剂胃康宝胶囊3瓶，一次4粒，一日3次，饭后1～2小时温开水送服，以补气健脾，活血消瘀。并将煮后的药渣打粗粉，装入14 cm × 15 cm夹层布袋，纵横行纳以固定之，背面覆塑料膜以防药气外泄，装敷脐袋中敷脐，以温中透里，芳香醒脾，暖胃止泻。内外合治，更加食养，以尽全功。

（九）中药运用，炮制配伍特色明

赵师学医行医，当徒当师，读书临证，深究上进，处处留心，笔耕不辍。他积累半个世纪的临证用药经验颇具特色，拟方遣药，规范讲究，有理有据，常说："方药者，'有方有药也'，是以辨证论治为前提，以中医药理论为主导，按君臣佐使配伍，主治明确、功能独特、用之有道、疗效肯定的中药方剂，非'有药无方'、杂乱无章的药物堆积。"又说："一个效验良方的形成，是基于理论指导、临证积验，遣药有道、合理配伍、阐明方义、主治明确、反复验证、不断修订、疗效卓越的中药方剂。"其临证用药特色主要体现在以下方面。

1.最重汤剂

辨证拟方，汤剂为先，是临证用药首选，可充分发挥其力大、功专、灵活、机变、速效优势，"汤者，荡也，如汤沃雪"。赵师善用别样滋膏，四季调补，个性化养生，替代苦药汤。并将汤剂配伍最常用中药饮片百余种，以"文献录要""经验阐述"两项编成手册，便于己用，作为临证、写医案的依据，足见其治学严谨。

2.尤擅炮制

赵师擅将芳香、易挥发、热敏、有腐蚀性、苦涩药物和名贵细品及小方、名方、效验方精工炮制，形成丸、散、膏、丹等不同制剂，作为辨证拟方、配伍加减的上好原材料，既方便临证配伍加减应用，又节省药材、免于苦口，更增加药效。

3.小料加工

小料制剂对巩固疗效、慢病康复、未病先防最为方便节省，医患双喜。但配制需时日，故以效验方为基础备胎，辨证加味，以粉包衣，胎干衣薄，即烘速干，稍等可取，缩短配制时间，快速灵便。

4.成药应用

中成药使用方便，但又有其局限性，加之临床运用不规范者常见，故赵师力倡辨证应用，并主编《国家基本药物·中成药的辨证应用》。临床遇中成药力有不逮者，可配伍炮制精品以增强疗效；若不便服汤剂者，可辨证优选"炮制精品"一两种或两三种配伍合服，方便快捷，既体现辨证用药，又弥补中成药之不备。

5.新法煎药

为保障汤剂质量，继承创新，经20多年的文献、实验研究，赵师创密闭冷却回流的现代中药煎药器具，研发大、中、小三种煎药锅，分别适用于医院、诊所、家庭煎药。另有便携式袖珍型煎药壶，适合患者出差、旅游时使用。

（十）保健养生，赵氏功法实践行

伏案工作者，坐得多，动得少，影响腰脊健康。赵师退休后在郑州市管城回族区气功站跟师学太极拳、八段锦、五禽戏等，并留意报端养生保健方法，经实践而感悟、继承创新，积累了一些自我养生保健方法。

1.伸展活血法

现代人们生活工作中动少静多，久坐伤腰，多有椎间盘突出。牵引、伸展、侧扳、正骨、活血、通络、贴膏药皆效，但屡治屡犯。融入太极拳、八段锦等功法，坚持锻炼，十年未犯。赵师以其经历感悟，创新此法。谓：

久坐伏案腰脊累，仰卧伸展巧应对。

展椎脊骨正筋揉，促循环气血调和。

方法：仰卧板床，虚领百会，力蹬足跟，双手托天，收腹提肛，一举完成，再伸足背，交替进行，配合呼吸，蹬足呼气，伸足背吸，反复八九。

释义：仰卧板床静心候，虚领百会颈椎伸；力蹬足跟手托天，既展腰脊亦伸筋，四肢收紧血回心；再伸足背筋更伸，同时又炼股四（头）肌，膝痛腿软俱能医；血管通畅手脚灵，静脉曲张不发生；收腹消脂减肥胖，促肠助运消化良；提肛减压化血瘀，同时锻炼盆底肌，痔疮遗尿总能医。以本法锻炼可达骨正筋柔、气血调和、强身健体、百病不生之目的。

养生之道，“气血调和，百病不生，筋长一寸，寿添十年”。为什么呢?

气为血帅，帅血而行，血为气母，资气周流，相互为用，循环无端，滋养周身。气血之所以循环，动脉血以心肌收缩为动力，输布周身；静脉血回心，则以四肢肌肉收缩、挤压为力，与静脉瓣配合，促血定向回心。由于地球引力，水势就下，三分之二血液在下半身。故肌肉发达的小腿肚称“第二心脏”，动力之强，足能胜任。筋能束骨强肌肉，伸展拉筋锻炼肌肉，既助运动又活血，“伸展活血法”囊括其中，达到骨正筋柔、气血调和、健康长寿之目的。

凡久坐车船、老年气陷、脾失健运而足胫浮肿，腿沉如灌铅、身困如绳捆、周身疼痛者，皆气血瘀滞之患。以补气活血、化瘀通络为治，配合此法，疗效显著提高。

伸展活血法宗旨：伸筋、活血。效果：骨正筋柔、肌肉发达、气血调和。目的：强身健体、百病不生。本法既能养生保健治未病，又可非药活血治已病，辅助药物愈重病。诚能如此，不失为养生保健、防病治病良法。其简便易行，安全有效，老少皆宜，尤适合老年卧床、无法户外锻炼者。

2.马步转腰法

伏案工作者常有腰腿痛，根在腰部。由于腰肌劳损，韧带不坚，椎体不稳，椎间盘脱水，故多在早起、弯腰、打滑、咳嗽等用力不均时膨出，压迫神经，则腰疼痛，放射至腿。应对之法，除戴腰围固定、牵引、活血法外，积极锻炼，增强腰肌，强健韧带，长出自己的“腰围”以稳定腰椎。赵师结合太极拳、八段锦、五禽戏等活动健身原理，据理摸索，经久体验，自创此法。请教骨伤专家王国栋教授指导、修订、认可，愈加完善。

方法：双手叉腰，拇指在前点章门穴，余指掐拿腰肌固定，马步站立，前倾腰板挺直，摇头摆尾（侧眼看尾），旋转腰肌，先左后右，幅度适宜，渐渐加力，每次5～10分钟。虽随时随地皆可做，但早期椎间盘脱水，不宜猛力，饮水后为宜。工间可做，晚上边看电视边锻炼，一举两得。

释义：俗话说，“活动活动，活着就要动”，动则肌肉壮、筋骨健、韧带坚。腰是人体的大梁，支撑全身，负荷最重，极易损伤，运用“马步转腰法”“伸展活血法”早早锻炼，使腰肌发达，长出“腰围”，固定腰椎，即可防治腰痛。赵师坚持锻炼10多年，腰痛未犯，正是锻炼的结果。

3.三穴催眠法

赵师曾时有失眠，但从不服安眠药，睡不着就思考“胃不和则卧不安”的道理。足三里（位于外膝眼下3寸）是足阳明胃经穴，亦是合穴，具有调理脾胃、补中益气、止呕安眠、增强免疫力及促进胃肠蠕动等作用；内关（位于掌腕横纹上2寸两筋间）为手厥阴心包经要穴，具养心驻颜、宁心安神之功；神门（位于掌腕横纹尺侧凹陷中）为手少阴心经要穴，具镇静安神之功，主治心病、心烦、怔忡、惊悸、失眠健忘。三穴配伍，可健脾和胃、镇静安神。

方法：左侧卧，右腿屈膝，外踝骨垫在左侧足三里，悬空的左腿可用力勾足摆动，以增强点穴力度，令小腿有酸困沉胀之感。同时，右手拇指、示指分别点压左手内关、神门，持续5～10分钟。转向右侧卧，法同上。如此点穴治疗后，自感呼吸深长、肠鸣、困倦并产生睡意，渐入梦乡。

4.五穴明目法

某院士在电视节目中讲述，他已至耄耋之年，还能当众穿针引线，令人羡慕。其中奥秘是自己按摩四白穴，闭目转眼球，一日数次，30余年如一日。他说他50多岁在非洲工作，酷热劳累，玻璃体混浊，视力严重下降，后坚持自我疗法数十年，才有今天的结果。于是，赵师请教针灸科朱教授、眼科王大夫共同探讨。“目得血而能视”“阳明多血多气”“脾胃乃气血生化之源”，四白是阳明胃经穴，多气多血。院士经验、原理与此有关。就此推理：按摩眼周诸多穴位，皆能活血行气，缓解眼轮匝肌痉挛、疲劳，有利于调节视力。因而增加眼周穴位（太阳、攒竹、鱼腰、睛明、四白），创三效合一（按摩、闭目转眼球运动、眼部静电按摩）的眼综合保健功，能大大改善视力。

方法：一手五指各点一穴，即拇指点太阳，示指点鱼腰，中指点攒竹，无名指点睛明，小指点四白；双手十指，对称点压双眼周各五穴；点压、揉按交替，先轻后重，一次30秒后，稍停（闭目转动眼球，顺时针转30秒，逆时针转30秒）复做，共4次，计2分钟；继而眼部静电按摩（系赵师老友、河南著名眼科专家马肇嵘所传），双手合十、快速搓手10秒，摩擦产生静电，捂双眼，劳宫对眼球，其周围合于眼眶，并按摩30秒，力量适宜。反复4次，共2分钟。每日4次（睡前、起床前、午休时、工休时）。

赵师体会，初时眼球转动不灵，有牵拉感。数日后转动自如，无感不适。随后双目有轻松、舒适、明亮之感，故称五穴明目法。后又学得治干眼症三穴：承泣、丝竹空、阳白。这样就需一指兼两穴：小指由四白上移至承泣；示指由鱼腰上移至阳白；拇指上移至丝竹空，的确显效，术后双目湿漉漉。

5.惯用七常法

集录诸家经验，即头常梳、齿常叩、腹常摩、肠常清、肛常提、足常暖、头常凉。常用此法，确有功效，故录而释义。

方法：梳头之法，由百会穴，向四周梳，轻稳适中，指拢方便，梳具任选，桃木牛角；叩齿之法，合唇叩齿，力量适度，津液咽下；摩腹之法，双手叠压，顺时旋转，肠鸣腹舒，消食和胃；清肠之法，饮食有节，消积导滞，通腑排毒；提肛之法，马步提肛，亦为常法，卧姿缩肛，撇避引力，效果最好；暖足之法，寒从足起，保暖为要；凉头之法，头会诸阳，故宜常凉，过寒戴帽，入室即脱，卧勿蒙头，常宜清凉。

释义：梳头能活血调气，通经活络，醒脑提神；叩齿咽津，润喉利咽，健齿美容、助消化、增免疫、可防癌；摩腹运脾，降气消食，通腑排便；清肠源自汉代养生学家王充名言“欲得长生，肠中常清；欲得不死，肠中无滓”，能消积导滞、除污排毒、畅中提神；提肛能活血消瘀、增肛肌张力、防痔漏、治便秘；暖足助阳、温脾补肾；头会诸阳，宜常清凉，醒脑提神。故此七者，要常常做，持之以恒，必见成效。

四、中医流派传承

早在汉代，中医学已经形成各具特点的“医经”和“经方”两大医学体系，后世又形成了“时方”医学体系，历代医药学家在医疗实践中，代有发展，形成了系统的中华医药文化和理论体系，积累了丰富的临床经验，才保障中华民族繁衍昌盛几千年，成就了中华医学经典宝库。

（一）医经派

“医经者，原人血脉、经络、骨髓、阴阳、表里，以起百病之本、死生之分，而用度箴石汤火所施，调百药齐和之所宜。”即以阴阳表里、脏腑经络、气血津液等经典中医理论指导临床，论治百病，称医经派，以《黄帝内经》为代表。《黄帝内经》是我国现存最早的医学典籍，以阴阳五行、脏腑经络、气血津液为主要理论核心。

（二）经方派

“经方者，本草石之寒温，量疾病之浅深，假药味之滋，因气感之宜，辩五苦六辛，致水火之齐，以通闭解结，反之于平。”是以方证对应理论治病的医药学体系，称经方派。所谓方证对应理论，起初用单味药对应证候治疗疾病，称单方方证，起源于神农时代，代表著作即《神农本草经》，理论用八纲。经方，历经几代、几十代经验积累，对理论的认识逐渐深入，形成了复方方证经验，至《汤液经法》出现了重大变化，即病位增加了半表半里，因而使八纲辨证发展为六经辨证。其代表著作为《汤液经法》《伤寒论》。《伤寒论》的主要组成是诸多方证，理论特点是先辨六经，继辨方证，求得方证对应治愈疾病，形成六经辨证理论体系。故凡提经方，不只指处方用药，而是指医学体系。明晰了经方的起源和发展形成史，就能确切地把握经方的概念和定义，用简单一句话可概括：经方，是以方证理论治病的医药学体系。凡提经方，不仅指《伤寒论》等书中的方剂，而且包含方证的理论体系，即六经辨证理论体系。所谓经方者、经方家，不只是治病用《伤寒论》《金匮要略》中的方药、方剂，更重要的是用其方证理论。

（三）时方派

中医学不断地发展，时至金元，百家争鸣，百花齐放，促进了学术经验发展，出现刘、李、张、朱四大家。刘河间火热论源于《黄帝内经》，认为六气皆可化火，主以清凉。他是温病学的开山鼻祖，认为古方不治今病，不能完全依仗医经识证遣药，创制新方，不再遵循经方之法；张从正祛邪论认为，病由邪生，主以汗、吐、下三法祛邪，邪去正安，认为之前宋代颁布《太平惠民和剂局方》，官制丸药大行，百姓服药成风，大多补益过度，于是投之以寒凉，一改前人习气，不泥于古方，大胆创新，灵活应变，令人叹为观止；李东垣元气论（脾胃论）认为，胃气为本，主以补中升阳，合叶天士胃阴说，更为全面完善；朱丹溪相火论认为，阳有余，阴不足，主以滋阴降火。四大家各有专论，侧重不同，各创新方，故金元时期新方涌现，形成时方派，对明清温病学影响至深。时方派和经方派的理论基础不同，对本草的理解自然也不同。叶天士可谓时方派集大成者，将时方之学运用到极致，组方精细入微，一方之药，向不出七味，其法飘逸，有半仙之誉。

医经派、经方派、时方派在几千年的发展过程中，相互融合、相互为用，形成了完整、系统、全面、科学的中医药学理论体系和丰富的临证经验，其核心是辨证论治。辨证论治是中医学的精髓和治疗学的准绳与核心。辨证论治思想萌芽于《黄帝内经》，发展于《伤寒论》《金匮要略》，充实于金元四家，历经漫长实践过程，至中华人民共和国成立之初开展全国大讨论，才正式形成“辨证论治”的论治体系，至此，其发展并未止步，经全国中医临证应用，不断发展完善于当下。赵师《中医师承心悟》提出“辨证论治十法”，完善辨证论治全过程，即“审症求因、审因辨证、据证立法、依法遣方、权衡加减、煎服用法、剂型合宜、途径最优、心理调适、饮食调护”十个环节，认为做到这十个环节才能开出与此人、此地、此时、此病、此证完全合宜的处方，保障最好疗效。因此，应把“辨证论治十法”融入每一病案，使理法方药环环相扣，令读者有鱼与熊掌兼得之感，真正实现章太炎所云“读医不如读案”的论断。

五、中医学发展观

中医学是我国医药体系立足于世界的特色和优势，在国家大力发展中医药事业、实行中西医并重方针的背景下，中医学的可持续发展无疑对整个医学的发展和社会的进步有着巨大的推进作用。赵师认为，中医学的发展关键在于提高临床疗效。一方面，传统的中医理论体系是前贤智慧的结晶，是未来发展的基石，不读书，不临证，没有深厚的学术底蕴与临床经验，谈何发展；另一方面，随着社会变迁，气候更易，疾病谱不断发生变化，人的体质亦时移世易，当遣方用药未能尽效时，绝不能墨守成规，裹足不前，而应大胆创新，反复验证，积累经验，推动现代中医学理论体系不断发展，为提高临床疗效做出切实贡献。正是在上述思想指导下，赵师提出了“读书临证”“继承创新”“与时俱进”等观点，无不为中医学发展而努力。兹简要录之于下。

（一）读书临证，注重提高中医临床疗效

发展是硬道理，中医学发展几千年，是理论和疗效赋予它顽强生命力。书以载道，浩瀚中医药文献宝库，承载着系统、厚重的中医理论和丰富的临证经验，

是传承的内涵，继承、创新、发展的源泉。欲要发展中医，必须读书临证，才能继承创新。没有继承，难以发展，不经实践，难有创新。所以，欲要传承创新，就必须读书临证。读书，是明理、识药、知病之源，博求知识，学习古人，把握理论，吸取经验，获得智慧，启迪思维，拓展思路，创造方法，指导临床，提高疗效，既要熟读经典、多学名著，还要结合个人专业，选读专论，厚积薄发，为我所用，奠定发展基础。读书目的全在应用，临证可践行理论，学以致用，拓古求新，辨证论治，提高疗效，总结升华，不断前进，不断创新。实践出真知，所以，读书临证，相互为用，缺一不可。正如清代陆九芝云："读书而不临证，不可以为医；临证而不读书，亦不可以为医。"明白告知学医必须"读书、临证"兼备，才能继承创新，提高疗效。

赵师在临证中发现，疾病谱变化与社会密切相关，通过积累大量案例，论析、归纳、升华，得出结论。如积热病：生活富足，物资丰富，本应有利于健康，但因缺乏科普知识、健康意识，过而为害百病生，饮食劳倦伤脾胃。脾胃伤，若失治、误治，积热火毒、内郁外发，百病丛生。针对病因病机，辨证论治，摸索规律，形成一套有效治疗方案。进一步溯流穷源，以积热立论，构建积热病预防治疗体系，论治内、外、妇、儿科与积热相关疾病。得到中国中医药出版社认可、肯定、鼓励与指导，撰写《赵法新积热病论治》一书出版。

读书要广、要多、要熟，正所谓："书读百遍，其义自见。"如清代吴谦在《医宗金鉴·凡例》中强调："医者，书不熟则理不明，理不明则识不精……"人民卫生出版社白永波编审说："认真钻研中医古籍文献和长期坚持临证实践，是名医成长的必由之路。"强调"认真钻研""长期坚持"才见真效，非敷衍了事。更应在读书、临证、研究、运用、总结、升华过程中，不断发现问题、提出问题、解决问题，在前贤基础上向前推进，促进理论与临床学术经验发展。哲学家冯友兰说："对待古人的东西，有两种态度，一是照着讲，二是接着讲。"照着讲，是重复古人；接着讲，是把古人提出的问题向前推进，创造一个新东西，发展创新。这正好诠释了"读书临证"之目的是"继承创新"。中医药学几千年的发展史，正是沿着这一轨迹前进，创造了灿烂的中医药文化，当代《名老中医之路》这套书，再现了无数中医大家从这条路走过来的历程。

（二）继承创新，重视中医理论传承研究

中医要发展，就得做好继承创新。自全国名老中医药专家传承工作室建设以来，赵师既要举办理论学术讲座，又要临证带教，二者紧密结合，相互印证，传承学术经验，这也离不开读书临证。师徒读书摘录、类编历代脾胃文献，结合临证实践，融入每一病案，以元气盛衰致病的“脾胃六提纲”（延伸、补充《脾胃论·脾胃胜衰论》）为框架，共同编著理论与临证融合的《赵法新脾胃六论》（未付梓）。这部读书临证并举、理论实践融合的专著，基本涵盖了全部脾胃病证，也可作为与脾胃相关临证各科疾病治疗的参考。著作的出版既传承了学术经验，又得到实践锻炼，既出成果，又出人才，体现了建设全国名老中医药专家传承工作室的初衷。

中和之道，最具要义。中医学一脉相承，发展融合，形成系统、全面、厚重、完善的理论体系和临证经验。但在某个时期亦有偏颇，如金元时期，百家争鸣，百花齐放，出现了刘、李、张、朱四大家，各有专论，形成“时方派”。为纠前温补之偏，叶天士集时方之大成，用到极致，而形成温病学。然其失于偏颇，过犹不及。张景岳，为了纠正刘、朱等人学说寒凉之弊，特别详加说明人参、附子等温补祛寒药的应用，亦有矫枉过正、滥用温补之嫌。现今之火神派，虽出自经方门庭，有失经方派神韵之嫌，当警惕以偏纠偏。观此，中和之道，值得大力提倡。

（三）与时俱进，兼阐述疾病观与正邪论

医学的发展史，正是人类与疾病的斗争史。自《黄帝内经》时期奠定中医学基础理论及辨治理法后，中医理论代有发展，辨治体系世有创新，方药运用与时俱进，皆因疾病谱的不断变化。东汉末年因战乱而疫疠横行，死于伤寒者众，张仲景承《黄帝内经》《难经》外感热病之说，创立了六经辨治体系；金元时期，北方战局动荡，热病猖獗，时行之局方药性偏于温热，无以应病，刘河间创“六气皆从火化”的病机学说，形成新的外感温热辨治体系，使温热病逐渐从伤寒病中分离出来，出现了“外感宗仲景，热病用河间”的局面；明代吴地瘟疫流行，重者全家传染无一幸免，治伤寒之法取效甚微，吴又可辨明瘟疫，乃感疠气而发，且有流行性，主张治以疏利分消，自此温病学说逐渐形成独立体系；近代西方医学传入我国后，传染病得到有效控制，西医内科优势彰显，医家借助现代科

学检验技术，拓展望、闻、问、切的领域，为现代中西医结合开先声。不同的时代，往往出现不同的疾病，需要与时俱进地辨证对待，然而疾病与正气相争一直是不变的核心。

病之所生，取决于正邪双方力量对比。一般来说，正不胜邪则病，正胜于邪则不病。但疾病进退过程中，正邪消长是关键因素，邪退正长则向愈，邪进正却则病重。所以，治疗大法是“祛邪扶正”，通过证候动态变化，治病求本，给予具体治法，改变正邪关系。这种疾病观源于《黄帝内经》“正气存内，邪不可干”“卒然逢疾风暴雨而不病者，盖无虚”。亦正如仲景对六淫之邪袭人，驱邪外出，一汗了之；如传阳明经证大热则以白虎汤清之，热伤元气则加人参清热益气，名白虎人参汤证；阳明腑实，则以三承气急下存阴；所云“见肝之病，知肝传脾，当先实脾”，皆祛邪扶正之法也。金元四家，各有专论，治法各异，皆祛邪扶正。历代先贤论述，谆谆告诫“祛邪扶正”之法，适用广泛。赵师在临证中遵此，化以具体治法，适用于各种不同病症：凡积热火毒，内郁外发诸病，先以“消积导滞清胃火、通腑泄热排肠毒”祛其邪，邪去正自复；终以“益气养阴扶其正”，正胜邪却，固本以防复也。心衰患者，责之肺气大虚，血瘀水停，心脾肾阳虚，整体失其温煦，急当补气活血、温通血脉、回阳救逆，常可起死回生；独参必用，嫌力逊功单，更加制附子回阳救逆、桂枝温通血脉、干姜助附子大热，再加茯苓、白术、泽兰、鸡血藤化气利水、活血通脉。治病无不求本，此本即人体之正气也。

第三章

临床精粹

精粹者，精华纯粹之义。临证精粹，指临证经验精美上乘者，即以中医药理论指导辨证论治全过程，且取得最佳疗效者，有借鉴之价值。一个临床大家，不但善用经方、时方，而且还有验方、单方经验积累，临证变化万千。赵师重视中医药理论、临证研究，经验丰富，多有创新思维，故临证经验独具特色。

一、经方治验

赵师善用经方，常说："师其法而不泥其方。"古之方证与今日患者现症不一定全对应，正如张仲景云："伤寒中风，有柴胡证，但见一证便是，不必悉具。"所以，我们要领会仲景小柴胡汤立法依据、方证意义、治疗目的，以肝郁化热犯胃立法，以柴胡疏肝解郁；黄芩清热解毒，合半夏以和解少阳；党参、甘草补中；生姜、大枣补脾和胃，以调和营卫，达到和解少阳、诸症悉除之目的。至于今日患者是否全用其方，要因人、因证、因时、因地而异。赵师强调"权衡加减，开出与此人、此病、此证、此时、此地完全合宜的处方，才是针对其人辨证拟方，具有专一性"。有用原方、原量治验者，亦无可厚非，辨证而已，定是高手。

（一）方药分析

四逆散

【经典条文】

◆少阴病，四逆，其人或咳，或悸，或小便不利，或腹中痛，或泄利下重者，四逆散主之。（《伤寒论》第318条）

【药物组成】

柴胡、芍药、枳实、甘草。

【方证要义】

柴胡证，对疼痛敏感，经常手冷，对寒冷气温敏感，易紧张及肌肉痉挛的体质。胸胁苦满、疼痛，腹痛、腹胀，两胁下满实，胸膈挛急或积聚，腹直肌拘急，如棒状样紧张，脉弦，舌质坚老而暗，或舌有紫点。

【赵师精粹】

1.失眠

失眠总属阳盛阴衰，阴阳不交。四逆散所治之失眠，多为长期忧虑，久则郁结于肝而不发，甚或暴怒伤肝，肝气郁结，肝郁化火，肝旺乘脾，脾虚则湿浊内生，湿热扰乱心神之不寐；也可为长期饮食不节损伤脾气，脾虚运化失职，湿浊内生，湿阻气机而肝气不达，肝郁久则化火上扰清窍发之不寐。赵师常用柴胡、枳实、白芍、当归、川芎、玫瑰花、炒白术、青蒿、牡丹皮、合欢皮、龙骨、牡蛎、甘草等加减。

2.头痛

忧郁恼怒，情志不遂，肝失条达，气郁阳亢，肝旺克脾致脾虚运化失职，水湿痰浊内生，上蒙清窍，或脾虚湿浊内生，阻遏气机，肝失条达，久郁化火，上扰脑窍，则发为头痛。赵师常用柴胡、枳实、白芍、赤芍、川芎、当归、香附、玫瑰花、柏子仁、牡丹皮、炒白术、薄荷、合欢皮、菊花、茯苓、蔓荆子、焦栀子、甘草等加减。

3.郁证

郁证病因总属情志所伤，病机主为肝郁气滞，然肝气郁滞易克脾土，脾失健运而湿浊内生，进一步困遏气机。赵师常用柴胡、枳实、白芍、白术、牡丹皮、浙贝母、天竺黄、红花、川芎、郁金、柏子仁、鸡内金、玫瑰花、地骨皮、龙骨、牡蛎、陈皮、女贞子等加减。

4.胃痛

四逆散所治疗的胃痛，多为饮食不节，暴饮暴食，致脾虚运化失职，湿热内生，阻滞气机，肝气失于条达而致胃痛。临床上多见常年大量饮酒患者，胃脘疼痛，伴有胁肋胀痛，有胃炎、胃窦炎或溃疡病史，纳呆，大便黏滞不爽，舌苔厚腻，脉弦数。赵师常用柴胡、炒枳实、炒白术、白芍、蒲公英、干姜、白及、乌药、炙鸡内金、玫瑰花、麦冬、黄芪、山药、桂枝、炙甘草等加减。

茵陈蒿汤

【经典条文】

◆阳明病，发热汗出者，此为热越，不能发黄也。但头汗出，身无汗，剂颈而还，小便不利，渴引水浆者，此为瘀热在里，身必发黄，茵陈蒿汤主之。

（《伤寒论》第236条）

◆伤寒七八日，身黄如橘子色，小便不利，腹微满者，茵陈蒿汤主之。（《伤寒论》第260条）

◆谷疸之为病，寒热不食，食即头眩，心胸不安，久久发黄，为谷疸，茵陈蒿汤主之。（《金匮要略·黄疸病脉证并治第十五》）

【药物组成】

茵陈、栀子、大黄。

【方证要义】

身目尽黄，色如橘子而鲜明，口渴，小便不利、色黄而短少，舌苔黄腻，脉滑数。

【赵师精粹】

1.各种病毒性肝炎、黄疸

急性病毒性肝炎归属中医学“黄疸”“胁痛”“肝郁”“肝经湿热”等范畴。赵师治疗此病，常用茵陈蒿汤加金钱草、柴胡、赤芍。婴儿肝炎，用茵陈蒿汤加黄芩、黄柏、龙胆草。治黄疸皆以茵陈蒿汤为基础加减化裁，尤其重视对茵陈的应用，均以其为首选药物。茵陈蒿汤的基础上加用丹参、赤芍、生地黄、牡丹皮，旨在凉血、行血、活血，以开血中之瘀结，并酌情增加大黄用量，使邪有出路，同时急下存阴，虽不刻意退黄而黄自出矣，实寓治病于求本之义。

2.皮肤瘙痒、湿疹

湿疹是由多种内、外因素引起过敏反应的急性、亚急性或慢性皮肤病，是皮肤科的常见病、多发病。其特点为多形性皮损，有渗出倾向，弥漫性分布，对称性发作，剧烈瘙痒，反复发病。该病的临床表现繁多，赵师常用茵陈、栀子、大黄、白术、桂枝、茯苓、车前草、车前子、泽泻。方中泽泻、车前草、车前子祛湿利小便，正合古人“治湿不利小便，非其治也”之意。

泻心汤

【经典条文】

◆心气不足，吐血、衄血，泻心汤主之。（《金匮要略·惊悸吐衄下血胸满瘀血病脉证治第十六》）

◆妇人吐涎沫，医反下之，心下即痞，当先治其吐涎沫，小青龙汤主之；涎

沫止，乃治痞，泻心汤主之。（《金匮要略·妇人杂病脉证并治第二十二》）

【药物组成】

大黄、黄连、黄芩。

【方证要义】

烦躁不安，面部潮红，心下痞，便秘，舌质暗红坚老，舌苔黄腻，脉实有力，或数，或滑。

【赵师精粹】

1.消化道出血

胃肠积热，迫血妄行致吐血便血，若不及时止血，可危及生命，泻心汤方乃清胃泻火之精要。方中大黄性苦味寒，既清热止血，又化瘀通络，治标亦治本；黄芩、黄连性同大黄，清热燥湿，泻火解毒，加强君药清热作用，使上炎之火下泻。赵师常配伍大蓟、小蓟凉血止血祛瘀；荷叶、白茅根、茜草根、侧柏叶凉血止血；棕榈皮收涩止血，既能增强澄本清源之力，又有止血之功；栀子清热泻火，使上溢之火下泻，从二便而去；牡丹皮凉血祛瘀，使止血而不留瘀。

2.溃疡性结肠炎

溃疡性结肠炎与饮食不节、过度饮酒、过食肥甘厚味等因素相关，病程长，且迁延难愈，临床表现为虚实夹杂、寒热交错之证。临床多采用泻心汤加减方。

半夏泻心汤

【经典条文】

◆伤寒五六日，呕而发热者，柴胡汤证具，而以他药下之，柴胡证仍在者，复与柴胡汤。此虽已下之，不为逆，必蒸蒸而振，却发热汗出而解。若心下满而硬痛者，此为结胸也，大陷胸汤主之；但满而不痛者，此为痞，柴胡不中与之，宜半夏泻心汤。（《伤寒论》第149条）

◆呕而肠鸣，心下痞者，半夏泻心汤主之。（《金匮要略·呕吐哕下利病脉证治第十七》）

【药物组成】

半夏、黄连、黄芩、干姜、炙甘草、人参、大枣。

【方证要义】

上腹部满闷不适，有轻度胀痛，但按之无抵抗感，可伴有恶心、呕吐、腹泻、肠鸣等胃肠道症状，烦躁、内热感、多梦、失眠，舌苔薄腻或黄腻。

【赵师精粹】

1.各种胃肠炎、溃疡

胃肠炎、溃疡临床主要表现为胃脘部胀痛、饱胀、隐痛、不适，嗳气、泛酸。赵师常用半夏泻心汤加减，如用半夏、干姜温中散寒，祛积除痞；枳实破气消滞；黄连、黄芩、蒲公英苦寒，清热解毒，祛邪止痛；党参、甘草健脾益气，调胃和中；煅乌贼骨制酸、敛疡；三七粉活血化瘀。诸药合用，对于各种急慢性胃肠炎、溃疡、胃食管反流等均有较好的临床疗效。

2.口腔溃疡

中医学有“口者，五脏六腑之所贯通也。脏腑有偏胜之疾，则口有偏胜之症”之论，本病的发生与脏腑功能失调有关。现代人常食肥甘厚味，易致体内生湿浊，从而伤及脾胃；或先天脾胃虚弱，痰浊内生，久则郁而化热，湿热蕴积于肌肤腠理之间，不得疏泄，熏蒸于口而成此症。故治疗选用半夏泻心汤，奏燥湿泄热、标本兼治之功。复发性口腔溃疡属脾胃气虚，心胃浮火，故治宜以补中益气、温脾清胃、降火解毒为主。赵师常合黄芪、党参、甘草补益中气，以治本；地骨皮清热，以川牛膝引火下行；柴胡引经上行，直达病患，共奏寒热平调、补中益气、清热解毒之功效。

小陷胸汤

【经典条文】

◆小结胸病，正在心下，按之则痛，脉浮滑者，小陷胸汤主之。（《伤寒论》第138条）

黄连一两，半夏半升，洗，栝楼实大者一枚。

上三味，以水六升，先煮栝楼，取三升，去滓，内诸药，煮取二升，去滓，分温三服。

【药物组成】

黄连、栝楼实、制半夏。

【方证要义】

上腹部、胸胁部痞胀，按之疼痛，心烦、失眠或咳嗽，痰黄黏腻，或便秘，舌质红、舌苔黄腻，脉浮滑数。

【赵师精粹】

1.肺系疾病

咳嗽是临床常见病，常见嗜酸性粒细胞性支气管炎、上呼吸道咳嗽综合征、咳嗽变异性哮喘、胃食管反流性咳嗽、变应性咳嗽等。赵师常用小陷胸汤加减：咽干重者加桑叶、桑白皮、北沙参、芦根；肝火盛者加黛蛤散；气短、咳时遗尿者加五味子；肺热津伤明显者加石膏；反酸者加代赭石、浙贝母、海螵蛸等；鼻塞较重者加辛夷、苍耳子、地肤子。

2.脾胃疾病

脾胃为水谷之海，若因饮食不调，起居不时，可致脾之清阳不升，胃之浊阴不降，或胃中生痰生火，或脾胃虚衰。常见胸骨疼痛，食管烧灼感，胃中嘈杂，打嗝。赵师常用小陷胸汤加代赭石、旋覆花、枇杷叶、紫苏梗、藿香梗、茵陈、煅瓦楞、枳实、杏仁、炒薏苡仁、甘草治疗胃溃疡、胃炎、胃肠功能紊乱等疾病。方中制半夏、瓜蒌、煅瓦楞、杏仁、炒薏苡仁、旋覆花消痰散结消痞；黄连、枇杷叶、茵陈、代赭石清热降逆除噫；紫苏梗、藿香梗、枳实宽胸理气；煅瓦楞制酸止痛；甘草补脾和胃。如此，痰消痞软，浊气得降，胃病可除。

3.糖尿病

糖尿病中医病属脾瘅，主要因为过食肥甘和多食少动导致中满内热引起。临床表现为形体肥胖，腹部胀大，口干口渴，喜冷饮，饮水量多，脘腹胀满，易饥多食，心烦口苦，大便干结，小便色黄，舌质淡红、苔黄腻，脉弦滑。实热便秘偏重，大便干结，腹胀，口干口臭，小陷胸汤加酒大黄、火麻仁；心肝失养偏重，症见不寐、虚烦神疲，加炒酸枣仁、远志；气虚不固偏重，症见汗出异常、乏力，加煅龙骨、浮小麦。

葛根芩连汤

【经典条文】

太阳病，桂枝证，医反下之，利遂不止，脉促者，表未解也，喘而汗出者，葛根黄芩黄连汤主之。（《伤寒论》第34条）

葛根半斤，甘草二两，炙，黄芩三两，黄连三两。

上四味，以水八升，先煮葛根，减二升，内诸药，煮取二升，去滓，分温再服。

【药物组成】

葛根、炙甘草、黄芩、黄连。

【方证要义】

发热，微恶寒或不恶寒，或胸中烦热，或午后高热，头痛酸楚，身重疲乏，口干苦，心烦，心悸，或项背拘急，或胸闷喘促，出汗；腹痛下利，大便黏滞不爽，或臭秽，或肛门灼热，上脘痞痛；舌边尖偏红、苔黄腻或黄白相兼而腻，脉滑数。

【赵师精粹】

1.腹泻疾病

临床上急性肠炎、溃疡性结肠炎等以腹痛、腹泻、黏液脓血便等为主要临床表现，属于中医学“泄泻”“痢疾”“便血”“肠风”“脏毒”等范畴。赵师常用葛根芩连汤加金银花、野菊花、蒲公英、紫花地丁、虎杖、木香、枳实等。

2.代谢综合征

代谢综合征是指人体的蛋白质、脂肪、碳水化合物等物质发生代谢紊乱，在临床上出现的一系列综合征。代谢障碍可导致高血糖、高血脂、高血压、高尿酸血症、脂肪肝、高胰岛素血症、肥胖。代谢综合征属中医学“消渴”“眩晕”“痰证”等范畴，病机多为先天禀赋不足，加之多食肥甘厚腻，导致中满内热，脏腑功能失调，脾失健运，脾不能为胃行其津液，脾不散精则化为痰、湿、浊、郁热、瘀血等；其病位在中焦；治则是扶正祛邪，攻补兼施；治法是补气活血，清热燥湿利水。赵师常用葛根、黄芩、黄连、猪苓、黄芪、水蛭等。葛根、黄芩、黄连、炙甘草组成的葛根芩连汤具有清热燥湿之效；猪苓利水渗湿；黄芪益气祛湿；水蛭活血化瘀。

黄连阿胶汤

【经典条文】

◆少阴病，得之二三日以上，心中烦，不得卧，黄连阿胶汤主之。（《伤寒论》第303条）

黄连四两，黄芩二两，芍药二两，鸡子黄二枚，阿胶三两。

上五味，以水六升，先煮三物，取二升，去滓，内胶烊尽，小冷，内鸡子黄，搅令相得。温服七合，日三服。

【药物组成】

黄连、黄芩、芍药、阿胶、鸡子黄。

【方证要义】

心中灼热而烦，不得安卧，失眠，神情急躁，易怒等；面色苍白，口舌糜烂；精神萎靡，口燥咽干，手足心热，头昏耳鸣，小便短黄；心下痞，腹痛，或久痢，下脓血；舌质红或深红、苔黄薄或花剥，脉细数无力。

【赵师精粹】

1.精神疾病

各种失眠、心烦、不寐，少阴受难，正气亏虚，心火亢盛，不得肾水制约，造成气血津液精血不足，心神失养，阴虚则生内热。少阴涉及心肾等脏腑，邪热内炽，故心肾不交，损伤真阴，造成真阴劫耗。赵师常用黄连、黄芩、白芍、阿胶、鸡子黄。

2.血证

鼻衄、咯血、呕血、便血、尿血、崩漏、皮下出血等见有出血鲜红、量少质稠等特点时可用黄连阿胶汤加减。赵师常用黄连、黄芩、白芍、鸡子黄、阿胶、牡丹皮、白及、款冬花、杏仁、生地黄、麦冬、百合。

3.糖尿病及其并发症

患者临床上多见形体消瘦，血糖长期居高不下，并发高血压、视网膜和其他眼部病变、糖尿病相关皮肤病等，兼见失眠、烦躁、抑郁，咽干口燥，舌偏红，脉细数。符合黄连阿胶汤证的糖尿病患者，多伴有严重的心理负担，烦躁失眠是其常见的伴随症状。赵师常用乌梅、阿胶、黄连、黄芩、白芍、龟甲、桂枝、水蛭、蜈蚣。

4.皮肤病

“诸痛痒疮，皆属于心。”心主血脉，推动血液在脉中运行，输布全身，发挥其濡养作用。当外感火热邪气，或体内阳盛化热，或阴虚阳亢，导致心火偏亢，灼伤血中津液，血液黏稠而运行不畅，气血运行不利，发于皮肤肌腠，可见多种皮肤病。黄连阿胶汤可用来治疗多形性红斑、慢性湿疹、皮炎、银屑病、掌跖脓疱病、指掌角化症等。临床可见皮损发红、粗糙干硬、脱屑，伴见瘙痒，兼见失眠、烦躁、舌红、脉细数等。赵师常用黄连、黄芩、赤芍、阿胶、白鲜皮、枳壳、苦参、百部、黄柏、地肤子。

黄芩汤

【经典条文】

◆太阳与少阳合病，自下利者，与黄芩汤；若呕者，黄芩加半夏生姜汤主之。（《伤寒论》第172条）

黄芩三两，芍药二两，甘草二两，炙，大枣十二枚，擘。

上四味，以水一斗，煮取三升，去滓，温服一升，日再夜一服。

【药物组成】

黄芩、炙甘草、芍药、大枣。

【方证要义】

腹痛下利，或大便不爽，肛门灼热，身热，口苦，舌红苔黄，脉弦。

【赵师精粹】

1.胃肠炎

黄芩汤主要用于急性肠炎、结肠炎、菌痢、阿米巴痢疾、子宫附件炎、吐血、衄血等具本方证者。方中黄芩苦寒清热燥湿，泻火解毒；芍药酸寒泄热，敛阴和营，缓急止痛；炙甘草、大枣益气滋液，顾护正气。黄芩汤用于腹痛下坠、里急后重、便下脓血为湿热痢者尤佳。

2.慢性鼻窦炎

慢性鼻窦炎属中医学“鼻渊”范畴，由外感风热或风寒侵袭，郁久化热，熏蒸清窍而致。“肺气通于鼻，肺和则鼻能知香臭矣”。肺开窍于鼻，若外邪入里化热，肺经热盛，邪热瘀滞于鼻，熏蒸鼻窍，腐膜成液，则鼻涕黄稠，头痛。赵师常用黄芩、栀子、桑白皮、甘草清肺热而解毒，连翘、薄荷、苍耳子芳香通窍、疏散风热外邪，桔梗升提入肺。

白头翁汤

【经典条文】

◆热利下重者，白头翁汤主之。（《伤寒论》第371条）

◆下利，欲饮水者，以有热故也，白头翁汤主之。（《伤寒论》第373条）

白头翁二两，黄柏三两，黄连三两，秦皮三两。

上四味，以水七升，煮取二升，去滓，温服一升。不愈，更服一升。

【药物组成】

白头翁、黄连、黄柏、秦皮。

【方证要义】

发热，口渴，下利，里急后重，便脓血，或腹痛，肛门灼热，小便短赤，舌红苔黄，脉数。

【赵师精粹】

1.痢疾、溃疡性结肠炎

白头翁汤属于清热剂，其中白头翁清热解毒，适用于胃肠湿热、血分热毒症的治疗，与黄柏、黄连、秦皮配伍后，凉血止痢功效尤为显著。赵师常配合紫苏叶、厚朴、吴茱萸、金银花、紫花地丁等使用。

2.呼吸系统疾病

气管炎急性发作多因外感邪气入里而化热，灼津化痰，阻滞肺络，肺失宣肃所致。白头翁汤清热化湿于下，以绝肺中痰热之源。赵师常用白头翁、赤芍、黄连、黄柏、秦皮、杏仁、桔梗、半夏。

3.带状疱疹

带状疱疹可由情志不畅或外感疫毒，致肝气郁滞，肝气犯脾，脾经湿热内蕴，气血不通而痛所致。治以疏肝解郁、清热化湿止痛为主。白头翁善清肝经湿热，黄连、黄柏、秦皮泻火止痛。赵师常用白头翁、黄连、黄柏、秦皮、水牛角、苦参、土茯苓、全蝎。

大黄黄连泻心汤

【经典条文】

◆心下痞，按之濡，其脉关上浮者，大黄黄连泻心汤主之。（《伤寒论》第154条）

◆伤寒大下后，复发汗，心下痞，恶寒者，表未解也，不可攻痞，当先解表，表解乃可攻痞。解表宜桂枝汤，攻痞宜大黄黄连泻心汤。（《伤寒论》第164条）

【药物组成】

大黄、黄连。

【方证要义】

上部出血，量多色鲜红，心烦不眠，狂躁目赤，心下痞而按之濡软，舌红赤，甚或起刺，苔黄腻，寸脉浮者。

【赵师精粹】

1.消化系统疾病

治疗急性胃炎、浅表性胃炎、胃及十二指肠溃疡等，赵师临床运用大黄黄连泻心汤时，如有湿阻，加苍术、茵陈等，不必拘泥于有心下痞、关脉上浮等，只要有其证，便可用其方。

2.皮肤病

治疗脂溢性皮炎、酒渣鼻、寻常性痤疮、蜂窝织炎、脓疱疮、带状疱疹、神经性皮炎、银屑病、湿疹、多形性红斑、面部疱疹、痔疮、肛裂、指骨骨髓炎、指部化脓性感染、甲沟炎、丹毒、急性乳腺炎、烧伤、冻疮等，赵师常用大黄、黄连、茯苓、赤芍、黄柏、连翘、瓜蒌。

3.精神疾病

治疗精神分裂症、焦虑症等时，赵师常用生大黄、黄芩、黄连、黄柏、生石膏。

大承气汤

【经典条文】

◆阳明病，脉迟，虽汗出，不恶寒者，其身必重，短气，腹满而喘，有潮热者，此外欲解，可攻里也。手足濈然汗出者，此大便已硬也，大承气汤主之。（《伤寒论》第208条）

◆阳明病，潮热，大便微硬者，可与大承气汤；不硬者，不可与之。（《伤寒论》第209条）

◆伤寒，若吐若下后不解，不大便五六日，上至十余日，日晡所发潮热，不恶寒，独语如见鬼状。若剧者，发则不识人，循衣摸床，惕而不安，微喘直视，脉弦者生，涩者死。微者，但发热谵语者，大承气汤主之。若一服利，则止后服。（《伤寒论》第212条）

◆阳明病，谵语，有潮热，反不能食者，胃中必有燥屎五六枚也。若能食者，但硬耳，宜大承气汤下之。（《伤寒论》第215条）

◆汗出谵语者，以有燥屎在胃中，此为风也。须下者，过经乃可下之。下之若早，语言必乱，以表虚里实故也。下之则愈，宜大承气汤。（《伤寒论》第217条）

◆二阳并病，太阳证罢，但发潮热，手足漐漐汗出，大便难而谵语者，下之则愈，宜大承气汤。（《伤寒论》第220条）

◆阳明病，下之，心中懊憹而烦，胃中有燥屎者，可攻。腹微满，初头硬，后必溏，不可攻之。若有燥屎者，宜大承气汤。（《伤寒论》第238条）

◆病人烦热，汗出则解，又如疟状，日晡所发热者，属阳明也。脉实者，宜下之；脉浮虚者，宜发汗。下之与大承气汤，发汗宜桂枝汤。（《伤寒论》第240条）

◆大下后，六七日不大便，烦不解，腹满痛者，此有燥屎也。所以然者，本有宿食故也，宜大承气汤。（《伤寒论》第241条）

◆病人小便不利，大便乍难乍易，时有微热，喘冒不能卧者，有燥屎也，宜大承气汤。（《伤寒论》第242条）

◆得病二三日，脉弱，无太阳、柴胡证，烦躁，心下硬，……若不大便六七日，小便少者，虽不受食，但初头硬，后必溏，未定成硬，攻之必溏，须小便利，屎定硬，乃可攻之，宜大承气汤。（《伤寒论》第251条）

◆伤寒六七日，目中不了了，睛不和，无表里证，大便难，身微热者，此为实也。急下之，宜大承气汤。（《伤寒论》第252条）

◆阳明病，发热汗多者，急下之，宜大承气汤。（《伤寒论》第253条）

◆发汗不解，腹满痛者，急下之，宜大承气汤。（《伤寒论》第254条）

◆腹满不减，减不足言，当下之，宜大承气汤。（《伤寒论》第255条）

◆阳明少阳合病，必下利，其脉不负者，为顺也（负者，失也。互相克贼，名为负也）；脉滑而数者，有宿食也，当下之，宜大承气汤。（《伤寒论》第256条）

◆少阴病，得之二三日，口燥咽干者，急下之，宜大承气汤。（《伤寒论》第320条）

◆少阴病，自利清水，色纯青，心下必痛，口干燥者，可下之，宜大承气汤。（《伤寒论》第321条）

◆少阴病，六七日，腹胀不大便者，急下之，宜大承气汤。（《伤寒论》第

322条）

◆痉为病，胸满口噤，卧不着席，脚挛急，必齘齿，可与大承气汤。（《金匮要略·痉湿暍病脉证第二》）

◆腹满不减，减不足言，当须下之，宜大承气汤。（《金匮要略·腹满寒疝宿食病脉证治第十》）

◆问曰：人病有宿食，何以别之？师曰：寸口脉浮而大，按之反涩，尺中亦微而涩，故知有宿食，大承气汤主之。（《金匮要略·腹满寒疝宿食病脉证治第十》）

◆脉数而滑者，实也，此有宿食，下之愈，宜大承气汤。（《金匮要略·腹满寒疝宿食病脉证治第十》）

◆下利不欲食者，有宿食也，当下之，宜大承气汤。（《金匮要略·腹满寒疝宿食病脉证治第十》）

◆下利，三部脉皆平，按之心下坚者，急下之，宜大承气汤。（《金匮要略·呕吐哕下利病脉证治第十七》）

◆下利，脉迟而滑者，实也，利未欲止，急下之，宜大承气汤。（《金匮要略·呕吐哕下利病脉证治第十七》）

◆下利，脉反滑者，当有所去，下乃愈，宜大承气汤。（《金匮要略·呕吐哕下利病脉证治第十七》）

◆下利已差，至其年月日时复发者，以病不尽故也，当下之，宜大承气汤。（《金匮要略·呕吐哕下利病脉证治第十七》）

◆病解能食，七八日更发热者，此为胃实，大承气汤主之。（《金匮要略·妇人产后病脉证治第二十一》）

◆产后七八日，无太阳证，少腹坚痛，此恶露不尽；不大便，烦躁发热，切脉微实，再倍发热，日晡时烦躁者，不食，食则谵语，至夜则愈，宜大承气汤主之。热在里，结在膀胱也。（《金匮要略·妇人产后病脉证治第二十一》）

【药物组成】

大黄、枳实、厚朴、芒硝。

【方证要义】

阳明病，脉迟，汗出，不恶寒，发潮热，手足濈然汗出者；舌红苔干焦黄，脉实有力而不大便，腹满者；脉弱，烦躁，心下硬，不大便，发热，发狂，谵语者；脉浮弦紧而剧烈腹痛，腹胀，腹皮热，坚满拒按，便秘、清水便或黏液脓血便者。

【赵师精粹】

1.肠梗阻

大黄苦寒，清热泻火，荡涤热结以除“实”；芒硝咸寒泻下，功同大黄，尤能软坚散结以除“燥”；枳实善治胸胃气滞，既协硝、黄以荡积，又可下气消“痞”；厚朴善理脘腹之气，开结除“满”。赵师常用大黄、枳实、厚朴、芒硝、藿梗、紫苏梗等药物治疗。

2.急性重症胰腺炎

胰腺炎急性病变可引发一系列炎症因子持续反应及机体过度反应性症状，病情进展迅速，可累及多脏器组织，患者死亡率较高。本病主要因饮食不节、暴饮暴食等，积热蕴蓄胃肠，阻滞脏腑气机，经脉闭阻，引起腹痛，正所谓“不通则痛”，治疗多采用“通里攻下”之法，以达到“通则不痛”之效。赵师常用大承气汤。方中大黄苦寒下降，泄热通便，荡涤肠胃，且能活血行瘀，为君药；芒硝咸寒泄热，软坚润燥，助大黄泄热通便，为臣药。二药合用，共奏泄热荡积、推陈致新之效。积滞内阻，则腑气不通，故以厚朴、枳实行气散结，消痞除满，并助大黄、芒硝以加速积滞排泄，共为佐使。

3.各科阳明腑实证

赵师常用大承气汤治疗急性呼吸窘迫综合征、肺心病、哮喘、遗尿、癫痫、泌尿系结石、肾衰竭、痔疮、脱肛、脑血栓、脑出血、高血压、精神分裂症、挤压综合征、皮质醇增多症及产后食积腹痛等，出现大满、大热、大实和脉沉、实、滑为主者。

小承气汤

【经典条文】

◆阳明病，脉迟，虽汗出，不恶寒者，其身必重，短气，腹满而喘，有潮热者，此外欲解，可攻里也。……若腹大满不通者，可与小承气汤，微和胃气，勿令至大泄下。（《伤寒论》第208条）

◆阳明病，……若不大便六七日，恐有燥屎，欲知之法，少与小承气汤，汤入腹中，转矢气者，此有燥屎也，乃可攻之；若不转矢气者，此但初头硬，后必溏，不可攻之，攻之必胀满不能食也。欲饮水者，与水则哕。其后发热者，必大便复硬而少也，宜小承气汤和之。不转矢气者，慎不可攻也。（《伤寒论》第209条）

◆阳明病，其人多汗，以津液外出，胃中燥，大便必硬，硬则谵语，小承气汤主之。若一服谵语止者，更莫复服。（《伤寒论》第213条）

◆阳明病，谵语，发潮热，脉滑而疾者，小承气汤主之。因与承气汤一升，腹中转气者，更服一升；若不转气者，勿更与之。明日又不大便，脉反微涩者，里虚也，为难治，不可更与承气汤也。（《伤寒论》第214条）

◆太阳病，若吐、若下、若发汗后，微烦，小便数，大便因硬者，与小承气汤和之愈。（《伤寒论》第250条）

◆得病二三日，脉弱，无太阳、柴胡证，烦躁，心下硬。至四五日，虽能食，以小承气汤少少与，微和之，令小安。至六日，与承气汤一升。（《伤寒论》第251条）

◆下利，谵语者，有燥屎也，宜小承气汤。（《伤寒论》第374条）

◆下利，谵语者，有燥屎也，小承气汤主之。（《金匮要略·呕吐哕下利病脉证治第十七》）

【药物组成】

大黄、厚朴、枳实。

【方证要义】

胃中燥，大便干，小便数，谵语，潮热或无潮热者；大承气汤证燥屎不甚坚硬，微烦而稍缓者；脐腹胀满，按之有弹力，舌苔厚腻，脉滑实的呃逆或便秘患者。

【赵师精粹】

1.慢性支气管炎

临床主要表现为反复发作的咳嗽、咳痰或伴有喘息。中医证候常见有风寒束肺、风热犯肺、风燥伤肺、痰湿阻肺、痰热壅肺、肝火犯肺、肺脾气虚。因“肺与大肠相表里”，故常见有大便干结或不通。赵师常用小承气汤加炒杏仁、炒紫苏子、党参、黄芪、丹参、川贝、茯苓、甘草、五味子等。

2.急性胰腺炎、肠梗阻等

急性胰腺炎，各种肠梗阻（如粘连性肠梗阻、小儿麻痹性肠梗阻、蛔虫性肠梗阻、手术后肠梗阻），产后麻痹，急性阑尾炎，胆结石，胆囊炎等，赵师常用小承气汤加藿梗、紫苏梗、白术等治疗。

3.更年期综合征

更年期综合征以潮热、面部潮红、出汗、眩晕为主或伴随头痛、耳鸣、手指麻木、感觉异常、失眠多梦及食欲减退，甚至抑郁、焦虑、烦躁等精神类症状。赵师常用小承气汤联合白术、天麻、杜仲、牛膝、丹参、益母草、龙骨、牡蛎等治疗。

4.糖尿病

糖尿病症见多食，易口渴，时有饥饿感，乏力，体重减轻，大便干燥，舌苔黄，脉滑。赵师常用厚朴、枳实、大黄、黄芪、白术、天花粉、丹参、山茱萸、枸杞子、甘草等加减治疗糖尿病，取得了良好的效果。

调胃承气汤

【经典条文】

◆伤寒脉浮，自汗出，小便数，心烦，微恶寒，脚挛急，反与桂枝欲攻其表，此误也。……若胃气不和，谵语者，少与调胃承气汤。（《伤寒论》第29条）

◆发汗后，恶寒者，虚故也；不恶寒，但热者，实也，当和胃气，与调胃承气汤。（《伤寒论》第70条）

◆太阳病未解，脉阴阳俱停，必先振栗汗出而解。但阳脉微者，先汗出而解；但阴脉微者，下之而解。若欲下之，宜调胃承气汤。（《伤寒论》第94条）

◆伤寒十三日，过经谵语者，以有热也，当以汤下之。若小便利者，大便当硬，而反下利，脉调和者，知医以丸药下之，非其治也。若自下利者，脉当微厥，今反和者，此为内实也，调胃承气汤主之。（《伤寒论》第105条）

◆太阳病，过经十余日，心下温温欲吐，而胸中痛，大便反溏，腹微满，郁郁微烦。先此时自极吐下者，与调胃承气汤。若不尔者，不可与。但欲呕，胸中痛，微溏者，此非柴胡汤证，以呕故知极吐下也。（《伤寒论》第123条）

◆阳明病，不吐不下，心烦者，可与调胃承气汤。（《伤寒论》第207条）

◆太阳病三日，发汗不解，蒸蒸发热者，属胃也，调胃承气汤主之。（《伤寒论》第248条）

◆伤寒吐后，腹胀满者，与调胃承气汤。（《伤寒论》第249条）

【药物组成】

大黄、芒硝、甘草。

【方证要义】

体格壮实，面红唇厚，心烦，谵语，发热者；大承气汤证而痞满不甚，不当峻下，并防泻下伤正者；体壮，燥热，便秘较久，胃气不和，有时心烦、胸痛，大便反溏者。

【赵师精粹】

1.失眠

失眠属中医"不寐"范畴，常伴有心烦、易怒、紧张、焦虑、恐慌、心悸、头痛、头晕、健忘及胃肠道症状。调胃承气汤缓下热结，解阳明腑实证。由于本方可以解肠道热结，故对失眠患者有很好的治疗效果。肝火上炎加龙胆草、栀子；气虚加党参、杏仁；阴虚加生地黄、玄参；血瘀较重加赤芍、乳香；腹中胀痛加厚朴、木香；血虚加当归，兼腹胀者加莱菔子、枳壳。

2.老年便秘

老年人气机凝滞，胃肠蠕动减慢，致食少而便秘；或大肠津液干枯，令传导之腑缺乏濡润而便结难出，即古人所谓无水津停者也。赵师常用生大黄、芒硝、甘草、木香、郁李仁、火麻仁、麦冬、当归。

3.扁桃体炎

咽为胃之系，扁桃体炎由平素过食辛热炙煿，热蕴脾胃，脾胃火热，循经上炎，灼于咽喉而致。如《景岳全书》所说："胃气直透咽喉，故又惟阳明之火为最盛。"赵师常用生大黄、芒硝、生甘草、玄参、生地黄、杏仁、瓜蒌子、芦根。

4.肺炎

肺与大肠相表里，肺热壅盛，宣降失职，肠热便干。赵师常用生大黄、玄明粉、杏仁、黄芩、浙贝母、鱼腥草、海蛤壳、全瓜蒌、生甘草。宗吴鞠通所倡的"脏腑同治"之法，以鱼腥草、黄芩、杏仁、浙贝母、海蛤壳清肺为本，玄明粉、瓜蒌通腑之剂顺气降火。

大陷胸汤

【经典条文】

◆太阳病，脉浮而动数（浮则为风，数则为热；动则为痛，数则为虚），头痛发热，微盗汗出，而反恶寒者，表未解也。医反下之，动数变迟，膈内拒痛，胃中空虚，客气动膈，短气躁烦，心中懊憹，阳气内陷，心下因硬，则为结胸，大陷胸汤主之。若不结胸，但头汗出，余处无汗，剂颈而还，小便不利，身必发黄。（《伤寒论》第134条）

◆伤寒六七日，结胸热实，脉沉而紧，心下痛，按之石硬者，大陷胸汤主之。（《伤寒论》第135条）

◆伤寒十余日，热结在里，复往来寒热者，与大柴胡汤。但结胸，无大热者，此为水结在胸胁也，但头微汗出者，大陷胸汤主之。（《伤寒论》第136条）

◆太阳病，重发汗，而复下之，不大便五六日，舌上燥而渴，日晡所小有潮热，从心下至少腹，硬满而痛，不可近者，大陷胸汤主之。（《伤寒论》第137条）

◆伤寒五六日，呕而发热者，柴胡汤证具，而以他药下之，柴胡证仍在者，复与柴胡汤，此虽已下之，不为逆，必蒸蒸而振，却发热汗出而解。若心下满而硬痛者，此为结胸也，大陷胸汤主之。（《伤寒论》第149条）

【组成用法】

大黄、芒硝、甘遂。

【方证要义】

心胸结硬、满痛、拒按而烦躁者；胸腹积水，痛不可近，口干舌燥，脉沉紧有力，日晡潮热者。

【赵师精粹】

1.各种急腹症

各种急腹症如急性坏死性胰腺炎、胆囊炎、胆结石、胆管炎、各种急性肠梗阻，赵师用大陷胸汤加川楝子、橘核、牡丹皮、赤芍、金银花、蒲公英、三七、茵陈、郁金、柴胡、赤芍治疗。水肿壅盛，以大陷胸汤加鳖甲、莪术、水蛭、八月札、厚朴、大腹皮祛标实，泻水除胀。

2.溃疡病、胃炎

对于溃疡病、胃炎，赵师常用大陷胸汤原方。兼有气虚者，加太子参、白术；气滞、纳呆者，加莱菔子、大腹皮；吞酸、嘈杂者，加煅瓦楞子、乌贝散；溃疡出血者，加三七粉冲服。

麻子仁丸

【经典条文】

◆趺阳脉浮而涩，浮则胃气强，涩则小便数，浮涩相搏，大便则硬，其脾为约，麻子仁丸主之。（《伤寒论》第247条）

◆趺阳脉浮而涩，浮则胃气强，涩则小便数，浮涩相搏，大便则坚，其脾为约，麻子仁丸主之。（《金匮要略·五脏风寒积聚病脉证并治第十一》）

麻子仁二升，芍药半斤，枳实一斤，大黄一斤，厚朴一尺，杏仁一升。

上六味，末之，炼蜜和丸梧桐子大，饮服十丸，日三，渐加，以知为度。

【药物组成】

大黄、枳实、厚朴、火麻仁（麻子仁）、白芍、杏仁、蜂蜜。

【方证要义】

小便数、经常便秘而无所苦者；心下痞、腹挛痛、大便干涩、外观壮实、肌肉坚紧者。

【赵师精粹】

1.便秘

便秘辨证分阴结、阳结，肠胃积热型便秘属阳结之热秘。其成因或伤寒日久，邪热入阳明之腑；或温病入里，热结肠胃；或嗜喜辛辣，饮食积滞，肠胃热积，耗伤津液，大便干燥艰涩难下。麻子仁丸由小承气汤加麻子仁、杏仁、白芍组成。小承气汤泄热通腑，行气导滞；火麻仁配杏仁、白芍、蜂蜜润肠通利大便。赵师治疗便秘常在原方基础上加槟榔以行气导滞。

2.支气管哮喘

支气管哮喘见患者便秘，证属肠燥津枯。肺与大肠相表里，腑气通则肺气降，肺气降则喘逆止。赵师方选杏仁、火麻仁降气润肠为主，辅以厚朴、枳实、大黄理气通便，佐以紫菀、半夏、白芍平喘化痰。标本兼治，通腑降肺气，气机宣畅，喘逆得平。

3.不寐

不寐主要乃因腑气不畅、浊气上扰于心神而致，因此治疗时应考虑以通腑降浊为主，浊气降则神自安。小肠主泌清浊，大肠司传导，然若浊气不降，传导失司，则气机不畅，心神被扰而不寐。赵师常用杏仁、火麻仁润肠通浊；酸枣仁、白芍安神；厚朴、枳实、大黄通腑理气，浊气有出路则心神得安，失眠自愈。

桂枝茯苓丸

【经典条文】

◆妇人宿有癥病，经断未及三月，而得漏下不止，胎动在脐上者，为癥痼害。妊娠六月动者，前三月经水利时，胎也。下血者，后断三月衃也。所以血不止者，其癥不去故也，当下其癥，桂枝茯苓丸主之。（《金匮要略·妇人妊娠病脉证并治第二十》）

【药物组成】

桂枝、茯苓、牡丹皮、芍药、桃仁。

【方证要义】

下腹痛、按压则痛甚、有包块，头痛昏晕、睡眠不良、烦躁、动悸，面红或紫红，舌质暗，或有紫点，脉涩。

【赵师精粹】

1.妇科疾病

本方可用于子宫肌瘤、子宫腺肌病、卵巢囊肿、乳腺增生。以腹部包块和子宫不规则出血为特征的子宫肌瘤是本方的经典主治。赵师常用桂枝、茯苓、赤芍、桃仁、牡丹皮、土鳖虫、鳖甲加减。

2.男科疾病

本方主要用于辨证为瘀血阻滞、寒湿凝滞的慢性附睾炎、前列腺炎、前列腺增生等疾病。赵师常用桂枝、茯苓、桃仁、牡丹皮、赤芍、连翘、败酱草、生薏苡仁、皂刺、路路通、丹参、黄芪、牛膝、荔枝核、橘核加减。

3.消化系统疾病

本方可用于肝囊肿、肝硬化、脂肪肝、慢性糜烂性胃炎。赵师常用桂枝、郁金、川楝子、皂角刺、大腹皮、茯苓、桃仁、牡丹皮、赤芍、甘草。黄疸较重者，加茵陈、黄芩；胃溃疡者，加吴茱萸、黄连、煅瓦楞、乌贼骨。

4.呼吸系统疾病

本方化裁可治疗肺源性心脏病、支气管哮喘等辨证为痰瘀气滞的呼吸系统疾病。赵师常用桂枝、桃仁、茯苓、牡丹皮、黄芩、半夏、生姜、枳实、甘草、白芍、大枣、大黄、柴胡加减。

桃核承气汤

【经典条文】

◆太阳病不解，热结膀胱，其人如狂，血自下，下者愈。其外不解者，尚未可攻，当先解其外。外解已，但少腹急结者，乃可攻之，宜桃核承气汤。（《伤寒论》第106条）

【药物组成】

桂枝、桃仁、大黄、甘草、芒硝。

【方证要义】

少腹部固定性拘急疼痛，按之更甚；月经出血紫黑、易凝固结块；精神亢奋不安，如狂；面红，唇暗红；舌质暗红或紫，舌面干燥，脉沉涩。

【赵师精粹】

1.肠梗阻

肠梗阻属中医“关格”“脏结”范畴，《医贯》中有“关者，下不得出也；格者，上不得入也”的记载，其病机为饮食停积，气机不畅，通降失调，致气滞血瘀，肠腑闭塞，不通则痛，气滞则胀，气逆则呕，以桃核承气汤活血通腑攻下，配合行气之品，关格通而病愈。赵师常用桃仁、大黄、莱菔子、枳实、木香、延胡索、赤芍、川楝子、甘草、芒硝、桂枝加减。

2.精神分裂症

精神分裂症属中医“癫狂”范畴。《素问·至真要大论篇》说“诸躁狂越，皆属于火”，再如《医林改错·癫狂梦醒汤》篇说“癫狂一症……乃气血凝滞”，开创了有关本病瘀血学说的理论。桃核承气汤通腑泄热逐瘀，神明自清。赵师常用桃仁、大黄、黄连、郁金、黄芩、桂枝、甘草等加减。

3.阑尾炎

阑尾炎归属中医“肠痈”范畴，《金匮要略》详细总结了肠痈的辨证论治规律，其病机为热毒与营血互结于肠中，故少腹胀痛而硬，治当首辨脓已成未成。未成者当下之，以桃核承气汤泄热荡实，破瘀散结，病自愈。赵师常用桃仁、败酱草、莱菔子、大黄、金银花、芒硝、牡丹皮、连翘、甘草加减。

4.妇科病

闭经一证，中医称“不月”“月事不来”，《素问·阴阳别论篇》云：“二阳之病发心脾，有不得隐曲，女子不月。”闭经主因情志不畅，冲任失调，致下焦瘀血，以桃核承气汤破瘀行血，收效甚快。赵师认为，治疗闭经，首当辨清虚实，非见血即停药，当调经至期、量、色、质正常为宜。赵师常用桃仁、大黄、桂枝、三棱、莪术、土鳖虫、砂仁、甘草、芒硝、益母草加减。

大柴胡汤

【经典条文】

◆太阳病，过经十余日，反二三下之，后四五日，柴胡证仍在者，先与小柴胡汤。呕不止，心下急，郁郁微烦者，为未解也，与大柴胡汤下之则愈。（《伤寒论》第103条）

◆伤寒十余日，热结在里，复往来寒热者，与大柴胡汤；但结胸，无大热者，此为水结在胸胁也，但头微汗出者，大陷胸汤主之。（《伤寒论》第136条）

◆伤寒发热，汗出不解，心中痞硬，呕吐而下利者，大柴胡汤主之。（《伤寒论》第165条）

◆按之心下满痛者，此为实也，当下之，宜大柴胡汤。（《金匮要略·腹满寒疝宿食病脉证治第十》）

【药物组成】

柴胡、黄芩、芍药、半夏、大黄、枳实、生姜、大枣。

【方证要义】

寒热往来，胸胁苦满，便秘，尿黄，或下利，或呕吐，或黄疸，或头痛，舌苔黄白且干燥，脉滑数。

【赵师精粹】

1.急腹症

急慢性胰腺炎、急慢性胆囊炎、胆道蛔虫病、胆石症、急性胃炎、胃十二指肠穿孔、胃溃疡等疾病都可表现为肋弓下上腹部的胀满、疼痛、拒按，赵师常用大柴胡汤治疗此类疾病。

2.口腔溃疡

大柴胡汤本为治疗少阳阳明合病的常用方，是以和解为主，与泻下并用的方剂。大柴胡汤系小柴胡汤去人参、甘草，加大黄、枳实、芍药而成，亦是小柴胡汤与小承气汤两方加减而成。方中以柴胡为君药，配臣药黄芩和解清热，以除少阳之邪；轻用大黄配枳实以内泄阳明热结，行气消痞。赵师治疗口腔溃疡常用大柴胡汤加黄连、赤芍、牡丹皮等清热凉血之品，清泻里热。

3.更年期综合征

患者素体痰热膏脂蕴结脏腑，肝胆疏泄失职，郁而化火，肝胆火旺而致火邪炎上、胆气上逆。胃肠郁热而见胃部胀满、大便干燥。赵师常用柴胡、黄芩、黄连、酒大黄、清半夏、生姜、煅龙牡、枳壳、地龙。

4.代谢综合征

代谢综合征是心血管病的多种代谢危险因素（与代谢异常相关的心血管病危险因素）在个体内集结的状态，其中心环节是肥胖和胰岛素抵抗、血脂异常及高血压。患者往往肥胖，肝阳上亢而见急躁易怒。根据辨证选择大柴胡汤以泄肝胃郁热，柴胡清肝郁，配以黄芩泻肝热，枳实、大黄清胃郁、肠热。酌用生姜兼顾和胃，既顾护后天之本，又无败胃之虞。赵师善于方中加入枳术丸健脾行滞消满；另可加入水蛭粉，与熟大黄合用，为抵当汤之义。

下瘀血汤

【经典条文】

◆师曰：产妇腹痛，法当以枳实芍药散，假令不愈者，此为腹中有干血著脐下，宜下瘀血汤主之，亦主经水不利。（《金匮要略·妇人产后病脉证治第二十一》）

【药物组成】

大黄、桃仁、䗪虫。

【方证要义】

少腹疼痛，腹中结块，按之有抵抗感而痛，腹胀腹满，大便干结，产后恶露不下或极少，少腹刺痛拒按，烦闷气粗，舌质暗、有瘀点，脉沉结或沉涩。

【赵师精粹】

1.妇科疾病

子宫肌瘤、卵巢囊肿，病因经期，或由产后，凡内伤生冷，或外受风寒，或恚怒伤肝，气逆而血留，或忧思伤脾，气虚而血滞，或积劳积弱，气弱而不行，总由血动之时，余血未尽，而一有所逆，则留滞日积而渐以成矣。赵师治疗卵巢囊肿，常用大黄、桃仁、土鳖虫（䗪虫）、三棱、桂枝、茯苓、皂角刺等加减。治疗子宫肌瘤常用大黄、桃仁、土鳖虫、川芎、赤芍、香附、当归、生地黄、枳壳、怀牛膝、牡丹皮加减。

2.消化系统疾病

对于肝硬化、肝癌等，赵师常用大黄、桃仁、土鳖虫、赤芍、白术、黄芪、丹参等；湿热阻滞加茵陈、栀子、虎杖、龙胆草、茯苓；黄疸重加葛根；湿重加虎杖；热重加龙胆草；肝肾阴虚加一贯煎、六味地黄汤；脾肾阳虚加干姜、砂仁、茯苓、益智仁、桂枝。

大黄牡丹汤

【经典条文】

◆肠痈者，少腹肿痞，按之即痛如淋，小便自调，时时发热，自汗出，复恶寒。其脉迟紧者，脓未成，可下之，当有血。脉洪数者，脓已成，不可下也。大黄牡丹汤主之。（《金匮要略·疮痈肠痈浸淫病脉证并治第十八》）

【药物组成】

大黄、牡丹皮、桃仁、芒硝、冬瓜仁。

【方证要义】

下腹肿痞疼痛，按之更甚；便秘，烦躁，身热有汗；舌质红、苔黄，脉紧、滑或迟。

【赵师精粹】

1.肠梗阻、胰腺炎等

肠梗阻、胰腺炎等多属中医“肠痈”范畴，多由于气滞血瘀，瘀久化热，热腐化脓，甚至毒热炽盛所致。赵师常用大黄牡丹汤与金银花、连翘、紫花地丁、蒲公英、延胡索、郁金、党参、五味子、麦冬、甘草、仙鹤草加减。

2.复发性口腔溃疡

复发性口腔溃疡属于中医“口疮”“口疳”范畴，常见口臭、大便干结、小便短赤、舌质红、舌苔薄黄、脉弦数等症，乃阳明瘀热互结、心火上炎之证。赵师常用大黄、芒硝荡涤实热，宣通壅滞；牡丹皮、桃仁凉血祛瘀；冬瓜仁排脓消痈；栀子清心、肺、胃经之火邪，凉血；马勃解毒利咽；甘草缓和大黄、芒硝的泻下作用，使泻而不速。

3.痛经

如患者带下黄稠，乃湿热内蕴之象。湿热流注冲任，阻滞气血，瘀热互结，则发为痛经，热壅气阻，故大便秘结。赵师常用生大黄、桃仁、牡丹皮、冬瓜仁、败酱草、红藤、延胡索、香附、甘草。大黄牡丹汤由具有苦寒泻下、清热除湿、活血化瘀功效的三类药物组成，加用败酱草、红藤以增强清热解毒、除湿消瘀之力，香附、延胡索调气止痛，使湿热、瘀结从泻下驱除，气血凝滞得以消散，则痛经自愈。

理中丸（汤）

【经典条文】

◆霍乱，头痛，发热，身疼痛，热多欲饮水者，五苓散主之；寒多不用水者，理中丸主之。（《伤寒论》第386条）

◆大病差后，喜唾，久不了了，胸上有寒，当以丸药温之，宜理中丸。（《伤寒论》第396条）

【药物组成】

人参、干姜、炙甘草、白术。

【方证要义】

腹满腹胀，呕吐下利，大便稀溏，食欲减退，心下痞硬，或涎唾多而清稀，畏寒喜温，精神萎靡，口不干渴或久干而不思饮；舌质淡红、苔白或厚或腻或滑。

【赵师精粹】

1.消化系统疾病

理中丸（汤）不用于急慢性胃肠炎、消化性溃疡、功能性消化不良、胆道蛔虫病、肠易激综合征、溃疡性结肠炎、慢性痢疾等。胃脘痛，赵师常用党参、白术、重楼、葛根、甘草、南木香、干姜。泄泻，赵师常用党参、白术、茯苓、附子、半夏、木香、肉桂、炮姜、炙甘草加减。溃疡性结肠炎，赵师常用党参、白芍、肉桂、白术、炙甘草、干姜、木香、枳实、茯苓、鸡内金加减。胆囊炎，赵师常用干姜、人参、白术、吴茱萸、郁金、鸡内金、金钱草、柴胡、白芍、炙甘草加减。

2.妇科疾病

赵师常用党参、白术、茯苓、甘草、干姜、炮附子、桂枝等随症加减治疗盆腔炎。

四逆汤

【经典条文】

◆伤寒脉浮，自汗出，小便数，心烦，微恶寒，脚挛急，反与桂枝欲攻其表，此误也。……若重发汗，复加烧针者，四逆汤主之。（《伤寒论》第29条）

◆伤寒，医下之，续得下利清谷不止，身疼痛者，急当救里；后身疼痛，清便自调者，急当救表。救里宜四逆汤……（《伤寒论》第91条）

◆病发热，头痛，脉反沉，若不差，身体疼痛，当救其里，宜四逆汤。（《伤寒论》第92条）

◆脉浮而迟，表热里寒，下利清谷者，四逆汤主之。（《伤寒论》第225条）

◆少阴病，脉沉者，急温之，宜四逆汤。（《伤寒论》第323条）

◆少阴病，……若膈上有寒饮，干呕者，不可吐也，当温之，宜四逆汤。（《伤寒论》第324条）

◆大汗出，热不去，内拘急，四肢疼，又下利，厥逆而恶寒者，四逆汤主之。（《伤寒论》第353条）

◆大汗，若大下利而厥冷者，四逆汤主之。（《伤寒论》第354条）

◆下利，腹胀满，身体疼痛者，先温其里，乃攻其表。温里宜四逆汤，攻表宜桂枝汤。（《伤寒论》第372条）

◆呕而脉弱，小便复利，身有微热，见厥者难治，四逆汤主之。（《伤寒论》第377条）

◆吐利，汗出，发热，恶寒，四肢拘急，手足厥冷者，四逆汤主之。（《伤寒论》第388条）

◆既吐且利，小便复利而大汗出，下利清谷，内寒外热，脉微欲绝者，四逆汤主之。（《伤寒论》第389条）

【药物组成】

附子、干姜、炙甘草。

【方证要义】

四肢厥逆，身体疼痛，精神萎靡，二便清利，脉微欲绝，属里虚寒甚者；汗、吐、下不当，伤津损阳而造成的肢冷、疼痛、畏寒、喜睡、面色少华，舌淡暗，苔白腻、黑润或白滑，脉象呈沉、细、微、软等，或寸部空浮无力等症者。

【赵师精粹】

1.各种原因造成的休克

本方加人参，名四逆加人参汤，功能回阳复阴，适用于泄泻不止，大汗或大出血后的手足厥冷、脉细欲绝证候；疾病发展到阳虚寒盛的休克期，或因虚脱所致的手足厥冷、心悸气短、脉沉弱者。

2.消化系统疾病

胃肠炎、结肠炎、腹泻等，赵师常用磁石、生龙骨、枳实、淡附子、干姜、高良姜、柴胡、砂仁、生山楂、白芍、炒白术、制半夏、甘草、黄连、肉桂加减。

真武汤

【经典条文】

◆太阳病，发汗，汗出不解，其人仍发热，心下悸，头眩，身瞤动，振振欲擗地者，真武汤主之。（《伤寒论》第82条）

◆少阴病，二三日不已，至四五日，腹痛，小便不利，四肢沉重疼痛，自下利者，此为有水气，其人或咳，或小便利，或下利，或呕者，真武汤主之。（《伤寒论》第316条）

【药物组成】

茯苓、白术、芍药、生姜、炮附子。

【方证要义】

头晕目眩，心悸，震颤，畏寒，浮肿或疼痛，麻痹，舌淡胖、苔白润，脉沉伏或微细无力者；腹痛，小便不利，四肢沉重，喜暖恶寒，下肢冷痛，下利或咳或呕吐，脉沉者；肢体痛痹失仁而舌淡、苔白或苔黑而润，脉细小，精神倦怠者。

【赵师精粹】

1.眩晕

眩晕临床辨证属虚寒者居多，肾阳虚衰，水气内动，浊阴逆乱，是该病病机。赵师常用附子、白术、芍药、茯苓、生姜加减。方中附子、生姜暖脾温肾，茯苓、白术利湿健脾，白芍酸苦微寒可缓姜、附之燥，利水且不伤阴，使全方温而不热，共奏温阳利水止眩之功。

2.各种原因所致的水肿

对于各种原因所致的水肿，赵师常用制附片、芍药、白术、茯苓、仙鹤草、薏苡仁、防己、山药、生姜加减。

3.心力衰竭

心力衰竭属于中医“心悸”“怔忡”“痰饮”“喘证”“水肿”“胸痹”等范畴，常由心阳亏于上，肾气失化于下，上亏不能制下而出现一系列水饮内停、凌心射肺的症状，赵师常用熟附片、茯苓、炒白术、白芍、生姜。喘重者，加炒紫苏子、葶苈子；发绀明显者，加川芎、丹参；四肢不温者，加肉桂、干姜；心慌严重者加生龙骨。

当归芍药散

【经典条文】

◆妇人怀妊，腹中疞痛，当归芍药散主之。（《金匮要略·妇人妊娠病脉证并治第二十》）

【药物组成】

当归、芍药、川芎、茯苓、泽泻、白术。

【方证要义】

妊娠腹中急痛，或绵绵作痛，头重，眩晕，心悸，小便不利，头面及足跗浮肿，舌质淡红、苔白腻，脉濡细缓或有弦滑之象。

【赵师精粹】

1.妇科腹痛

当归芍药散可用于妇科腹痛，如功能性子宫出血、子宫内膜炎、附件炎、流产、胎位不正、妊娠高血压疾病、闭经、更年期综合征、卵巢囊肿、子宫肌瘤等造成的腹痛。赵师常用当归、白芍、川芎、云苓、泽泻、泽兰、白术、杜仲、桑寄生、黄芪、党参加减。

2.消化道疾病

当归芍药散可用于各种慢性胃炎、消化性溃疡、胆囊炎、肠梗阻等。赵师常用当归、白术、白芍、茯苓、川芎、泽泻、延胡索、川楝子、车前子、枳壳、炙甘草、黄连、木香、藿梗、紫苏梗等加减。对于肝虚血滞，气机不调，脾虚湿盛，健运失常，以致肝脾不和、气血痰湿瘀滞而引起的腹痛，在临床上以当归芍药散为主。方中白芍柔肝止痛，当归、川芎调肝养血，白术、茯苓健脾益气，合以泽泻淡渗利湿。

当归四逆汤

【经典条文】

◆手足厥寒，脉细欲绝者，当归四逆汤主之。（《伤寒论》第351条）

【药物组成】

当归、桂枝、白芍、细辛、炙甘草、通草、大枣。

【方证要义】

手足厥寒、麻木、冷痛，甚至青紫，腹痛、头痛，或腰痛、腿痛、脚痛，脉细，舌淡苔白。

【赵师精粹】

1.血管炎、雷诺病

血管炎、雷诺病相当于中医学“脉痹”“寒厥”等范畴，是指机体受到某种因素刺激后，导致肢端皮肤先后呈现苍白、青紫和潮红的改变。赵师常用当归四逆汤与丹参、红花加减以温经通络止痛。

2.风湿病

风湿病属中医“骨痹”范畴。其病机为风寒湿热之邪乘虚而入，走窜经络、肌肉、筋脉、关节导致气滞血瘀，痰浊阻滞关节经脉，经脉不通则痛，治疗原则为扶正祛邪。赵师常用当归、桂枝、赤芍、细辛、甘草、通草、鸡血藤、大枣治疗此病。

3.慢性荨麻疹

慢性荨麻疹属中医“瘾疹”范畴，症见风疹色淡微红，以露出部位如头面、手足为重，吹风着凉更甚，得热则缓。日久手洗冷水亦起，冬重夏轻，舌淡苔薄白，脉浮紧或浮缓。赵师常用当归、桂枝、白芍、细辛、炙甘草、紫草、茜草治疗此病。

肾气丸

【经典条文】

◆虚劳腰痛，少腹拘急，小便不利者，八味肾气丸主之。（《金匮要略·血痹虚劳病脉证并治第六》）

◆夫短气有微饮，当从小便去之，苓桂术甘汤主之，肾气丸亦主之。（《金匮要略·痰饮咳嗽病脉证并治第十二》）

◆男子消渴，小便反多，以饮一斗，小便一斗，肾气丸主之。（《金匮要略·消渴小便不利淋病脉证并治第十三》）

◆问曰：妇人病，饮食如故，烦热不得卧，而反倚息者，何也？师曰：此名转胞，不得溺也，以胞系了戾，故致此病，但利小便则愈，宜肾气丸主之。（《金匮要略·妇人杂病脉证并治第二十二》）

◆崔氏八味丸：治脚气上入，少腹不仁。（《金匮要略·中风历节病脉证并治第五》）

【药物组成】

干地黄、山药、山茱萸、泽泻、牡丹皮、茯苓、桂枝、附子。

【方证要义】

浮肿、小便不利或小便频数、多尿；腰腹疼痛，小腹或拘急疼痛，或麻木，或软弱无力；痰液、唾液、白带等量多且清稀如水；严重的疲劳倦怠感，肌肤虚浮，或有水肿，手足常怕冷畏寒，时常出现烦热感。

【赵师精粹】

1.男科疾病

精神萎靡，头晕耳鸣，腰膝酸软，畏寒怕冷，舌质淡、苔白，脉细无力，属命门火衰，治宜温补下元，振阳起痿。赵师常用附子、熟地黄、山萸肉、茯苓、山药、泽泻、牡丹皮、海马、淫羊藿、肉桂加减。

2.妇科疾病

女子体质纤弱，腰膝酸软，精神萎靡不振，四肢不温，夜尿频多，舌质淡嫩、苔薄白，属肾阳虚，治宜补肾填精。赵师常用桑寄生、炮附子、熟地黄、山萸肉、茯苓、山药、泽泻、牡丹皮、菟丝子、续断、肉桂加减。

3.泄泻

泄泻症见面色苍白，形寒肢冷，消瘦，腰膝酸软，头晕耳鸣，舌淡胖、有齿痕，脉沉细，属肾阳虚衰，治宜温补肾阳，暖脾止泻。赵师常用黄芪、炮附子、熟地黄、山萸肉、茯苓、山药、补骨脂、肉豆蔻、罂粟壳、肉桂加减。

炙甘草汤（复脉汤）

【经典条文】

◆伤寒，脉结代，心动悸，炙甘草汤主之。（《伤寒论》第177条）

◆《千金翼》炙甘草汤（一云“复脉汤”）：治虚劳不足，汗出而闷，脉结悸，行动如常，不出百日，危急者十一日死。（《金匮要略·血痹虚劳病脉证并治第六》）

◆《外台》炙甘草汤：治肺痿涎唾多，心中温温液液者。（《金匮要略·肺痿肺痈咳嗽上气病脉证治第七》）

【药物组成】

炙甘草、桂枝、生姜、大枣、人参、生地黄、麦冬、麻子仁、阿胶。

【方证要义】

脉虚无力，参伍不调；消瘦，面色憔悴，舌苔薄或无苔；倦怠，动悸，虚烦，头昏，多梦或失眠，便秘。

【赵师精粹】

1.期前收缩

期前收缩也称早搏，属中医“心悸”范畴，是指患者自觉心中跳动、心慌不安，轻者为惊悸，重者为怔忡。气血两虚是早搏发生的基本病机，故治疗本症以益气养血为主。炙甘草汤养阴益血，复脉通阳。炙甘草通经脉，补气血；人参补气生脉；桂枝通阳；生地黄、阿胶、麦冬、麻子仁能养阴补血；姜枣调和营卫。气血充，悸可宁，脉可复。

2.心绞痛

心绞痛属中医“胸痹”“心痛”范畴，多因心阳不振、寒凝心脉，气血运行不畅所致。治宜温阳通脉、活血止痛。以炙甘草汤为主加减，药用人参、炙甘草、大枣益气，生姜、桂枝、香附、附子温阳通经，生地黄、麦冬、阿胶、白芍补阴血，使血脉充盈，同时佐以三七、桃仁、红花、丹参活血化瘀。诸药合用，疗效显著。

胶艾汤

【经典条文】

◆师曰：妇人有漏下者，有半产后因续下血都不绝者，有妊娠下血者，假令妊娠腹中痛，为胞阻，胶艾汤主之。（《金匮要略·妇人妊娠病脉证并治第二十》）

【药物组成】

川芎、当归、芍药、阿胶、干地黄、艾叶、甘草。

【方证要义】

出血不止或反复发作；腹中痛，按之软弱无力。

【赵师精粹】

1.功能性子宫出血

本病病机为邪客冲任，留滞胞宫，寒凝血滞，瘀血内停，新血不得归经。赵师常用阿胶、艾叶、当归、川芎、熟地黄、白芍、党参、炒白术、茯苓、甘草治疗此病。此方温经暖宫，养血祛瘀。脾虚加党参、炒白术、茯苓；瘀滞较重加延胡索、红花以祛瘀生新，活血止痛。

2.妊娠腹痛

素体阳虚，怀孕以后肾阳更虚；胞脉系于肾，肾阳不足，子脏寒冷，寒则血凝气滞，气血运行不畅，出现妊娠期小腹冷痛。赵师用胶艾汤暖宫止痛，养血活血，常用阿胶、艾叶、当归、川芎、熟地黄、白芍、甘草、杜仲、桑寄生、黄芪、炒白术等。

黄土汤

【经典条文】

◆下血，先便后血，此远血也，黄土汤主之。（《金匮要略·惊悸吐衄下血胸满瘀血病脉证治第十六》）

【药物组成】

灶心土、干地黄、阿胶、黄芩、炮附子、白术、甘草。

【方证要义】

出血而精神不振，手足烦热；腹痛，下利，或微有浮肿；脉沉细、迟或紧。

【赵师精粹】

1.结肠炎

非特异性溃疡性结肠炎，属中医“休息痢”范畴，久病正气虽伤，虚中夹实，阳明积滞深伏，瘀血阻遏肠络，传导失职。治宜化瘀导滞。赵师常用熟地黄、阿胶、黄芩、白头翁、白芍、附子、白术、补骨脂、甘草加减治疗。

2.消化道出血

黄土汤可用于脾虚胃寒之黑便，赵师常用阿胶、熟附子、炒白术、三七、生甘草、生地黄、生黄芪、仙鹤草、白及。大便秘结者加栀子、蒲公英，寒甚者加吴茱萸、干姜，出血量多者加三七、地榆，气血虚脱者加红参。

酸枣仁汤

【经典原文】

◆虚劳虚烦不得眠，酸枣汤主之。（《金匮要略·血痹虚劳病脉证并治第六》）

【药物组成】

酸枣仁、甘草、知母、茯苓、川芎。

【方证要义】

睡眠障碍，或失眠，或多梦、噩梦惊醒，或睡眠浅而易醒；性情急躁，易心烦、心悸，容易紧张、兴奋；头痛、头晕，或胸腹痛，肢体疼痛；脉弦细。

【赵师精粹】

1.睡眠障碍

本方可用于失眠症、嗜睡症、神经衰弱、抑郁症、精神分裂症等引起的睡眠障碍。赵师常用酸枣仁汤加减，如头痛头晕加天麻、白芍，心烦心慌加栀子、麦冬，痰湿加法半夏、远志，气虚加党参、黄芪，胁痛口苦加郁金、柴胡，口燥咽干、舌红少苔加生地黄、玄参。

2.神经系统疾病

用酸枣仁汤治疗由于肝阴不足、虚火上亢而致的偏头痛，药用酸枣仁、知母、茯苓、川芎、天麻、生甘草。酸枣仁汤加白芍、菊花治疗因带状疱疹病毒蚀伤经络，肝之阴血不足，失其条达之性，脉络郁滞不和而致的三叉神经痛。

3.心血管系统疾病

赵师常用酸枣仁汤加减治疗室性期前收缩，气虚明显者加黄芪、黄精；胸闷严重者加郁金、枳壳；气阴两虚者加党参、麦冬；阳虚痰湿型加桂枝、半夏；热盛者加川连；高血压头晕者加天麻、黄芩、甘菊；喘咳者加瓜蒌、川贝；心阳虚，脉结迟无力者加附子、肉桂。

吴茱萸汤

【经典条文】

◆食谷欲呕，属阳明也。吴茱萸汤主之。得汤反剧者，属上焦也。（《伤寒论》第243条）

◆少阴病，吐利，手足逆冷，烦躁欲死者，吴茱萸汤主之。（《伤寒论》第309条）

◆干呕，吐涎沫，头痛者，吴茱萸汤主之。（《伤寒论》第378条）

◆呕而胸满者，吴茱萸汤主之。（《金匮要略·呕吐哕下利病脉证治第十七》）

【药物组成】

吴茱萸、人参、生姜、大枣。

【方证要义】

干呕或呕吐涎沫；头痛，或痛连及肩颈；手足冷、烦躁而坐卧不安；心下痞硬且满，按之痛或有不适感。

【赵师精粹】

1.消化系统疾病

慢性胆囊炎多因饮食不节，过食油腻，情志内伤，过度劳累等因素诱发。赵师常用吴茱萸、党参、白术、高良姜、香附、鸡内金、没药、生姜、大枣加减治疗此病。胃失和降，脾失健运，气机升降失调，最终可导致慢性胃炎的发生。赵师常用吴茱萸、生姜、党参、砂仁、草豆蔻、厚朴加减治疗此病。

2.神经系统疾病

头痛多与寒饮上逆、血瘀络阻痰浊或血虚有密切关系。赵师常用吴茱萸、党参、大枣、生姜、川芎、藁本、全蝎、荆芥加减治疗此病症。梅尼埃病多因外感寒邪犯胃，致脾胃升清降浊失调，浊阴之邪久蕴循肝经上犯清窍，或素体亏虚，脾胃运化失司，气血生化乏源，清窍失于濡养所致。赵师常用吴茱萸、党参、生姜、大枣、桂枝加减治疗此病。

3.妇科疾病

虚寒型带下病系因肝郁脾虚，带脉失约，经久不愈，耗气所致。赵师常用吴茱萸、芡实、白芍 、柴胡、党参、白术、煅牡蛎、黄芪、大枣、生姜加减。

桂枝芍药知母汤

【经典条文】

◆诸肢节疼痛，身体尪羸，脚肿如脱，头眩短气，温温欲吐，桂枝芍药知母汤主之。（《金匮要略·中风历节病脉证并治第五》）

【药物组成】

桂枝、芍药、甘草、麻黄、生姜、白术、知母、防风、附子。

【方证要义】

剧烈的关节痛，伴关节肿；恶风发热，有汗或汗少；身体消瘦，面色暗黄或有浮肿，脚浮肿。

【赵师精粹】

1.风湿病

类风湿关节炎、风湿性关节炎等以关节疼痛、肿胀为主要表现时可用本方。赵师常用桂枝、杭白芍、知母、防风、麻黄、白术、熟附片、生姜、甘草加减治疗此病。

2.心包积液

赵师常用桂枝、白芍、茯苓、白术、知母、炙麻黄、生甘草、防己、泽泻、薏苡仁、扁豆、制附片治疗本病。

乌梅丸

【经典条文】

◆伤寒脉微而厥，至七八日肤冷，其人躁无暂安时者，此为脏厥，非蛔厥也。蛔厥者，其人当吐蛔。今病者静，而复时烦者，此为脏寒，蛔上入其膈，故烦，须臾复止；得食而呕，又烦者，蛔闻食臭出，其人常自吐蛔。蛔厥者，乌梅丸主之。又主久利。（《伤寒论》第338条）

◆蛔厥者，当吐蛔，今病者静而复时烦，此为脏寒，蛔上入膈，故烦；须臾复止，得食而呕，又烦者，蛔闻食臭出，其人当自吐蛔。蛔厥者，乌梅丸主之。（《金匮要略·趺蹶手指臂肿转筋阴狐疝蛔虫病脉证治第十九》）

【药物组成】

乌梅、细辛、干姜、黄连、当归、附子、川椒、桂枝、人参、黄柏。

【方证要义】

手足厥冷，心中烦狂；呕吐，腹中痛；腹泻，大便稀溏或泻下黏液；口苦，目赤，小便黄。

【赵师精粹】

1.消化系统疾病

对于慢性萎缩性胃炎，赵师常用乌梅、细辛、干姜、黄连、当归、制附片、党参、黄柏加减治疗。对于胰腺癌，赵师常用乌梅、当归、细辛、川椒、桂枝、黄连、黄柏、党参、干姜、制附片、白芍、生黄芪、壁虎加减治疗。

2.呼吸系统疾病

支气管哮喘虽病在肺，但与肝密不可分，肝风犯肺与厥阴主症病机相通。因此，肝风犯肺，尤其是同夹寒热而虚实夹杂者，与厥阴病机相关，治以乌梅丸则效果佳。赵师常用乌梅、赤芍、白芍、当归、太子参、细辛、桂枝、防风、附子、黄芩、枳壳加减治疗此类疾病。

温经汤

【经典条文】

◆问曰：妇人年五十所，病下利数十日不止，暮即发热，少腹里急，腹满，手掌烦热，唇口干燥，何也？师曰：此病属带下。何以故？曾经半产，瘀血在少腹不去。何以知之？其证唇口干燥，故知之。当以温经汤主之。（《金匮要略·妇人杂病脉证并治第二十二》）

【药物组成】

吴茱萸、当归、芍药、川芎、麦冬、半夏、人参、阿胶、桂枝、牡丹皮、生姜、甘草。

【方证要义】

月经不调、血色暗淡或有血块；自觉手足心热而又恶风、自汗，午后有发热感，或有头痛、恶心；腹壁薄而无力，小腹部拘急、疼痛或腹胀感；口唇干燥，舌质暗淡，脉涩。

【赵师精粹】

1.原发性痛经

原发性痛经多见于未婚女子，若因其素体阴血未盛，复加喜食生冷、衣着单薄或感受寒凉，寒邪乘机客于女子胞中，血虚寒客，血行不畅，阻滞不通，则易变生寒凝血虚痛经证。药用当归、白芍、川芎、桂枝、党参、吴茱萸、麦冬、牡丹皮、阿胶、姜半夏、炙甘草加减治疗此病症。

2.不孕症

不孕凡属冲任虚寒并血气瘀滞，并见有少腹寒冷等现象者，用温经汤多见效。赵师常用当归、白芍、川芎、桂枝、党参、吴茱萸、麦冬、牡丹皮、阿胶、姜半夏、炙甘草加减治疗此病症。

黄芪建中汤

【经典条文】

◆虚劳里急，诸不足，黄芪建中汤主之。（《金匮要略·血痹虚劳病脉证并治第六》）

【药物组成】

黄芪、桂枝、白芍、生姜、甘草、大枣、饴糖。

【方证要义】

腹中时时拘急疼痛，喜温喜按，少气懒言；或心中悸动，虚烦不宁，劳则愈甚，面色无华；或伴神疲乏力，肢体酸软，手足烦热，咽干口燥，舌淡苔白，脉细弦。

【赵师精粹】

1.慢性胃炎

肝郁不舒，肝木伐土，更加重脾虚，又肝郁气滞，郁而化热。赵师常用黄芪、党参、白芍、桂枝、干姜、枳壳、生白术、茯苓、龙骨、牡蛎、黄连、炙甘草等加减治疗此病。枳壳疏肝健脾行气；黄连清上焦积热；龙骨、牡蛎平肝镇静安神；茯苓既可健脾又可安神；白术既有健脾之效，又防龙骨、牡蛎阻碍脾胃运化。

2.头晕

脾虚则水谷精微不能上达于清窍，清阳不升而浊阴上聚不得下，致清窍失养，浊阴蒙蔽，而见头晕。赵师常用黄芪、橘皮、天麻、法半夏、泽泻、槟榔、桂枝、生姜、炙甘草治疗此病症。以黄芪建中汤补益脾气，以天麻、泽泻、橘皮、法半夏泻浊降气。因芍药酸收，为防其敛邪故不用，又加槟榔消胀顺气，使气机调畅。

3.腹泻

脾虚失运，化源不足，中土虚寒，气虚卫弱之腹泻，反复感寒即发，饮凉则重，缠绵难愈。参苓白术散虽为健脾益气、和胃渗湿之剂，但无温中祛寒之力；四神丸固有温肾、暖脾、止泻之效，却无益气固表、调和营卫之功。故赵师投黄芪建中汤温中补土，益气和营，加苍术、白术、米壳燥湿健脾、涩肠止泻。方用黄芪、炒白芍、肉桂、炮姜、饴糖、苍术、白术、米壳、炙甘草、大枣。

（二）验案举隅

1.葛根芩连汤案：湿热积滞痢疾成　消积导滞热毒清

孟某，男，41岁。2010年7月15日初诊。主诉：腹痛腹泻3日，一日8次。伴胃满纳差、发热憎寒、痢下脓血、里急后重、灼肛、尿赤。脉弦滑数，舌质红、苔黄腻。

论析：时值暑湿季节，由饮食不洁，积滞湿热郁于胃肠，故见上症。

证属：湿热积滞，气机阻滞。

治法：清热解毒，消积导滞。

方药：葛根芩连汤加味。黄连12 g，黄芩15 g，金银花20 g，葛根20 g，白头翁30 g，当归12 g，芍药15 g，焦山楂30 g，木香10 g，枳实15 g，槟榔15 g，甘草10 g。4剂，日1剂，水煎服。

方解：急性菌痢，实证较多，常言“无积无痢，无湿不泻”。湿热积滞胃肠，泄痢成矣，故以黄连、黄芩、金银花，苦寒燥湿、清热解毒、止痢，为之君。湿热积郁阳明，而腹痛痞满、发热憎寒，以葛根、白头翁、枳实清肠解毒，令表里和，而热退痢止，为之臣。积热壅滞，气机不畅，则里急后重，以木香、焦山楂、槟榔消积导滞、化瘀调气而后重除；当归、芍药和营、缓急止痛；此二组药令积消、瘀化、气调而诸症除，为之佐。甘草，养胃气，和诸药而解毒，为之使。全方共奏清热解毒、消积导滞之功。

二诊：2010年7月19日。服药后热退痛止、痢愈，大便每日1次，无脓血，不下坠，饮食恢复。鉴于民工生活不易、工地遍地草药，教他自采马齿苋、蒲公英、地锦草熬水喝巩固疗效。1个月后因感冒来诊，告知自采草药连服四五日病愈，之后转告几位痢疾工友，喝此1周亦都病愈。遍地中草药，随手可取，简便廉验，真好。

【按语】本案属湿热积滞、急性痢疾，邪实也，患者体壮气盛，采取通因通用的方法，以“消积导滞、通腑泄热、清热解毒”祛邪为主，邪去痢止。就地取材，用鲜草药治病，有效节省。农村常用之法，颇受欢迎，有必要大力普及卫生知识及辨认中草药能力。

2.白头翁汤案：胸背疖肿痤疮生 积热火毒郁而发

侯某，女，24岁。2008年5月16日初诊。主诉：胸背、颈项及头皮多发疖肿2年。疖肿红肿热痛，此起彼伏，时轻时重，经期面部、口周、前额痤疮尤多。平素饮食不节，嗜食辛辣油腻、重口味食物，口臭便秘，便前腹痛，便后即止，3～5天1次，干如羊屎。月经提前、量少、色黑。脉弦数，舌质红、苔黄腻，舌体胖、有齿痕，舌脉瘀、重舌赤肿。

论析：饮食不节，积热火毒，内郁外发，故见上述一派积热火毒征象。

证属：积热火毒，内郁外发之疖肿、痤疮。

治法：消积化瘀，清热解毒。

方药：白头翁汤加减合枳术丸（自制）。白头翁30 g，黄连10 g，黄柏10 g，金银花30 g，野菊花15 g，蒲公英30 g，紫花地丁20 g，连翘20 g，赤芍15 g，牡丹皮20 g，甘草10 g。7剂，日1剂，水煎服。枳术丸20 g，分2次吞服。

麝珠消炎酊1瓶，涂患处，一日3～4次。

方解：疖肿之成，热毒为患，饮食不节，积热火毒，故以枳术丸（吞服）消积导滞清胃火是关键，积消热除胃火清，则十二经之火熄，为之君。热盛毒壅，以白头翁、黄连、黄柏苦寒清热解毒为之臣。火毒灼肉为之痈，以蒲公英、金银花、野菊花、紫花地丁解毒消痈；血热肿痛疮疖生，以连翘、赤芍、牡丹皮凉血散瘀、解毒消肿。此两组药凉血散瘀、解毒消肿，为之佐。甘草清热解毒，为之使。全方共奏清热解毒、化瘀消肿之功。视疖肿痤疮大小、轻重，量剂、加减治之，以消散为贵，外病外治，直达病所。外涂麝珠消炎酊以清热消肿，促进消散；红肿痛热较甚，则用脱脂棉蘸麝珠消炎酊湿敷患处效更佳。

二诊：2008年5月23日。服2剂后，大便一日3次，头干后溏，黑黏恶臭甚多，轻松舒服。7剂药服完，诸症减轻，脉细，舌红、苔薄腻，重舌。积热火毒已减，阴虚未复，上方加生地黄15 g、玄参20 g。7剂，日1剂，水煎服。

三诊：2008年5月30日。大便一日2次，通畅、不黑黏，痤疮、疖肿消，脉细，舌淡红、有齿痕，重舌轻。积热去，瘀毒消，脾虚未复，予枳术消积丸、六君子丸，消补兼司，巩固善后。

【按语】疖肿、痤疮是常见、多发病，尤其以青少年为多，皆与生活方式密切相关。当前社会物质丰富，美食诱惑难以抗拒，很多人暴饮暴食，嗜食辛辣炙煿、肥甘厚味，加上长期熬夜，致使积热火毒，内郁外发。所以，应饮食有节，起居有常，勿积食，常排毒，防病于未然。正如汉代养生学家王充所言："欲得长生，肠中常清。"

3.白头翁汤案：积热耗气又竭阴 清热凉血止崩漏

王某，女，42岁。2015年7月25日初诊。主诉：月经不调4年余。月经前后不定，淋漓不断半个月，末次月经6月28日。平素饮食不节，饱胀，口臭，便秘，大便恶臭、黑黏不爽，手足心热，畏寒肢冷，身困乏力，自汗气短，动则益甚。体重75.5 kg。脉沉细无力，舌质红，舌胖、有齿痕，重舌赤肿、舌脉瘀阻。

论析：饮食不节，脾胃俱伤，积滞化热，故见口臭，便秘，大便恶臭、黑黏不爽；热伤气阴则手足心热，畏寒肢冷，身困乏力，自汗气短，动则益甚，脉细，舌红、重舌；舌胖、有齿痕，饱胀，为脾虚之征；血热妄行则致崩漏。

证属：积热于中，血热妄行。

治法：时值经前，当清热凉血、益阴宁血。

方药：白头翁汤加减。白头翁30 g，黄芩12 g，牡丹皮20 g，贯众10 g，生地黄15 g，地骨皮15 g，连翘20 g，蒲公英30 g，益母草30 g，三七粉5 g，甘草5 g。7剂，日1剂，水煎服。

方解：本症为热积胃肠而致血热妄行之崩漏。火之最烈者，莫过于阳明，阳明之火熄，则十二经之热清。故以白头翁、黄芩苦寒清泻胃肠积热，为之君。血热则妄行，牡丹皮、贯众清热凉血，为之臣。热伤阴血，故以生地黄、地骨皮凉血益阴；余热未尽，以连翘、蒲公英清扫之；一派寒凉恐碍血行，佐以益母草、三七粉活血祛瘀。取此三组药凉血益阴之功，为之佐。甘草补中，调和诸药，为之使。全方共奏清热凉血、益阴宁血之功。

鉴于崩漏，故备引血归经方：生黄芪30 g，当归3 g，生白术30 g，茯苓20 g，仙鹤草30 g，茜草30 g，黑荆芥30 g，益母草30 g，马齿苋30 g，党参30 g，炙甘草10 g。7剂，日1剂，水煎服。于月经来第一日或第二日始服。补气摄血，引血归经，以防出血过多。月经量减少，渐趋正常时停服，若淋漓不断，可再服。

二诊：2015年8月29日。服药后，大便不黏了，体重减轻2.5 kg。吃完7剂药后，8月17日月经来，次日量多，即服备方4剂，5天经净。脉沉细，舌质红，舌胖、有齿痕，重舌。经后调补，以益气养血、健脾固本为法。十全十美汤加减：生黄芪30 g，当归15 g，生地黄15 g，熟地黄15 g，白芍20 g，蒸首乌15 g，山茱萸15 g，生白术30 g，炙甘草10 g，牡丹皮20 g，地骨皮15 g。10剂，日1剂，水煎服。

2017年9月5日，她的同事来看病托告：月经复常，精神好，不困乏，气色佳。

【按语】本案为热积胃肠而致血热妄行之崩漏。故首以经前清热凉血、益阴宁血；经期调血，备以引血归经方，以行统摄；经后调补，气血双补，固本防复。此调经三法之实例。

4.白头翁汤案：热痢腹痛后重坠 白头翁汤正对证

王某，男，32岁。2011年8月4日初诊。主诉：痢疾5天。前几天吃剩肉菜后发热38.9 ℃，反胃腹痛、下痢赤白，里急后重，一日6～7次。脉沉弦滑数，舌质红、苔黄腻，重舌。

论析：病因明确，证候典型，一派湿热痢疾征象。

证属：湿热积滞，热毒痢疾。

治法：消积导滞，清热化湿。

方药：白头翁汤加减。焦山楂30 g，白头翁30 g，黄柏15 g，黄连15 g，秦皮12 g，马齿苋30 g，甘草15 g。3剂，日1剂。水煎2遍，合并分早晚2次，空腹服。

方解：无积不痢，虽湿热毒痢，首当消积，积消热除，取焦山楂消积导滞化瘀之功，为之君。胃肠热毒壅盛，以白头翁、马齿苋苦寒清泻之功，为之臣。余毒未尽，以黄柏、黄连、秦皮苦寒解毒、清热坚阴之功，为之佐。甘草清热解、调和诸药，为之使。全方共奏消积导滞、清热化湿之功。

复诊：2011年8月7日。服头1剂后，诸症均轻，体温37.5 ℃，2剂后大便一日3次，腹痛止，能吃饭了，3剂后病愈，怕再犯来复诊。脉静身凉，舌淡红、薄白苔，重舌消。嘱不用吃药，饮食注意，吃容易消化的食物，勿食辛辣油腻食物。夏天工地马齿苋、蒲公英很多，采一些熬水当茶喝，治痢又防痢。

【按语】热痢好治，白头翁汤很有效。无积不痢，单味山楂、马齿苋均能治痢，加入方中以消积导滞、化瘀清热，有利于清泻胃肠积滞瘀毒，疗效会更好。故本案1剂减轻，2剂显效，3剂愈也。

5.白头翁汤案：脾胃积热致唇风 消积清热兼养阴

樊某，女，16岁。2015年8月29日初诊。主诉：下唇红肿、痛痒、脱皮、干裂、流水3年。平素饮食不节、零食不断，口苦口臭、易上火，便秘，大便恶臭、黑黏不爽，3天1次。伴心烦易怒、失眠多梦、五心烦热、盗汗。脉细数，舌质红，花剥苔，重舌赤肿。

论析：饮食不节伤脾胃，积热火毒循经发，故见口唇红肿、痛痒、脱皮、干裂、流水；阳明胃肠积热盛，故见口苦口臭、舌苔花剥、便秘、大便恶臭且黑黏不爽，易上火；阴虚生内热，故见心烦易怒、失眠多梦、五心烦热、盗汗、脉细数、舌质红、重舌。

证属：热积胃肠，阴虚内热。

治法：消积导滞，清热滋阴。

方药：白头翁汤加减。白头翁30 g，炒莱菔子20 g，槟榔15 g，生白术30 g，蒲公英30 g，连翘20 g，马齿苋30 g，牡丹皮20 g，地骨皮15 g，栀子15 g，玄参15 g，生地黄15 g，生首乌30 g，白芍20 g，黄芩15 g，辽沙参30 g，麦冬15 g，甘草10 g。10剂，日1剂，水煎服。

唇膏1盒，外涂抹患处，一日3次。

方解：积热火毒为患，故首以消积导滞、通腑泄热，积去则热除。莱菔子辛甘而平，入脾、胃、肺经，辛能行气，甘能益脾，既行脾胃气滞而消积导滞，又具推墙倒壁之力，推陈致新，故能治一切食积气滞，为之君。积而气滞便秘，槟榔辛苦温，入胃、大肠经，辛散行气，以除胀满，苦温降泄，以通腑气；白术健脾助运，消而无伐。此二者为之臣。积热火毒内盛，以白头翁、生首乌、连翘、蒲公英、马齿苋、栀子、黄芩通腑排毒，釜底抽薪也；阴虚内热，以牡丹皮、地骨皮、辽沙参、玄参、麦冬、白芍、生地黄滋阴凉血、清热除蒸。此两组药清热凉血、解毒滋阴，为之佐。甘草调和诸药而解毒，为之使。全方共奏消积导滞、清热凉血、滋阴润燥之功。

二诊：2015年9月5日。介绍邻居来看病时相告：病已显效、向愈，并照方买药10剂，以资巩固。

三诊：2015年10月9日。电话告知饮食、二便正常，唇已光润，问是否能除根，还用吃药否。答复：只要饮食、生活规律，勿食辛辣，无须吃药。

【按语】本案属饮食不节脾胃伤，积热循经上犯，阴虚燥热所致之唇炎。治病必求于本，积不消，热难除。故首以消积导滞、通腑泄热，釜底抽薪祛其邪；再以滋阴润燥、凉血清热，外治直达病所，内外合治，收其全功。另嘱咐饮食清淡、有节。

6.大承气汤案：高龄便秘急腹症 大承气汤腑痹通

赵某，女，82岁。2004年8月10日初诊。儿媳代诉：便秘10余年，加重半个月。患者因10天无排便而低热呕吐、腹痛住某院，经抗菌、灌肠排出干结粪块，4天4次，稍缓解。自行出院2天后又加重，慕名来请中医根治。刻诊：发热（38 ℃），左下腹痛、拒按，起卧尤甚，干呕不食，3天无大便，舌质红绛、裂纹满布，无苔，舌体胖大、边有齿痕，舌脉瘀阻，脉弦滑数。外科会诊为不全性肠梗阻。

论析：发热，左下腹痛、拒按，起卧尤甚，为结肠有结粪梗阻、充血水肿；干呕不食，3天无大便，为腑气不通；脉弦滑数，舌质红绛、裂纹满布，无苔，为阴虚内热；舌体胖大，边有齿痕，为脾虚；气虚则血瘀，故舌脉瘀阻。

证属：阳明腑实，燥热伤阴。

治法：急下存阴，通腑泄热。

方药：大承气汤加味。大黄15 g（另包），川厚朴15 g，枳实15 g，玄明粉10 g（另包），生首乌30 g，赤、白芍各20 g，生白术30 g，桃仁15 g，白头翁30 g，甘草10 g。3剂，日1剂。

用法：大黄、玄明粉用凉开水浸泡；余药凉水浸泡1小时，文火令小沸煎25分钟，加入大黄，继煎5分钟滤过；加开水复煎40分钟，滤过，二汁合并加入大黄、玄明粉浸出水，分2次早晚服。

二诊：2004年8月13日。服第1剂后，排便干如羊屎数枚；2剂后仍下干结粪块十多枚；3剂后排便头干后溏、黑黏恶臭甚多，腹痛、腹胀大减，食欲增进，体温37.5 ℃。继以清热养阴、益气健脾、活瘀润肠，调方：辽沙参30 g，麦冬20 g，白芍30 g，生首乌30 g，生白术30 g，枳壳15 g，桃仁15 g，马齿苋30 g，败酱草20 g，白头翁20 g，生、熟地黄各15 g，甘草10 g。5剂，日1剂，水煎服。

通腑宁浓缩丸，120 g×2袋，一次30丸，一日1次，晚饭前服。多饮水，增水行舟。

三诊：2004年8月20日。大便正常，黄色软条，一日1次，腹胀、腹痛消失，饮食有味，食量、体质恢复，能操劳家务，脉沉缓，舌质淡红、少苔，舌体胖大、舌脉瘀。基本康复，仍需以通腑宁浓缩丸巩固之。

追访：2005年2月10日。至今半年余，饮食、二便正常，尚能操持家务。随着大便好转，通腑宁浓缩丸递减至一次5丸，也能天天顺畅大便，偶有隔日一次或较干时增加3～5丸，大便就又一日1次了。

【按语】年高体弱，气阴双虚，燥热内结之便秘，属阳明腑实证，极易导致肠梗阻急腹症。急则治其标，以大承气汤之义，急下存阴，一剂知，二剂通，三剂愈。缓则治其本，清热养阴、益气健脾、固本防复。终以验方制剂善其后，前后一贯，有序论治，步步为营，稳妥痊愈。

回忆另一朱性老妪，就不那么幸运，消渴病20年，胃轻瘫，便秘10年，就诊时1周未便，恐泻下，未敢服药（大承气汤），至第10天腹痛、发热，急腹症化脓。胃肠属腑，泻而勿藏，藏久生变。当补则补，当泻则泻，医家病家，当机立断。

7.大承气汤案：积热火毒痰浊瘀 内郁外发百病生

李某，女，62岁。2012年5月18日初诊。主诉：胃痛、饱胀、吞酸、嗳气、腹胀10余年。口臭，流涎，消谷善饥，嗜食辛辣油腻、肥甘厚味，大便干结，4天1次，胸闷，气短，心悸，失眠，烦热，盗汗，身困乏力，虚汗淋漓，动则益甚，肥胖，体重93 kg，口疮反复，口腔白斑14年（肺癌术后患此），口舌强僵、干硬不舒。脉沉弦滑数，舌质红、苔黄腻，舌体胖、有齿痕，舌脉瘀、重舌。有脂肪肝、高脂血症、冠心病、糖尿病［血糖17 mmol/L，尿糖（+++）］，装有心脏支架。

论析：素有饮食不节，嗜食辛辣油腻、肥甘厚味，脾胃俱伤，食而不消，积热胃肠，热则消谷善饥，愈食愈积，愈积愈热，恶性循环。李东垣《脾胃论·脾胃胜衰论》云："脾胃俱旺，则能食而肥。"但过而为害百病生，"积热论"认为："积热火毒，内郁外发，百病由生，胃强脾弱也！"故见胃痛、饱胀、吞酸、嗳气、口臭、流涎、消谷善饥等即明证。久则生变，火与元气不能两立，火热盛则气阴俱伤，阳虚卫外不固而身困乏力，虚汗淋漓，动则益甚；阴虚生内热而心悸、失眠、五心烦热、盗汗等。脾胃伤，纳运差，则痰湿浊瘀毒等病理产物堆积，故见脉沉弦滑数，舌质红、苔黄腻，舌体胖、有齿痕，舌脉瘀、重舌等，百病由生，则患肺癌、脂肪肝、高脂血症、冠心病、糖尿病、口疮、口腔白斑等多种病症。

证属：肝胃郁热，火毒浊瘀。

治法：先以消积导滞清胃火、通腑泄热排肠毒，祛邪为要，邪去正复；终以益气养阴固本防复。

方药：大承气汤化裁合枳术丸（自制）。牵牛子10 g，炒莱菔子20 g，槟榔15 g，炒山楂30 g，白头翁30 g，生白术30 g，大黄15 g，芒硝10 g，川厚朴15 g，大青叶30 g，连翘20 g，蒲公英30 g，生姜10 g，大枣2枚。7剂，日1剂，水煎服。枳术丸20 g，分2次吞服。

方解：积热火毒内郁，以枳术丸消积通腑、清热排毒，祛邪为要，吞服者，灵活自便、量病增减、免苦口，为之君。牵牛子、炒莱菔子、槟榔、炒山楂消积下气，积消热除、气下火熄，为之臣。余热未清，以白头翁、连翘、蒲公英、大青叶清热凉血解毒；脾虚失运，以生白术苦温健脾助运化湿；腑以通为用，以泻为补，以大黄、芒硝、川厚朴通腑泻下。此三组药清热解毒、健脾助运、通腑泻下，为之佐。姜、枣补中和胃、调和诸药，为之使。全方共奏消积导滞、通腑排毒之功，祛邪为要也。

二诊：2012年6月2日。大便2天1次，黑干，不饿，流涎，腹胀，口臭，脉弦数，舌红、苔黄腻，舌质胖大、有齿痕，舌脉瘀、重舌。邪重药轻，未能推下大便，上方改牵牛子15 g，加生石膏30 g、知母12 g、贯众15 g。4剂，日1剂，水煎服。

三诊：2012年6月7日。服第1剂药泻3次，便前腹痛，便后痛止，先黑干结块，后黑黏恶臭；第2剂，泻4次黑便甚多；第3剂泻3次，腹痛轻；第4剂不泻，肠鸣即便，通畅，不痛，成形，一日2次，轻松舒服，饥饿感轻，知饥饱。脉沉缓，舌淡红，舌体胖、有齿痕，舌脉瘀。邪去大半，正气未复，继以祛邪扶正汤剂。患者要回老家，拒服汤剂，代之以枳术丸，量病增减，以缓泻为度。

四诊：2012年6月28日。回家3周，大便又干，3日1次，饥渴、口臭，化验血糖、尿糖、血脂转常。脉弦数，舌质淡红，舌体胖、有齿痕，舌脉瘀、重舌。饮食不节，积热再发。同6月2日方，14剂，日1剂，水煎服。

五诊：2012年7月21日。大便先黑黏后渐黄，一日3次，泻后舒服，口疮愈合、口腔黏膜白斑大轻，体重减轻9 kg（由93 kg降至84 kg）。因回家停汤剂。予枳术丸1袋（240 g/袋）、通腑宁浓缩丸1袋（240 g/袋），量病增减，以缓泻为度。

【按语】本案属积热重症，复杂多变，百病丛生，疑难棘手。故重视“论析”“方解”“按语”三个环节。以祛邪为要，初试邪重药轻，效果不显；复诊加药，推而下之，邪去大半，轻松舒服，正气未复，本应继以祛邪扶正汤剂，患者拒服，要回老家，代之以枳术丸消补兼施。后饮食不节，积热再加，无奈又服前方十多剂，显见功效，又停汤剂，治疗过程极不顺利。

8.大柴胡汤案：肝胃不和综合征 疏肝利胆调脾胃

王某，男，39岁。2009年8月21日初诊。主诉：右胁胃脘部不适2年余，加重半个月。2年前因情志不舒复加饮酒后出现胃脘及右胁胀满疼痛，常服香砂六君子丸等药效果不佳，病情反复，此次劳累后上述症状加重。现仍胃脘及右胁胀满疼痛，乏力，食后尤甚，胸闷嗳气，恶心口苦，心急烦躁，纳差，嗳气频作，大便干结，小便色黄，舌红、苔黄腻，脉弦数。B超示：慢性胆囊炎。胃镜示：慢性浅表性胃炎。

论析：病起于情志不舒复加饮酒劳累，导致肝胆郁滞，日久化热，湿热内蕴，气机不畅，故右胁胀满疼痛，口苦心烦；阻滞中焦，脾胃失和，升降阻滞，故胃脘疼痛，纳差，嗳气频作，大便干结。

证属：肝胆湿热，脾胃不和。

治法：疏利肝胆，和胃消痞。

方药：大柴胡汤合左金丸加减。柴胡15 g，黄芩15 g，枳实15 g，半夏15 g，白芍20 g，大黄10 g，茵陈15 g，郁金20 g，甘草10 g，陈皮20 g，吴茱萸连10 g。7剂，日1剂，水煎服。

方解：方中柴胡、黄芩、白芍、郁金、枳实清疏肝胆，解郁达木；茵陈、大黄清热利湿解毒；吴萸连辛开苦降；陈皮、半夏化湿和胃，理气降逆；甘草调和诸药。大凡肝胆湿热，无不影响于胃，导致木郁土壅，中土被湿热所遏，升降滞塞，症状丛生，故胆胃同治实则以治胆为主。

二诊：2009年8月28日。胁痛及胃脘憋闷疼痛等症状明显减轻，嗳气食少，二便正常，舌质淡红、舌苔白腻微黄，脉弦。仍属肝胆与脾胃不和，宜疏利肝胆，和胃消痞。照上方去大黄，加藿香梗15 g，加强理气宽中功效。7剂，日1剂，水煎服。

三诊：2009年9月4日。胁痛及胃脘憋闷疼痛等症状基本消失，每遇饮食不慎则稍有不适，食量增加，乏力减轻，余无不适。舌淡红、苔白，脉弦。根据症状及舌苔表现，湿热已去，应减少苦寒之剂。上方减少吴萸连5 g。7剂，日1剂，水煎服。

【按语】本病案胃脘部憋胀疼痛久治不愈，并有右胁不适，之前的治疗多为健脾和胃之品而效果欠佳。胃痛之病属临床常见病、多发病，常规治疗不效，必然病机复杂。足少阳之脉起于目锐眦，其支者，下胸中，贯膈，络肝，属胆，循胁里；邪在少阳，经气不利，郁而化热，胆火上炎，而致胸胁苦满。此患者病因饮酒及劳累而加重，劳累伤气，酒伤肝胆且生湿热，导致肝胆郁滞，郁而化热，横逆侵犯脾胃，导致运化失常，升降失司，而出现上述诸症。故用大柴胡汤合左金丸加减，疏利肝胆，清热利湿，和胃消痞。服药后胃脘憋闷疼痛等症状消失，舌苔黄腻改善，说明湿热已去，故减去黄连之苦寒以善其后。

9.理中汤案：久泻伤元气血瘀 温中健脾化血瘀

符某，女，56岁。2005年8月9日初诊。主诉：腹泻10年，加重半年。10年前患结肠炎，未正规治疗，时轻时重，大便溏泄，一日1～2次，每食辣则加重，一日3～5次，挟脓血黏液便，腹痛肠鸣即泻，便后痛缓。纳差食少，身困乏力。脉沉细无力，舌质暗淡、苔白腻，舌体胖大、边有齿痕，舌脉瘀。

论析：脾虚失运，故见舌质暗淡、苔白腻，舌体胖大、边有齿痕，大便溏泄，纳差食少，身困乏力；中虚夹滞，故见便前肠鸣、腹痛，便后痛缓；久泻伤元气，气虚则血瘀，故见脉细、舌脉瘀。

证属：脾虚失运，气虚血瘀。

治法：益气健脾，活血化瘀。

方药：理中汤加味。党参20 g，白术30 g，干姜10 g，黄芪30 g，当归15 g，柴胡10 g，枳壳15 g，葛根15 g，三棱10 g，莪术10 g，败酱草30 g，马齿苋30 g，炙甘草10 g。12剂，日1剂。水煎2次，合并，分2次于早晚饭前服。

胃康宝胶囊6瓶，一日3次，一次4粒，饭后1～2小时以温开水送服；结肠舒浓缩丸1袋（240 g/袋），一日2次，一次6 g（约60丸），饭前以温开水送服。

方解：脾乃元气之府，元气虚久兼寒，故以党参、白术、干姜温中健脾，为之君。肺主一身之大气，肺气旺，则周身之气足。黄芪甘温，大补肺脾元气，助君药温中健脾之力增；气虚而血瘀，当归甘辛苦温，入心、肝、脾经，合黄芪巧为补血汤，补气生血。二者为之臣。脾胃居中焦而主升降，柴胡、枳壳、葛根升脾之清阳而降胃之浊阴；假君臣补气健运之力，借三棱、莪术破气活瘀之功，行气活血；败酱草、马齿苋清热化瘀。此三组药升降、活瘀、清热，为之佐。炙甘草益气和药，为之使。全方共奏温中健脾、补气活血之功。

二诊：2006年10月21日。服上药后，晨起1次溏便，无脓血、黏液、腹痛、下坠感，饮食增加，偶有泛酸，体力增强，家务、农活都能干了。脉沉缓无力，舌质暗淡、苔薄白，舌脉瘀。药证相符，证有所减，继上方加吴萸连10 g，10剂，日1剂；胃康宝胶囊6瓶；结肠舒浓缩丸1袋，以巩固疗效。

三诊：2007年7月18日。去年服药已愈。今年夏季天热饮食不当，加之农忙劳累，大便溏泄，一日1次，但无脓血、黏液。脉沉缓，舌质淡红、薄白苔，舌脉瘀减轻。证属饮食劳倦伤脾胃，继以粥养胃气，胃气盛，则能食而不伤；以参芪六君浓缩丸1袋（240 g/袋），以补气健脾，养血和血，扶正固本以防复。

【按语】久泻伤元气，气虚则血瘀，故治必补气活血。本案属脾虚失运、气虚血瘀之慢性泄泻证（结肠炎）。治以益气健脾、活血化瘀之法。汤剂、成药制剂配伍，皆以补气健脾、活血化瘀为功，故疗效甚好。食复因于元气虚，除食疗粥养以复胃气外，以“参芪六君浓缩丸”补气健脾，养血和血，扶正固本以防复。

10.理中汤案：脾胃虚寒呃逆生 温中健脾胃和降

陈某，男，62岁。2013年4月27日初诊。主诉：呃逆8天。脑梗死偏瘫4年，恢复尚能自理，行走困难，至河北邢台治疗，经治疗（具体用药不详）3天，故疾未见效，新病又加，呃逆连连，即回河南，住我院治疗吃中药、打针7天呃逆未愈，邀我会诊。刻诊：血压110/60 mmHg。脉象沉细，舌质淡、苔白腻，舌体胖大、边有齿痕。

论析：患者患脑梗死偏瘫4年，舌质淡红，舌苔白腻，舌体胖大、边有齿痕，显为脾胃虚寒；湿邪中阻、胃气上逆则呃声连连；脉象沉细，正气不足之象。

证属：脾胃虚寒，气逆作呃。

治法：温中健脾，和胃降逆。

方药：理中汤加减。干姜10 g，白术30 g，人参20 g，吴茱萸10 g，公丁香3 g，柿蒂15 g，厚朴15 g，半夏15 g，紫苏梗20 g，藿香梗20 g，白芍30 g，甘草10 g，生姜3片，大枣3枚。5剂。一日1剂，水煎分2次温服，每次200 mL。

方解：脾胃虚寒，则气机凝滞，而失和降，故当温中健脾，以理中汤温中健脾为之君。吴茱萸辛苦热，散中土之寒凝而降逆；公丁香辛温，快脾胃而止呃逆，二药相伍，温中降逆力倍；柿蒂为降逆止呃要药。三者共助君药理中降逆，为之臣。脾失健运则痰湿生，厚朴苦温，下气燥湿；半夏辛温，燥湿化痰，降逆和胃；紫苏梗、藿香梗辛温，理气化浊，独用其梗者，善理胃肠之气滞；芍药甘草汤，缓急解痉。此六者燥湿化痰、缓急解痉，共为之佐。生姜、大枣温中和胃，为之使。全方共奏温中健脾、降逆止呃之功。

二诊：2013年5月3日。服第1剂后，症状有所缓解，呃逆间歇时间1小时；3剂药后呃逆停止；5剂药服完，主症已消，脾虚未复，予六君、理中类以固本防复。

【按语】呃逆之发，胃气逆也。其因复杂，寒热虚实、痰湿瘀浊，皆致脾胃失和，升降逆乱，胃气上逆，不可不辨。证辨清、理阐明，治法得当，才能药到病除。该案之所以取得良效，辨证论治是关键。辨证论治是中医的精髓、特色、元神。“元神”不能丢，一旦失去，所能保留的内容，则是西医病名下没有元神的零散经验。

11.理中汤案：寒伤中阳作呃逆 散寒温中胃气平

渠某，男，64岁。2015年9月4日初诊。主诉：呃逆1周。患者因肾结石绞痛住县医院输液抗菌3天，痛未止呃逆加，转入河南省人民医院又抗菌输液4天，痛止了，呃逆更重，呃声连连而无休止，服安定（地西泮）暂眠1小时，无法手术。请中医会诊，刻诊：脉弦细数无力，舌质淡红、苔白腻，舌体胖大、边有齿痕。

论析：肾绞痛，耗体能，输液抗菌，更伤中阳，胃气上逆，不吃不睡，呃声连连，足见胃气败亡之甚，脾失健运，寒湿内生，脉舌征象即为明证。

证属：脾胃虚寒，胃气上逆。

治法：补气健脾，温中散寒。

方药：理中汤合黄芪建中汤化裁。黄芪30 g，红参10 g，焦白术30 g，茯苓20 g，干姜6 g，桂枝15 g，白芍30 g，厚朴15 g，公丁香3 g，柿蒂15 g，陈皮15 g，半夏10 g，炙甘草10 g，生姜15 g，大枣20 g。2剂，日1剂。代煎，内服。

方解：中焦虚寒，胃气上逆而呃者，当温中补虚。陈嘉谟云："参芪甘温，俱能补益。……但人参惟补元气调中，黄芪兼补卫气实表。"补真元之虚，非人参莫属，党参不能及也，故以红参、黄芪大补元气之功，为之君。焦白术、茯苓健脾补中，为之臣。中虚必寒，故以黄芪建中合干姜温中散寒；桂枝、白芍调和营卫；厚朴、公丁香、柿蒂、陈皮、半夏，理气和胃、降逆止呃。此两组药温中散寒、降逆止呃，为之佐。炙甘草、生姜、大枣补中益气、调和诸药，为之使。全方共奏补气健脾、温中降逆止呃之功。

复诊：2015年9月6日。代诉服1剂呃轻，2剂止，可以手术了。怕再犯，特来再煎2剂巩固。当日手术取出结石，1周后出院。

追访：2015年10月10日。来省人民医院复查，术后一切正常，特来告谢。出院回家，饮食、二便正常，呃逆未再犯。

【按语】治病求本，辨证拟方，对证下药，中病即止，勿太过，为治病之原则。本案辨证有据，论治有道，理法方药一致，才有"一剂轻，二剂愈"之良效也。

12.理中汤案：胃痛痛经崩漏证 抓纲论治病皆愈

张某，女，18岁。2004年12月3日初诊。主诉：胃痛5年，加重半年。饱胀、嗳气、便秘，大便3天1次，身困乏力、畏寒肢冷，痛经、崩漏、白带多。脉沉细无力，舌质淡、苔白腻，舌体胖大、有齿痕，舌脉瘀。

论析：素有脾胃虚寒，故见胃痛、饱胀、嗳气、便秘、身困乏力、畏寒肢冷，痛经、崩漏、白带多，脉细无力，舌质淡、苔白腻，舌体胖大、有齿痕；久痛必瘀，气虚血瘀，故见脉沉细无力、舌脉瘀。

证属：脾胃虚寒，气滞血瘀。

治法：先以温中健脾、芳香化湿固其本；随机辨证、加减治其标。

方药：理中汤合良附丸化裁。白术30 g，干姜12 g，茯苓30 g，香附20 g，高良姜10 g，柴胡10 g，枳壳15 g，陈皮15 g，半夏15 g，藿香梗、紫苏梗各30 g，生姜、大枣为引。10剂，日1剂，水煎服。

胃康宝胶囊0.5 g×60粒×6瓶，一次4粒，一日3次，餐后1~2小时服。

方解：脾胃虚久多寒，治宜温中健脾，理中汤主之。白术甘苦温，补气健脾，为之君。干姜辛热，回阳温中、温经止痛（血）；茯苓淡渗利湿。二者共助君药温中健脾之力增，为之臣。寒凝气滞、血瘀则痛，良附丸理气温胃、散寒止痛；脾胃升降为职，柴胡、枳壳、陈皮、半夏升脾之阳、降胃之浊；藿香梗、紫苏梗，善理胃肠之气滞。此三组药理气和胃、温中止痛，为之佐。姜枣和胃，为之使。全方共奏温中健脾、理气止痛之功。

二诊：2004年12月18日。胃痛减轻，嗳气减少，大便不干，一日1次。月经先兆：乳房胀。脉沉细，舌质淡红、薄白苔，舌脉瘀。药证相符，诸症减轻。继服上方7剂，经来即停。鉴于月经前，因势利导，方中已有疏肝理气药，也有防治痛经之功，可也；月经量过多，备引血归经方，以加强统摄之权，防崩漏之证，治未病也。

引血归经方：黄芪30 g，白术30 g，党参20 g，黑荆芥30 g，仙鹤草30 g，茜草30 g，益母草30 g，炙甘草15 g。3剂，日1剂，水煎服。当月经来次日、经多之前服，目的是引血归经，减少出血。此为临时权宜之计，治未病之谓也。

三诊：2005年1月28日。20日经来，痛经大减；21日服备用方，共2剂，月经量显著减少，5天干净。胃痛、嗳气大减，大便正常。脉沉细，舌质淡红，舌体胖、有齿痕，舌脉瘀稍减。经后不失时机，大补气血。同首方去藿香梗、紫苏梗、柴胡，加黄芪30 g、党参20 g、当归15 g、赤芍20 g、白芍20 g、炙甘草10 g。10剂，日1剂，水煎服。

胃康宝胶囊12瓶，服用方法同前。

四诊：2005年4月8日。服药后胃痛轻，在当地遵上方又服30多剂，痛止，饮食、二便正常；经期服1～2剂引血归经方，月经亦正常了，现在精神好，有力气。

【按语】胃脘痛、痛经、崩漏、带下证，皆因脾胃虚寒、健运失司、湿浊下注、气滞血瘀所致。治病必求于本，脾虚失运为本。虚多生寒，寒凝、气滞、血瘀而痛作。本案首以温中健脾、理气活瘀、散寒止痛之法，正治也。突显“异病同治”之功，亦证明了李东垣“脾胃一病，百病由生”之理。

13.理中汤案：胃痛腹泻十余年 温中健脾活血康

纪某，女，38岁。2006年8月1日初诊。主诉：胃脘痛、腹泻10余年，加重月余。胃痛、饱胀、嗳气，食多、纳冷即加重，晨起腹痛即便，便后痛缓，便溏、黑黏不爽，一日1次，身困乏力，脉象沉细，舌质淡、苔白腻，舌体胖大、有齿痕，舌脉瘀阻。2006年7月5日肠镜示：结肠息肉（钳取）。病理检查示：结肠黏膜慢性炎症。

论析：脾虚失运，湿由内生，故见胃痛、饱胀、嗳气，舌质淡、苔白腻，舌体胖大、有齿痕；食多、纳冷则胃痛即加重，显为中焦虚寒之征；气虚则血瘀，故见脉象沉细、舌脉瘀阻。

证属：脾胃虚寒，气虚血瘀。

治法：温中健脾，活血化瘀。

方药：理中汤加减。白术30 g，苍术15 g，茯苓30 g，薏苡仁30 g，柴胡10 g，枳壳15 g，干姜10 g，陈皮15 g，半夏12 g，藿香30 g，焦三仙各15 g，砂仁10 g。7剂，水煎服。

胃康宝胶囊6瓶，一次4粒，一日3次，餐后1～2小时服。

方解：脾喜燥恶湿，湿碍脾运，白术、苍术燥湿健脾，为之君。茯苓、薏苡仁，淡渗利湿，助君药健脾力增，为之臣。脾居中焦，升降为职，柴胡善升脾阳，枳壳宽肠下气，一升一降，二气均分；干姜温中散寒，陈皮、半夏、藿香、焦三仙、砂仁和中化湿止痛。此两组药和中升降，调畅气机而止痛，为之佐。全方共奏温中健脾、芳化湿浊之功。

二诊：2006年8月7日。服药后胃痛止，食欲增进。但因夜晚受凉，今晨起溏便2次，胃满不适，恶心，头痛，头晕，乏力，脉象细弦，舌淡、苔白腻。药证相符，症有所减。突受风寒，影响中运，证属内伤外感之证，治以解表和中。处方：藿香30 g，紫苏20 g，白芷15 g，陈皮15 g，半夏15 g，白豆蔻15 g，槟榔10 g，马齿苋30 g，焦三仙各15 g，白术20 g，苍术15 g，生薏苡仁30 g。3剂，日1剂，水煎服。

藿香正气片1盒。一次4片，一日3次。

三诊：2006年8月10日。头痛、恶心、腹泻皆止，要求吃中成药。鉴于此为慢性病，成药方便，遂开成药。

胃康宝胶囊6瓶，一次4粒，一日3次，饭后1～2小时服。

结肠舒浓缩丸1袋，一次5 g，一日2～3次，餐前服。

四诊：2006年9月10日。胃未痛，腹痛止，大便成形，一日1次，饮食尚好。二病均愈，仍以上药巩固。

【按语】胃肠相关，其病或先或后，或俱病矣。本案即属后者，先以温中健脾、芳化和中之汤剂，调畅气机升降之职，并以胃康宝胶囊、结肠舒浓缩丸补气健脾固其本；活血化瘀、理气止痛治其标。综合药效，扶正祛邪，标本兼顾，痛泻俱止矣。

14.黄芪建中汤案：汗蒸亡阳虚汗淋 益气养阴调营卫

蒋某，女，43岁。2015年7月18日初诊。主诉：虚汗淋漓3个月余。3个月余前患者出现自汗、盗汗，关节疼痛，畏寒肢冷，易感冒，心悸、气短，胃痛，嗳气。曾服附子理中丸不效。舌质红、尖赤，舌体胖大、边有齿痕，脉细。

论析：蒸而汗出、亡阳，阳虚生外寒而畏寒肢冷、关节疼痛；肺卫不固，故自汗淋漓、易感冒；大汗则气阴俱伤，故自汗、盗汗，心悸、气短，脉细，舌质红、尖赤；舌体胖大、边有齿痕，胃痛，嗳气，为脾胃虚寒之征。

证属：大汗亡阳，气阴双虚。

治法：益气养阴，调和营卫。

方药：黄芪建中汤合玉屏风散、生脉饮化裁。生黄芪30 g，生白术30 g，防风8 g，桂枝15 g，炒白芍20 g，太子参30 g，五味子10 g，麦冬15 g，当归15 g，山茱萸15 g，生姜3片，大枣3枚。7剂，日1剂，水煎服。

方解：气阴双虚，阳虚生外寒，阴虚生内热，致营卫失和。首当补气固卫，黄芪甘苦温，入脾、肺经，为补气固表之要药。脾为元气之府，白术苦甘温，入脾、胃经，甘能补，苦能燥，为补气健脾之猛将。芪术相配，补气健脾力倍，培土生金也，为之君。营卫不和，以桂枝汤而调之，为之臣。以生脉饮（太子参易人参）益气生津敛汗；以当归补血汤（黄芪、当归）养血舒筋而关节痛自止；山茱萸补肝肾之阴。此三组药敛汗养血舒筋，为之佐。防风辛甘温，走表，入肝、脾、膀胱经；黄芪得防风，走表固卫实表；白术得防风健脾力雄；防风引诸药走表固卫、入里补中，各归其所，故为之使。全方共奏益气养阴、调和营卫之功。

二诊：2017年8月4日。服药后，心悸止，关节不痛，自汗、盗汗明显减少，畏寒肢冷、气短均轻。暑热贪凉感冒，手关节又疼，吃油腻食物致腹泻、胃痛、嗳气又加。脉细，舌质红、尖赤，舌体胖大、边有齿痕。本以补气固卫、酸收敛汗、养阴和营，正治之法显效。内伤外感又加，鉴于表虚不可发汗，脾虚积食不化，故以黄芪建中汤化裁，调营补中，消积健脾。处方：黄芪30 g，桂枝15 g，炒白芍20 g，山茱萸15 g，夜交藤30 g，生白术30 g，茯苓20 g，炒白扁豆20 g，太子参20 g，炒山楂20 g，饴糖2粒，生姜3片、大枣3枚为引。10剂，日1剂，水煎服。另以藿苏丸60 g，一次10 g，一日3次，温白开送服，以和中止吐泻，乃急则治其标。

【按语】汗蒸过汗，阳亡阴伤，正气大损，抗病力衰，诸症蜂起，正谓“百病皆由脾胃衰而生”。故当补气固卫、止汗回阳为急，调营益阴、收敛止汗紧随，以黄芪建中汤、玉屏风散、生脉饮三方化裁而收显功，告诫人们“过而为害百病生”。本案汗蒸半个月，势必导致气阴两伤，诸症蜂起，又因热贪凉、饮食不节而致内伤外感，又告诫人们“饮食调护”亦很重要。

15.黄芪建中汤案：脾虚致后天失养 养阴益胃补脾气

李某，女，45岁。2011年5月15日初诊。主诉：纳差、消瘦3年。患者纳差食少而消瘦，身困乏力，畏寒肢冷，面黄肌瘦，发枯肤燥，五心烦热，盗汗，脉细数，舌质红、苔薄白。

论析：先天禀赋不足，后天失养，以致面黄肌瘦、发枯肤燥；脾虚胃弱，运化不及，故纳差食少；脾虚水谷精微化生不足，故消瘦，身困乏力。

证属：脾胃虚弱，气阴不足。

治法：补气健脾，养阴益胃。

方药：黄芪建中汤化裁。黄芪30 g，当归15 g，党参20 g，白术30 g，辽沙参30 g，麦冬15 g，熟地黄15 g，牡丹皮15 g，桂枝15 g，白芍20 g，柴胡10 g，枳壳15 g，葛根20 g，甘草10 g，生姜3片、大枣5个为引。14剂，日1剂，水煎服。

方解：先天禀赋不足，后天失养，即“虚劳里急，诸不足，黄芪建中汤主之”。方用黄芪建中汤甘温建中，调理气血阴阳；黄芪补中益气；葛根、熟地黄、麦冬养阴益胃；柴胡、枳壳、当归、牡丹皮疏肝理气养血，使肝气得疏，便可促进脾胃正常消化之功能。

二诊：2011年6月5日。食欲增进，食量增加，胃舒肢暖，脉缓舌淡。继以补中益气汤、黄芪汤善其后。

三诊：2011年12月15日。服上药治疗3个多月，饮食、二便正常，体重增加7.5 kg，有力气，近因吃多了胃胀，曾吃保和丸有效。胃气尚弱，食多难化，以参芪六君丸补脾养胃、固本以防复。

【按语】该案患者先天不足，后天失养，致脾胃虚弱，纳运失司，升降逆乱，化源不足，气血亏虚，脏腑失养而消瘦矣！若单一补中升阳，稍嫌温燥；若一味滋阴润燥，犹恐腻胃。调补之法，阳生阴长，气阴双补，最为合宜。脾胃虚弱、气阴不足，纳运失司，营养不良，重以补气健脾、养阴益胃复其正、固本而防复矣。

16.栀子豉汤案：高龄便秘急下之 胃中空饥漒懊侬

陈某，女，95岁。2014年2月12日初诊。主诉：便秘5年。大便干结如羊屎，3～5日1次，每靠开塞露排便数枚，伴吞酸、嘈杂、嗳气、口干、咽肿痛、皮肤瘙痒、烦躁不寐。脉细弦，舌质红、无苔，舌体胖、有齿痕，舌脉瘀。

论析：年高体弱，气阴双虚，肠燥不濡，久秘热结而如羊屎；肝胃郁热而吞酸、嘈杂、嗳气；血热化燥而皮肤瘙痒、烦躁不寐、脉细弦、舌红无苔、舌脉瘀；舌体胖、有齿痕为脾虚之征。

证属：气阴双虚，肠燥不濡。

治法：滋阴润肠，通腑泄热。

方药：栀子豉汤加味。生白术30 g，枳实15 g，生首乌30 g，火麻仁20 g，决明子30 g，辽沙参30 g，麦冬20 g，生地黄、熟地黄各15 g，吴萸连15 g，白芍30 g，炒牛蒡子15 g，栀子15 g，淡豆豉15 g，甘草10 g。3剂，日1剂，水煎服。

方解：气阴双虚，胃肠蠕动无力，传导失司，取生白术甘以补脾、枳实宽肠下气之功，促进肠蠕动，为之君。取生首乌、火麻仁、决明子润肠通便之力，为之臣。取辽沙参、麦冬、生地黄、熟地黄、白芍滋阴清热，增水以行舟；吴萸连疏肝之郁、清胃之热而制吞酸；炒牛蒡子、栀子、淡豆豉，清胃热而除烦利咽消肿。此三组药共为之佐。甘草清热益胃、调和诸药，为之使。全方共奏滋阴润肠、通腑泄热之功。

二诊：2014年2月15日。服至2剂后，始排干结粪块多枚，一昼夜大便6次，先干后成软条黑便、量多；服3剂后，又一日6次暗黄软条大便，腹软、胀消、吞酸止、瘙痒大减，但心烦懊侬、口干欲饮、消谷善饥，脉细数，舌质红、无苔。此属积热宿便速下，气血津液更亏，无以润养腑脏，而内生虚热之故。急以清热养阴、补中益气之法，调方：西洋参20 g，麦冬30 g，沙参30 g，栀子15 g，淡豆豉15 g，生地黄15 g，蒲公英30 g，白芍20 g，牡丹皮20 g，地骨皮15 g，甘草10 g。1剂，急煎频服。

三诊：2014年2月17日。近2日未大便，昨服药后，口干、善饥、烦躁大减，脉细，舌质红、无苔。药证相符，症有所减，继上方加熟地黄15 g，以滋补阴血，巩固善后。5剂，日1剂，水煎服。

【按语】高龄久秘，宿便蓄积，燥热化火，气阴双虚，无水何以能行舟？急则治标，投滋阴润肠、通腑泄热剂。1剂不知；2剂显效，先干后软便6次；3剂又便6次，宿便甚多，烦渴燥热、消谷善饥，此乃大下宿便之后，津血之亏，腑脏无以润养，引水自救也。正如仲景所论："发汗吐下后，虚烦不得眠；若剧者，必反复颠倒，心中懊侬，栀子豉汤主之。"栀子虽寒无毒，治胃中热气，病久郁蒸化热生火，当用栀子以清少阴之热，而五内邪热自去，胃中热气亦除。仍以栀子豉汤加味，而收全功。本案虽本急则治其标，取得显效，而下之太猛，邪去正亦伤，这是教训。急救胃气，以益气生津、滋阴养胃、补气生血扶其正，幸2剂转安，仍以常规治法继续治疗。

17.葶苈大枣泻肺汤案：胸腔积液缘感染 理气活血利胸水

王某，女，78岁。2014年3月13日初诊。主诉：发热、胸闷1个月。发热37.5 ℃，胸闷气短、身困乏力、自汗盗汗、面赤潮热、纳差食少。脉弦滑数，舌光红无苔。胸片示：胸腔积液，左侧多，右侧少。

论析：发热、胸闷气短、胸腔积液，为胸膜炎之特征；久病阴虚则见身困乏力、自汗盗汗、面赤烘热、纳差食少、脉弦滑数、舌光红无苔。

证属：肝郁气滞，阴虚内热。

治法：疏肝理气，宽胸利水。

方药：葶苈大枣泻肺汤合苇茎汤加味。葶苈子30 g，柴胡15 g，枳壳15 g，瓜蒌15 g，黄芩15 g，苇根30 g，金银花20 g，冬瓜仁30 g，桃仁12 g，栀子12 g，淡豆豉15 g，甘草10 g。7剂，日1剂，水煎服。

方解：肝郁气滞，以柴胡、枳壳疏肝理气，为之君。胸闷气短缘气滞水停，取瓜蒌、葶苈子宽胸下气利水之功，为之臣。热郁胸中，以黄芩、金银花，清热解毒；苇根、冬瓜仁、桃仁，清肺胃之热而治痈疡胸痛；热郁则烦，以栀子、淡豆豉清热除烦。此七味清热除烦、消痈止痛，为之佐。甘草调和诸药而解毒，为之使。全方共奏疏肝理气、宽胸利水、清热除烦之功。

二诊：2014年3月21日。低热、面赤烘热消失，胸闷气短、自汗盗汗减轻，食欲好转，脉弦滑，药证相符，效果显著，邪犹未尽，同上方加薏苡仁30 g、沙参30 g。7剂，日1剂，水煎服。

三诊：2014年3月28日。胸片示：胸腔积液，左侧多，右侧少，较3月13日减少。饮食有味，食量增加，胸闷、气短轻，自汗盗汗止。脉细数，舌质淡红、苔薄白。效不更方，再服10剂。

四诊：2014年4月22日。4月21日博爱县医院胸片示：双膈面光滑，右肋膈角锐利，左肋膈角欠锐利，提示左侧胸膜粘连，未见胸腔积液。积液消退，胸膜粘连，当宽胸理气、活血化瘀，调方如下：瓜蒌15 g，枳壳15 g，当归15 g，赤芍20 g，丹参30 g，鸡血藤30 g，红花12 g，白术30 g，茯苓20 g，泽兰30 g，山楂30 g，蒲公英30 g，牡丹皮20 g，甘草10 g。10剂，日1剂，水煎服。

五诊：2014年5月5日。药服完，胸疼止，无一切症状。停药食养。

【按语】胸膜炎多为结核所致，本案虽未定性，但阴虚盗汗、面赤潮热已为明证。以葶苈大枣泻肺汤合苇茎汤加味，疏肝理气、宽胸利水、清热除烦，邪去正复，终以宽胸理气、活血化瘀之法治之粘连而痛止。

18.葶苈大枣泻肺汤案：肺炎失治胸膜炎 健脾利水兼标本

雷某，女，60岁。2013年4月5日初诊。主诉：咳嗽、胸闷1个月余。现仍闷气、干咳、低热，左胸痛及背，抗菌消炎后，胃痛吞酸、饱胀纳差、口干苦臭，脉细数，舌淡红、尖边赤、苔白厚腻，舌脉瘀、重舌。3月24日CT检查示：两肺炎症、左侧胸腔积液。

论析：低热、咳嗽胸闷、两侧肺炎、胸腔积液，显为肺胃郁热；抗菌伤及脾胃，湿热阻中，故见胃痛吞酸、饱胀纳差、口干苦臭、苔白厚腻；脉细数，舌淡红，舌脉瘀、重舌，为内热之征。

证属：肺胃郁热，脾虚湿阻。

治法：宽胸利水，健脾化湿。

方药：葶苈大枣泻肺汤化裁。葶苈子30 g，瓜蒌15 g，枳壳15 g，冬瓜仁30 g，薏苡仁30 g，茯苓20 g，泽兰30 g，白术30 g，厚朴15 g，吴萸连15 g，山楂30 g，连翘20 g，蒲公英30 g，黄芩15 g，鱼腥草30 g，大枣5枚。10剂，日1剂，水煎服。

方解：胸腔积液、闷气胸痛，邪实于胸，以瓜蒌、枳壳宽胸下气，为之君。积液壅塞，以葶苈子、冬瓜仁、泽兰、山楂活血化瘀、泻肺行水，为之臣。脾虚湿阻，以薏苡仁、茯苓、白术、厚朴、大枣健脾利湿；肝胃郁热吐吞酸，以吴萸连疏肝之郁、清胃之热而吞酸自止；热毒内盛，以连翘、蒲公英、黄芩、鱼腥草清热解毒。此三组药健脾利湿，为之佐。全方共奏宽胸利水、健脾化湿、清热解毒之功。

二诊：2013年4月12日。患者来电：胸透显示胸水消失，胸痛加重。此属胸腔积液消失，胸膜刺激而疼痛，继服上药7剂。药由快递寄。

三诊：2013年4月19日。胸痛止，时有不舒，吞酸止，仍纳差，气短。脉沉细，舌淡红、苔薄白腻。邪去正未复，予以健脾和胃、活血散瘀、固本防复，调方如下：柴胡12 g，枳壳15 g，瓜蒌15 g，白术30 g，茯苓20 g，黄芪30 g，太子参20 g，薏苡仁30 g，焦三仙各15 g，泽兰20 g，牡丹皮20 g，甘草10 g。10剂，日1剂，水煎服。

【按语】本案由肺炎失治，并发胸膜炎、胸腔积液，复因抗菌而伤脾胃，故急则宽胸利水祛邪治其标，缓则健脾化湿治其本，固本以防复矣。

19.茵陈蒿汤案：湿热瘀蒸成黄疸 投鼠忌器缘妊娠

黄某，女，29岁。1974年5月24日初诊。主诉：妊娠7个月，感冒发热1周。患者妊娠7个月时，突然出现眼珠发黄，后出现全身皮肤发黄，急至我院治疗，收住院。巩膜黄染，皮肤橘黄色，伴恶心、厌食、口臭、便秘、胁痛、腹胀、脱屑、面红、唇赤，脉弦滑数，舌质红，舌胖、有齿痕，苔黄厚腻，舌脉瘀。肝肋下触及痛，体温38.8 ℃，肝功能：转氨酶240 U/L。

论析：发热、黄疸、口臭、便秘、胁痛、腹胀、唇赤，脉弦滑数，舌红、舌胖、苔黄腻等为一派湿热征象，急性黄疸型肝炎无疑。

病机：阳明湿热，熏蒸肝胆。

治法：清肝解郁，利湿清热。

方药：茵陈蒿汤加味。茵陈30 g，栀子15 g，大黄10 g，虎杖10 g，生白术30 g，黄芩15 g，黄柏10 g，蒲公英30 g，甘草10 g。3剂，日1剂，代煎。

方解：湿蒸热瘀，湿热互结，发为黄疸，首先利湿，湿去热孤，分而治之，易也！茵陈苦、微寒，入脾、胃、肝、胆经，清热利湿退黄疸；栀子苦寒，入心、肺、肝、胃经，泻火除烦、凉血利湿，治阳黄。二者清热利湿、退黄疸，为之君。大黄苦寒，入脾、胃、肝、大肠经，泻火凉血、逐瘀泄热；黄芩苦寒，入肺、胆、大肠、小肠经，清热安胎、治黄疸。二者清热凉血退黄，又能安胎，故为之臣。投鼠忌器，恐大黄等有碍胎孕而轻用，补之虎杖清热解毒退黄，更以白术合黄芩为安胎饮，健脾利湿；余热未尽，以黄柏、蒲公英清热解毒保肝。安胎饮、虎杖、黄柏、蒲公英健脾安胎、清热利湿，为之佐。甘草清热解毒、调和诸药，为之使。全方共奏清肝解郁、利湿退黄之功。

二诊：1974年5月25日。昨服药1剂，大便2次，黑黏、量多，腹胀减轻，体温37.8 ℃，脉弦数，舌红、苔腻，舌脉瘀、重舌。情况平稳，继服上药。

三诊：1974年5月27日。服完3剂后，大便一日2～3次，由黑转黄，轻松舒服，有食欲，不恶心，口干渴减轻，热退，体温36.8 ℃，黄疸减轻。请妇科会诊，胎心音、胎位正常。脉弦细，舌质红、苔薄白腻，重舌轻。明晨抽血查肝功能、血常规。药证相符，证有好转，继以上方去大黄、虎杖，免活瘀动胎之嫌，加茯苓15 g、柴胡12 g、大青叶20 g，助渗湿健脾、清热解毒之力。3剂，日1剂，水煎服。

四诊：1974年5月30日。饮食、二便正常，腹胀消，精神好。脉沉缓，舌淡红、苔薄白，重舌无。体温36.5 ℃，肝功能：转氨酶18 U/L，黄疸指数15 μmol/L。家属要求出院，带药回家调养。

追访：1974年8月26日。出院回家就喝茵陈、大枣煮水，饮食、二便正常，足月顺产一男婴，全家人都很高兴，特来道谢报喜。

【按语】本案为急性黄疸型肝炎，时值妊娠后期，治疗棘手，确担风险。总以清热利湿解毒为大法，主以茵陈蒿汤，其中大黄必用不可，但恐活瘀动胎，变通减量不足以退黄，取虎杖酸苦平，补以退黄疸之力，更加安胎饮以稳之。医生必须为患者担风险，既要胆大心细，又要智圆行方，才能安全有效，虽用妊娠禁忌药亦无妨，正谓“有故无殒，亦无殒也”！

20.大黄牡丹皮汤案：急性肠痈热痛胀 大黄牡丹显奇功

胡某，男，62岁。2009年6月23日初诊。主诉：右下腹疼痛1日。昨日始觉满腹胀痛，今以局限右下腹疼痛为甚，弯腰屈腿痛轻，压痛、反跳痛均阳性，大便不调，次数增多，一日3次，有下坠感。素有胃脘痛病史，面黄消瘦，身困乏力，午后加重，舌质淡红，舌体胖大、边有齿痕，舌苔白腻，脉弦细。血常规：白细胞计数13×10^9/L，单核细胞29.1%。

论析：素有饮食劳倦，损伤肠胃，脾失健运，化源不足，气血亏损，故面黄肌瘦；传化失司，积滞肠道，郁热内生，灼膜腐肉，而成肠痈之证，故见右下腹疼痛、压痛、反跳痛明显，脉弦细；脾虚失运，升降失职，气机逆乱而脘腹胀痛；舌体胖大、边有齿痕，舌苔白腻，为脾虚湿阻之象。

证属：脾虚湿阻，气滞血瘀，积郁化热。

治宜：清肠导滞，理气化瘀。

方药：大黄牡丹皮汤加减。大黄15 g，牡丹皮20 g，赤芍20 g，红藤20 g，金银花20 g，蒲公英30 g，紫花地丁30 g，败酱草30 g，川厚朴15 g，枳壳15 g，薏苡仁30 g，槟榔15 g，甘草10 g。3剂，水煎服。

用法：3剂药加凉水快速清洗甩干，立即粉碎为颗粒，加5倍凉水浸泡30分钟至透，文火令小沸，以密闭冷却回流煎药法煎煮30分钟，滤净另置；再加热水，继二煎40分钟，滤净。两汁合并，为3日量，一日2次，食前温服。胃空无碍，直达病所，利于消化吸收、清肠、通腑泻下。

方解：腑以通为用，《成方便读》云：“肠中既结聚不散，为肿为毒，非用下法，不能解散。”故治宜通腑导滞、活血化瘀、泄热消痈。大黄苦寒攻下，泄热逐瘀，荡涤肠中湿热瘀结之毒，为之君。牡丹皮、赤芍苦辛微寒，清热凉血，活血散瘀；红藤苦平，清热解毒，凉血消痈。此三者凉血散瘀，使大黄凉血散结消瘀之力倍增，为之臣。热积肠中，瘀毒内盛，急当清热解毒，金银花、蒲公英、败酱草、紫花地丁皆善清热解毒、消痈疗疮；槟榔破气消积，利湿导滞；薏苡仁健脾利湿，清热消痈；川厚朴、枳壳下气宽中。此八味清热解毒，消痈疗疮，为之佐。甘草解毒益气，调和诸药，为之使。全方具通腑泻下、清热解毒、活血消痈之功。湿热去，瘀滞散，痈肿消，肠腑通，通则不痛，肠痈何有不愈哉！

二诊：2009年6月26日。大便泻下甚多，一日3～5次，右下腹痛大减，仅感隐痛，舌质淡红、苔薄腻、边有齿痕。药证相符，疗效显著，腑通邪减，故上方减大黄5 g，加白术20 g、茯苓30 g以健脾补中，加柴胡15 g以疏肝健脾。4剂，日1剂，水煎服。

三诊：2009年6月30日。右下腹痛止，压痛轻微，饮食尚可、量少，脉左细微弦，舌质淡、苔薄白。证属邪去大半，正未全复。继以上方去大黄，加木香10 g以理气，加黄芪30 g、当归15 g以补气生血。7剂，日1剂，水煎服。

四诊：2009年7月7日。右下腹无压痛，直腰、挺胸亦无腹痛，大便溏，一日2次，饮食有味，食量增多。舌质淡、苔薄白，脉沉细。正复邪自去，同上方去红藤、金银花，加党参15 g以补气健脾固其本，继服6剂以做巩固。

【按语】急者治其标，先大黄牡丹皮汤治肠痈急症；缓者治其本，补气健脾、固本防复。本案患者素有脾胃虚弱（有胃痛、腹胀等），又突发肠痈，急则治其标，以大黄牡丹皮汤通腑泻下、清热解毒、活血消肿祛其邪。西医称肠痈为急性阑尾炎，常规以手术、抗菌为治；中药、针灸、外治，皆可用之，或单用或综合皆可愈也。急性肠痈，汤剂为首选，汤者力大功专，速效高效，早早投汤，通而下之即愈；对某些慢性、反复发作性阑尾炎，又惧怕手术者，内服汤剂、外敷膏药，以活血化瘀、消积软坚、通腑祛瘀法治愈不少，打破了慢性复发性阑尾炎必须手术才能根治的惯例。通过此案深感临床辨证论治之重要性。

21.大黄牡丹皮汤案：急性腹痛阑尾炎 清热化湿解毒瘀

常某，男，33岁。2005年12月2日初诊。主诉：胃痛、满腹痛1日。昨日因饮食不当，出现胃痛、口苦，满腹痛，后局限于右下腹痛，麦氏点压痛及反跳痛明显。脉象沉数，舌质暗红，舌体胖大、有齿痕，舌苔黄厚腻，舌脉瘀阻。体温38.9 ℃。血常规：白细胞计数18.58×10^9/L，中性粒细胞81.50%。

论析：患者素体脾虚失运，湿由内生，加之饮食不节，更伤胃肠，湿热积于胃肠，气滞血瘀，故见脘腹疼痛，口苦，苔厚腻、色黄，舌质暗红；麦氏点压痛、反跳痛阳性及血象高，为肠痈（阑尾炎）之明征。

证属：脾虚湿阻，热积胃肠，气血瘀滞。

治法：清热化湿，理气活瘀，清热通腑。

方药：大黄牡丹皮汤加减。大黄15 g，牡丹皮20 g，赤芍30 g，败酱草30 g，蒲公英30 g，紫花地丁30 g，金银花15 g，薏苡仁30 g，三棱10 g，莪术10 g，苍术20 g，川厚朴15 g，泽兰30 g，槟榔10 g，红藤20 g。4剂，日1剂，水煎服。

5% 葡萄糖氯化钠溶液500 mL+青霉素80万U × 12支，静脉滴注。一日1次，4天。

方解：肠痈是急腹症，必须及时、速效救治。肠腑湿热、气血瘀滞、腐膜灼肌、火毒为患，治当通腑泄热、凉血解毒、活血化瘀，大黄牡丹皮汤是为对证之方，大黄苦寒，通腑泻下、化瘀活血，为君。血热而瘀，牡丹皮、赤芍凉血散血，助君药化瘀活血之力，故为之臣。肠腑热郁成毒，薏苡仁、败酱草、蒲公英、紫花地丁、金银花、红藤清热解毒、化瘀消痈；湿浊阻中，更碍脾运，苍术、厚朴苦温燥湿；泽兰行气活瘀、祛湿利水；三棱、莪术行气活瘀。此四组药清热解毒、化瘀消痈、燥湿利水，祛邪以扶正，为之佐。全方共奏通腑泄热、活血化瘀、解毒消痈之功。

二诊：2005年12月6日。服上药后，大便溏，一日1～2次，胃痛止，右下腹痛轻。脉沉细，舌体胖，舌质淡、苔黄腻，舌脉瘀阻。药证相符，症已大轻，继以上方3剂巩固。

三诊：2005年12月9日。右下腹压痛、反跳痛消失，仅稍感不适。大便溏，一日2次，受凉咳嗽。脉沉细，舌体胖、尖红、苔薄腻，舌脉瘀阻。复查血常规：白细胞计数8.58×10^9/L，中性粒细胞66%。上方减少大黄5 g，加前胡30 g、杏仁15 g、葛根20 g。4剂，日1剂，水煎服。

四诊：2005年12月13日。腹不痛，咳嗽止，饮食正常，大便一日 1 次，脉沉细，舌质淡红、苔薄白，舌体胖大、有齿痕，舌脉瘀阻。肠痈已愈，脾虚未复，素患胃痛、气虚血瘀之象仍存，改以胃康宝胶囊6瓶，一次4粒，一日3次，餐后1~2小时服。以补气健脾、活血化瘀治其本。

【按语】胃肠属腑，以通为用。本例肠痈，肠腑积瘀、火毒为患，治当通腑泄热、活血化瘀，大黄牡丹皮汤为对证之方，热毒之甚，故加清热解毒、理气消瘀、化湿利水之品救其急；脾虚湿阻，故健脾化湿不可少。贵在辨证拟方、权衡化裁。抗菌消炎是西医常规疗法，只要合于辨证、目标一致、不违病机，故可“中西结合”，以求合力，相得益彰。素有胃痛故疾，终以胃康宝胶囊补气健脾、活血化瘀，祛邪扶正，以收全功。新病愈，故疾去，固本以防复矣。

二、时方治验

时方应用，更为广泛、自由，处方原则不变，仍是依法选方，权衡加减，辨证拟方，开出与此人、此时、此地、此证合宜的处方。赵师临证应用时方甚多，得心应手，融入己见，颇多创新，形成独特经验。

（一）方药分析

独参膏

【处方】

人参1 000 g，蜂蜜500 mL。

【制法】

传统以人参浓煎，名曰“独参汤”，顿服大补元气，回阳固脱，救危于顷刻。今1 000 g人参煎煮3次，浓缩至1 000 mL加蜜煎收膏。

【用法】

急症一次10～15 mL，开水冲调即服，可隔1～2小时再服，直至元气恢复。或可单服调补养生，亦可随汤剂配伍，皆方便快速。

【功能】

补气固脱。

【主治】

气虚血脱证。

【方解】

人赖以生者，唯气与血也，气犹重于血也。气行则血行，气滞则血凝，气为血之帅，血为气之母。于气虚血脱之证，独重用人参浓煎顿服，权重力专，而挽回性命于瞬息之间，非他物可代，亦非重剂不可举也。盖人参味甘，大补元气，“血不可速生，而气当立回”故也。然胆大心细、智圆行方者，才能决断。反之，恐大补留邪，少少与之，姑且试之，或加消耗之品佐之。其权不重力不专，功何以宏，人何赖得生乎！失去良机矣。善用者，取一物之长，而取效速捷。病之一物千变万化，又当随机应变，视病机为旋转，随症加味，血脱者加童便以导阳入阴，引气入血，补气生血，以固其脱；阳脱者加附子以补气回阳固脱；或加姜汁，或加黄连，相得相须，而相与有成，也不碍其为“独”也。

【按语】

除抢救气虚血脱证外，独参膏临床应用广泛。气虚卫阳不固，形寒肢冷汗出恶风者，补中益气汤合桂枝汤加独参膏即大见成效。脾虚不能统血，气虚不能摄血而月经量多，或崩或漏者，补气健脾，引血归经而急用健脾益气汤配伍独参膏，加强统摄之权，可大大减少出血，缩短经期。连续调理2～3个月经周期而正常。脾虚气弱，自汗淋漓者，参芪术附配伍益阴收涩固表之品而收功，也常加服独参膏助阵。体弱之人，桑拿沐浴大汗淋漓，困乏无力，几乎大汗亡阳者，急冲服独参膏合生脉饮立效。体弱劳伤，困顿乏力，气息奄奄者，服之可缓解。总之，独参膏用于气虚血脱证急救可以挽回性命；慢性虚弱，凡脾虚气弱证，中气下陷者，皆可随取其立用之而获速效矣。如加制附子，名曰参附膏，效力更宏。

左金丸（萸连丸）

【处方】

吴茱萸500 g，黄连（清水斜片）500 g。

【制法】

上二味，加清水适量，共浸共泡，水尽药透；文火炒至七八成干，热闷至透，晾干备用；研为细粉，以稀米饮泛为丸，如梧桐子大，低温烘干，密封，于干燥通风处保存。

【用法】

每次服5 g，一日2次，开水送服或随煎剂同服。

【功能】

疏肝清胃，降逆制酸。

【主治】

肝郁化火，呕逆吞酸，寒热错杂之证。临床常见之胃炎、溃疡病、结肠炎属此证者，均可配伍应用。

【方解】

肝经郁热，横逆犯胃，或脾虚痰湿凝聚，寒热错杂，升降失司而致痞满呕逆吞酸者，当辛开苦降，疏肝解郁，清上暖下。吴茱萸味辛苦，性大热，入肝、脾、胃、肾经，既能温中散寒、降逆止呕，又能疏肝解郁、行气消胀、散寒止痛；黄连苦寒，入心、胃、大肠经，功能泻胃火而解毒，清心热而除烦。二药相伍，取其辛开苦降，反佐之义，以吴茱萸之辛热，从类相求，既能疏肝解郁，又引热下行，以防邪火格拒之反应，佐以黄连之苦寒，既防吴茱萸之燥热、辛烈，又泻肝胃横逆之火，此寒热相伍，苦辛通降，以和胃降逆，共奏清肝泻火、降逆止呕、和胃制酸之效，正适于寒热错杂诸证。

【按语】

左金丸为传统名方，出自《丹溪心法》，是对方配伍之典范，如运用得当，疗效颇佳。关于名称、配伍比例历代各有不同，宋《太平圣惠方》称茱萸丸，张景岳称黄连丸，黄连与吴茱萸用量之比均为1∶1。《医学入门》称萸连丸，用量比例为6∶1。本方用量之所以1∶1者，是根据肝经郁热吐吞酸，脾虚湿阻，寒凝痰滞，寒热错杂之证所定，正如秦伯未所论。

《谦斋医学讲稿》："方中黄连入心，吴茱萸入肝，黄连的用量六倍于吴茱萸，故方解多作实则泻其子，并以吴茱萸为反佐药。"赵师认为肝火证很少用温药反佐，黄连和吴茱萸归经不同，但也很难这样解释。从效果研究，以吞酸嘈杂治疗效果最为明显，其主要作用应在于胃。黄连本能苦降和胃，吴茱萸亦治胃气郁结，类似泻心汤的辛苦合用。故吞酸兼有痰湿黏涎的，吴茱萸、黄连用量比例为1∶1时，效果更捷。

附：吞酸丸。本方加蛋壳、煅瓦楞、乌贼骨。治同效优，可单服。

枳术丸

【处方】

白术600 g（麸炒黄色），枳实（麸炒黄色）300 g。

【制法】

上为细粉，以荷叶煮汤泛丸，如梧桐子大，低温烘干。

【用法】

一次6～9 g，一日2～3次，用白汤或随汤剂送服。

【功能】

行气健脾，消食化滞，升清降浊。

【主治】

脾虚胃滞，饮食停积，胸膈痞闷之证。

【方解】

胃气素弱，复为饮食所伤，而致胃气郁滞，食积不化，脘腹痞胀，大便不爽者，当补脾助运，以固其本，消食化滞以治其标，标本兼施，扶正祛邪，康复如初。白术苦甘温，甘温能补脾胃之元气，味苦可除胃中之湿热，且能利腰脐间血气，以固脾胃肾之根本，气强而不复伤也；枳实苦温，宽胸下气，治心下痞满，化胃中积滞，先补其虚，而后化其滞，则不峻利也；荷叶苦平，色青形空，入肝、脾、胃经，升发清阳，食药感此气之化，脾气清阳之气上升，胃气浊阴之气何有不降？功专升清降浊，则痞胀自消。

【按语】

方小功大，理论至通，组合巧妙，标本兼施。临证常用，效若桴鼓。至于枳实、白术用药分量的多寡，临证之际，应详尽辨证，审因增减。若体壮新病者，则以枳实为主，白术为辅，意在祛邪，邪去正自复。体弱久病，脾虚胃弱，消化健运无力者，应以白术为主、枳实为辅，可易实为壳更为妥当。意在扶正固本，本者脾胃健运之功也，正复则邪去，否则易伤人也。再次告诫人们处处保护脾胃之元气的重要。

金铃子散（丸）

【处方】

金铃子30 g，延胡索（醋制）30 g。

【制法】

上药共为细粉。水、黄酒各半泛丸，如梧桐子大。

【用法】

一次5 g（50丸），一日2次，随汤剂吞服，或开水送服。

【功能】

行气疏肝，活血止痛。

【主治】

肝胃郁热之胃脘痛连胸胁，伴口苦、舌红苔黄、脉弦数。胃及十二指肠溃疡、肝炎、胆囊炎、胆管炎、胆结石等见上述脉证者。

【方解】

气郁化火而引起的各种疼痛，应疏肝解郁，清热泻火，温通散瘀，其痛自消。金铃子苦寒降泻、清肝泻火、除湿清热为之君。疼痛必瘀，延胡索辛散温通、活血散瘀、理气止痛为之臣。二药相伍为用，相得益彰，清热除湿、行气活血、理气止痛甚效。

【按语】

散剂易吸潮、霉变，不宜久贮，服用不便。故散改丸，免煎吞服者，以免煎煮耗散药力和苦口之弊。

香连丸

【处方】

川黄连100 g，青木香100 g。

【制法】

上药打细粉，以稀米汤泛丸，如梧桐子大，低温烘干。

【用法】

一次3～6 g（30～60丸），一日2次，空腹米饮送下，或随汤剂吞服。

【功能】

调气行滞，厚肠止痢。

【主治】

热痢。症见内热口渴、下痢赤白、日夜无度、腹痛下坠、肛灼赤痛等。

【方解】

常言无积不成痢，无湿不作泻。湿热积滞，蕴结肠中，阻遏气机，传导失司，热迫湿注，泄痢并作，多伴腹痛、里急后重等症。急当理气化滞、消积清热，则腹痛下痢立止，调气则后重可除。青木香味辛苦、性寒，功能行气止痛祛湿；川黄连泻火解毒，清热燥湿，止痢。二味相合，气调热清滞化湿去，泄痢自止。

【按语】

香连丸为治痢疾名药，药简功宏。历代医家都善用治痢，代有创新。如《太平惠民和剂局方》的大香连丸和《良朋汇集》都有经验之谈，可参。赵师临证用此也有变通。如遇新病菌痢，发热、腹痛、里急后重者，常加槟榔、葛根、金银花，以汤荡涤。若久痢寒滞，用吴茱萸炒黄连为佐，加干姜丸，并用面汤稀粥送服。药丸假谷气以补脾胃固其本，更能发挥药食之力。

六一散

【处方】

滑石180 g，甘草30 g。

【制法】

上为细末。

【用法】

一次10～20 g，加蜜少许，温水调下，不用蜜亦得，一日3次。欲饮冷者新汲水调下；解利伤寒，发汗，煎葱白、豆豉汤调下；难产，紫苏汤调下；暑湿水肿，白开水调下。

【功能】

利小便，生津液，解暑湿，止渴宽中。

【主治】

中暑身热，吐利泄泻，症见表里俱热，烦躁口渴，小便不利，或呕吐，腹泻，水肿等，以及淋浊、石淋。

【方解】

滑石质体滑腻，故可利窍。上清水源，下通水道，荡涤六腑之邪热，由小便而出。甘草泻火解毒，缓和药性，以甘草之甘缓制滑石之寒滑，又以滑石之寒滑制甘草之甘滞。二药相伍为用，名曰“六一散”，亦名“天水散”。顾名思义，则治暑热、心烦口渴、小便不利诸症可知。本方除清暑热之外，又长于渗湿利水，通利膀胱，使湿热之邪从下渗泄，故又能利水通淋，治一切砂石诸淋、水肿等症。

【按语】

《医方考》曰：“滑石性寒，故能清六腑之热；甘草性平，故能缓诸火之势。”柯琴曰：“滑石禀土中冲和之气，行西方清肃之令，秉秋金坚重之形，寒能胜热，甘不伤脾，含天乙之精而具流走之性，异于石膏之凝滞，能上清水源，下通水道，荡涤六腑之邪热从小便而泄。炙甘草禀草中冲和之性，调和内外，止渴生津，用以为佐，保元气而泻虚火，则五脏自安和矣。”

交泰丸

【处方】

川黄连150 g，上油桂15 g。

【制法】

上为末，水蜜丸，桐子大，晾干。

用法一次6 g，一日2次，早晚空心淡盐汤送下。

【功能】

水火既济，交通心肾，引阳入阴，故能神安而得眠矣。

【主治】

心肾不交，阴阳乖乱之怔忡不寐，多梦、遗精之证。

【方解】

心藏神，君火寄寓，肾藏精，真水所主，若水亏于下，火炎于上，肾水不能上济于心火，心火不能下交于肾水，致使水火不能既济，阴阳不能交泰，阳不入于阴，何能安眠？黄连苦寒，清心降火，下交肾水；肉桂辛温，蒸腾肾水，上济心火，又能引火归元。二药相伍，寒温为用，可使肾水上济于心火，心火下交于肾水，令水火既济，阴阳交泰，火不扰神，引阳入阴，引火归元也，故能神安而得眠矣。方名“交泰”者，乃取《周易·泰卦》水火相交之意。

【按语】

人之所以昼动夜静入阴安泰，犹如合欢、花生之叶昼开夜合，皆阴阳交泰之理，水火既济之妙，亦生物之适应于自然规律。此律不乱，乱则病矣。韩氏设交泰丸治失眠深明此理也。赵师于临证每加入炒枣仁、茯神木、焦栀子等，并以合欢花皮、花生叶煎汤泛丸，屡用皆效。

参附散

【处方】

人参150 g，附子（炮，去皮脐）100 g。

【制法】

共为细末。临用时取15 g，加生姜10片，大枣（擘）5个，水200 mL，煮取80 mL，去渣，食前温服。

【功能】

益气复元，回阳固脱。

【主治】

元气大亏，阳气暴脱之汗出厥逆，喘促脉微等危急之候。

【方解】

元气大脱之休克，脉微欲绝，冷汗自出，四肢厥冷，神昏之证，急需大补元气，回阳救逆。人参甘平，大补元气，补脾益肺，生津，安神；附子辛热，回阳救逆，温肾助阳，祛寒止痛。人参以补气强心为主，附子以助阳强心为要。二药相伍为用，相互促进，温阳益气，强心救逆，调节机体免疫功能。

半夏曲丸

【处方】

神曲500 g（为末，枣肉揉和成饼，候干，慢火炙），半夏500 g（为末，生姜汁揉成饼，候干，慢火炙）。

【制法】

上药共为细末，枣肉为丸，如梧桐子大。

【用法】

一次6～9 g（30～50丸），一日2次，生姜汤送下。

【功能】

健脾和胃，理气快膈。

【主治】

脾虚痰盛，纳呆食少，消化不良，心下逆满，脘腹饱胀，胃中嘈杂，嗳气呕逆等。

【方解】

脾虚生痰，痰湿反碍脾阳，更失健运而心下逆满，饱胀嗳气症成矣。当燥湿健脾，和胃降逆。半夏辛温，燥烈，功专燥湿化痰，和胃降逆，故为之君药。神曲健脾理气，消食和中。二药相伍，健脾和胃，和中降逆，理气快膈，消食除满力彰。

二妙丸

【处方】

黄柏、苍术各等份。

【制法】

上药共为细粉，以薏苡仁煎汤泛丸，滑石为衣，如梧桐子大。

【用法】

一次6～9 g（30～50丸），一日2～3次，开水或随汤剂吞服。

【功能】

清热燥湿。

【主治】

湿热下注，筋骨疼痛，足膝肿痛，痿证，湿疮，湿疹，丹毒，白带，腰痛。

【方解】

黄柏苦寒坚阴，清热燥湿，泻火解毒，善退虚热。苍术味辛苦、性温，入脾、胃经，辛温升散，苦温燥湿，能发汗以解风寒之邪。滑石、薏苡仁利湿健脾，用于治疗外感风寒湿邪所引起的头痛、身痛、无汗等症；又能芳香化浊，燥湿健脾，用于治疗脾为湿困，运化失司，以致食欲减退，胸闷呕恶，腹胀泄泻，苔白腻浊等症；还能祛风湿、止痹痛，用于治疗湿邪偏重的痹证。二药伍用清热燥湿尤胜。

当归补血汤

【处方】

黄芪30 g，当归（酒洗）6 g。

【制法】

上药为细末，作一服。水200 mL，煎至100 mL，去渣。常做浓缩丸：黄芪煮汁，当归打粉，以药汁泛丸，梧桐子大，低温烘干。

【用法】

食前温服。

【功能】

益气生血。

【主治】

劳倦内伤，气血虚弱，阳浮于外，肌肤燥热，面红目赤，烦渴引饮，脉洪大而虚，以及妇人经行，产后血虚发热头痛，疮疡溃后久不愈合者。

【方解】

劳倦内伤，气血虚弱，则诸病丛生。本方重用黄芪甘温大补脾肺元气，以资生血之源，更用当归养血和营，则阳生阴长，气旺血充，诸症自除。

艾附丸

【处方】

熟艾（揉细作饼，焙）120 g，香附（醋酒同煎，捣）180 g。

【制法】

上药打粉，以姜汁和神曲为丸。

【用法】

每次3 g，每日3次，砂仁汤送下。

【功能】

调经散寒，理血利气，通经止痛。

【主治】

妇人气血两虚，经行后腹痛；下焦虚寒，肝郁气滞，以致月经不调、少腹冷痛、宫冷不孕、带下绵绵等症；心腹冷痛诸症（寒气郁结之胃脘痛、少腹痛）。

【方解】

艾叶温经止血，暖胞散寒止痛；香附开郁调经，行气止痛。艾叶除沉寒痼冷为主，香附开郁散气为要。二药合参，温开并举，调经散寒，理血利气，通经止痛的力量增强。

二至丸

【处方】

女贞子（冬至采，蒸透，晾干）、旱莲草（夏至采，切段，晒干）各等份。

【制法】

上药共为末，水蜜泛丸，如梧桐子大。亦可做浓缩丸：女贞打粉，旱莲煮汁泛丸。

【用法】

水蜜丸，一次10 g（50丸）；浓缩丸，一次6 g（30丸）或汤剂吞服，一日2次。

【功能】

补肝肾，强筋骨，清虚热，乌须发。

【主治】

肝肾不足，体虚有热所致血不上荣，须发早白、头昏、目眩、失眠、健忘、腿软无力等症；阴虚火旺，迫血妄行所致鼻衄、咯血、尿血、便血、崩漏下血等。

【方解】

女贞子滋阴补肾，养肝明目，强健筋骨，乌须黑发；旱莲草养肝益肾，凉血止血，乌须黑发。女贞子冬至之日采，旱莲草夏至之日收。二药伍用，有交通季节、顺应阴阳之妙用。二药均入肝肾两经，相须为用，互相促进，补肝肾、强筋骨、清虚热、疗失眠、凉血止血、乌须黑发之力倍增。

【按语】

方小功宏，应用广泛，赵师常以此与中成药、汤剂配伍应用于多种内科杂病，简便廉验。

良附丸

【处方】

高良姜、醋香附各等份。

【制法】

上为细末，水泛为丸，如梧桐子大。

【用法】

一次6 g，一日2～3次，开水送服，或随煎剂吞服。

【功能】

温中散寒，行气止痛。

【主治】

肝郁气滞、胃中寒凝之胃脘痛证，症见口吐清涎，喜温喜按，胸闷胁痛。慢性胃炎、胃溃疡、十二指肠球部溃疡属于寒凝气滞者均可使用。

【方解】

肝郁气滞、寒凝胃中之胃脘痛证，急当开郁行气，温中散寒止痛。香附辛散苦降性平，善理气开郁，能通行三焦，行血中之气滞而理气活血，调经止痛。高良姜味辛性热，善内攻走里，专散脾胃之寒邪，以温胃散寒止痛，降逆为其长。高良姜得香附，则可除寒祛郁；香附得高良姜，则行气散寒。二药相伍为用，相得益彰，温中散寒，理气止痛，甚效。

【按语】

《不知医必要》："因寒痛者，姜加倍；因气痛者，附加倍。"《百一选方》："二味须各炒，同炒即不效。"赵师常以本方加味（砂仁）制丸，单用或与中成药、汤剂配伍皆效。

三仙丸

【处方】

焦神曲、焦麦芽、焦山楂各等份。

【制法】

上药共为细粉，水泛为丸，如梧桐子大。

【服法】

一次6~9 g，一日3次，开水或随煎剂同服。

【功能】

消食化积，破滞除满，消一切食积。

【主治】

暴饮暴食，胃胀腹痛，嗳气腐臭，矢气频频或腹泻及一切食积。

【方解】

神曲消食和胃，辛而不散，甘而不壅，温而不燥，为行气调中、消食开胃之佳品，适用于食积气滞，谷食不化，腹胀腹泻。麦芽健胃消食，疏肝回乳，以消散为主，能升发脾胃之气而消食积，尤长于消化面果食积。山楂消食化积，破气消瘀，止泄痢，醒脾开胃，消磨油垢肉积，入肝经走血分，而散瘀血、化结消胀。三药合用，消食化积，破滞除满，散瘀行滞，能消一切肉、果、谷、面之积。

【按语】

除成人食积伤胃诸证，尤常用小儿食积、食滞、疳积，甚者与汤剂合服。

大槟榔丸

【处方】

大腹皮、槟榔各等份。

【制法】

取槟榔为细粉，将大腹皮清洗后煎煮2次，滤液合并沉淀，取其清液，泛为丸，如梧桐子大，低温烘干。

【用法】

每次6 g，一日2次，开水送服，或随汤剂吞服。

【功能】

行气消胀，利水消肿。

【主治】

腹水，腹胀，腹大如鼓，面目浮肿，下肢水肿，小便不利，以及气滞停食，脘腹胀满、下坠，便秘或频而量少，或便溏不爽，食欲减退，嗳腐食臭，舌苔垢腻等。

【方解】

大腹皮质体轻浮，辛温行散，专行无形之滞气而宽中，利水消肿；槟榔质体沉重，辛苦降下，善行气消积化滞，以消积行水著称。二药相伍，相互促进，行气消胀、利水消肿之力倍增。

代朴丸

【处方】

代代花60 g，厚朴花60 g。

【制法】

上药共为细粉，以生薏苡仁煎汤泛为丸，以薏苡仁粉、滑石粉包衣如梧桐子大。

【用法】

一次3～6 g，一日2次，开水送服或随汤剂吞服。

【功能】

芳香化湿，理气宽中，醒脾开胃，增进食欲。

【主治】

肝郁气滞，脾胃不和，胸胁胀痛，胃脘胀满、疼痛，恶心呕吐，不思饮食等症。

【方解】

肝郁脾虚，湿阻不运而胸胁胀痛，脘腹痞满。急当理气宽中，醒脾开胃。厚朴花苦辛温，理气宽中，化湿解郁，健胃止痛，治胸膈胀闷；代代花甘、微苦，香气浓郁，理气宽胸，疏肝和胃，开胃止呕，治胸膈痞闷、脘腹胀痛、呕吐食少。二药相伍为用，理气宽中、化浊除痞、醒脾开胃、增进食欲之力益彰。取其花者，质体轻浮，香气浓郁，升发之性倍增，芳香化浊之力尤佳，临证方书多有点睛妙笔可参。

【按语】

诸花入药，均宜后下，不宜久煎，以免芳香挥发性成分挥发丢失，影响治疗效果。然虽后下，有效成分亦有破坏丢失，故制成丸剂，随汤吞服，则能药尽其用，节省资源，增效减负。以薏苡仁、滑石粉作辅料包衣，既能防止药香挥发，易保存和服用，又能利湿益胃健脾。故将代朴散改制成包衣丸剂，赵师临证常以此与藿佩丸、六和正气丸配伍治疗脾虚湿浊阻中之痞满证甚效。

砂蔻丸

【处方】

砂仁100 g，白豆蔻100 g。

【制法】

上药共为细粉，以生姜汁、米饮泛丸，以山药茯苓粉为衣，如梧桐子大（亦可做微丸专用于小儿），低温风干。

【用法】

一次6 g，一日2次，开水送服，或随汤剂吞服。

【功能】

开胸顺气，行气止痛，芳香化浊，醒脾开胃，和中消食。

【主治】

脾胃虚寒，湿浊内蕴，以致气机不得宣畅，胃呆纳少、胸闷不舒、脘腹胀痛、反胃、哕心逆等症；小儿胃寒消化不良、吐乳等症。

【方解】

砂仁辛散香窜温通，醒脾和胃，行气止痛，温脾止泻，理气安胎；白豆蔻辛温香燥，温中化湿，健胃止呕，行气止痛。砂仁香窜而化浊，功专于中下二焦；白豆蔻芳香而气清，功专于中上二焦。二药相伍，宣通上、中、下三焦之气机，以开胸顺气、行气止痛、芳香化湿、醒脾开胃、和中消食。

【按语】

本品辛香走窜，不宜入汤剂煎煮，历代医家皆主张研粉冲服，以药尽其用。但粉剂易吸潮发霉、气味散发，又吞服不便，故改水丸包衣，以全其用，节省药材50%～80%。

藿佩丸

【处方】

藿香100 g，佩兰100 g。

【制法】

上二味用冷水清洗后，低温烘干，共为细粉，水泛为丸，如梧桐子大，以米饮滑石粉为衣，低温烘干。

【用法】

一次9 g，一日2次，开水送服，或汤剂送服。

【功能】

芳香化浊，清热祛暑，和胃止呕，醒脾增食。

【主治】

暑湿、湿温初起而见身亘倦怠，恶寒发热，以及脾虚失运、湿浊阻中之脘腹痞满不舒、舌苔厚腻、胃肠功能紊乱、吐泻并作之症。

【方解】

脾虚失运，或暑湿时令，内外皆湿，湿困脾土，湿浊阻中，急当健脾燥湿，化浊醒脾。藿香与佩兰是临床常用清暑利湿要药。藿香芳香而不嫌其燥烈，温煦而不偏于燥热，既能散表邪，又能化里湿而醒脾开胃；佩兰气香辛平，其醒脾化湿之功效较强，并有一定的利水作用，历来被推为治脾瘅口疳要药。二药相须为用，芳香化湿、清热祛暑、和胃止呕、醒脾增食之功益彰。

【按语】

芳香之品，不宜入汤剂煎煮，为防芳香挥发油散失，故将此方改丸吞服，以全其用。以滑石、米饮为衣者，取包衣封固，既防药气散失，又有健脾养胃、淡渗滑利、引湿由小便排出之功。

藿苏丸

【处方】

紫苏梗、藿香梗各等份。

【制法】

上二味共为细粉，以生姜汁起模、米饮泛为丸，如梧桐子大，以滑石粉为衣。

【用法】

一次10 g，一日2次。开水送服，或随汤剂吞服。

【功能】

芳香化湿，理气解暑，消胀止痛。

【主治】

脾胃不和，健运失司，气机不畅，湿滞阻中，以致脘腹满闷、纳食不化、嗳气呕吐，夏日伤暑、呕吐泄泻等症。

【方解】

梗者最善理胃肠之气滞，紫苏梗辛香温通，长于行气宽中，温中止痛，理气安胎；藿香梗气味芳香，醒脾和胃，化湿止呕，行气止痛。二药相伍，相得益彰，理气宽中、消胀止痛的力量倍增。

【按语】

本方善理气宽中、除痞消胀，凡脾虚湿阻、气机不畅之脘腹痞满者屡用屡效。必做丸者，以免入汤剂煎煮挥发耗损。包衣更能防止香气散发，以药尽其效，节省药材。

三莪丸

【处方】

京三棱、蓬莪术各等份。

【制法】

上药共为细粉，以水醋各半泛丸，如梧桐子大，低温烘干。

【用法】

一次6 g，一日2次，开水送服，或随汤剂吞服。

【功能】

活血化瘀，行气止痛，化积消癥。

【主治】

食积腹痛，血瘀胃痛，经行腹痛，腹中包块。

【方解】

三棱苦平辛散，入肝脾血分，为血中气药，长于理血中之气，以破血通经；莪术苦辛温香，入肝脾气分，为气中血药，善破气中之血，以破气消积。二药相伍为用，气血双调，活血化瘀，行气止痛，化积消癥。

【按语】

张锡纯谓：“三棱、莪术，若治陡然腹胁疼痛，由于气血凝滞者，可但用三棱、莪术，不必以补药佐之；若治瘀血积久过坚硬者，原非数剂所能愈，必以补药佐之，方能久服无弊。或用黄芪六钱，三棱、莪术各三钱，或减黄芪三钱，加野台参三钱，其补破之力皆可相敌，不但气血不受伤损，瘀血之化亦较速。盖人之气血壮旺，愈能驾驭药力以胜病也。”三棱、莪术相兼为用，理气活血，妙不可言，源于“气行则血行”“气滞则血凝”“寒滞血瘀”之理，为疑难病常用之方。因含挥发油，入煎剂不宜，故改做丸，服量少而功宏，赵师常以此丸与汤剂或中成药或小方制剂配伍，治疗瘀血胃痛、脾气虚而血瘀之溃疡性结肠炎，因均为久瘀正虚邪实之疑难重症，必遵张锡钝妙论，才能久服无弊，缓克顽症，屡起沉疴。

人参粥

【处方】

潞党参50 g，白茯苓100 g。

【制法】

上药为末，备用。

【用法】

一次30 g，同粳米60 g熬粥。先以盐汤将口漱净，后再食粥。每日1～2次。

【功能】

健脾益气，和胃增食。

【主治】

脾胃虚弱，纳呆少者。

【方解】

脾胃为后天之本，气血生化之源，以营养周身。久病体弱或大病初愈，脾虚胃弱，纳少食减，最需食养食疗调摄脾胃。本方以潞党参、茯苓甘淡味厚，相须为用，能健脾益气，和胃增食，为治本之策。方名“人参粥”，而用潞党参，是因古时二药不分也，做粥者，因粥能使黏者愈黏，留恋胃肠，善养胃气。本方参、苓相须，最善补气健脾，粳米甘寒、谷气有余，与参、苓熬粥，最能养胃益阴，开胃进食。

【按语】

凡脾胃虚弱、久病新瘥、年老体弱、消化吸收功能障碍者，每用皆效，深知孙真人食疗食养之真谛。

白术膏

【处方】

白术500 g，陈皮125 g，蜂蜜200 g。

【制法】

二味加水浸泡至透，煎煮1小时，滤过另置。药渣加开水再煎煮1小时，滤过，同时收集芳香水，两次滤液合并，沉淀，滤过，低温浓缩，加蜂蜜收膏。芳香水二次蒸馏后加药膏内至1 200 mL，混匀。密闭冷藏备用。

【用法】

一次30～50 mL，开水调服，一日2次。

【功能】

健脾益气，理气和胃，升清降浊。

【主治】

脾胃不和，饮食无味、泄泻、痞胀之症。

【方解】

脾健则升，胃和则降。本方白术健脾益气升清阳，陈皮理气和胃降逆（浊），二者相辅相成，健脾和胃，升清降浊，二气均分，痞胀自消。

【按语】

用于脾胃不和之证，甚为对症，实配伍之妙，制剂之巧，药尽其用。常用于胃动力障碍属脾虚失运所致之痞满者。

山蓟膏

【处方】

白术500 g，白蜜100 g。

【制法】

将白术浸一宿，用东壁土拌蒸至透，再以米粉拌蒸，刮去浮皮，切片，晒干备用。将白术片加水8倍，煎煮1小时，滤过；再加水6倍煎煮1小时，滤过，并同时收集芳香水。两次滤液合并，沉淀，浓缩，加入白蜜煮沸收膏，冷至60 ℃，加入重提之芳香水至1 000 mL，混匀、密闭、冷藏。

【用法】

每次服50 mL，以淡姜汤点服，一日2次。

【功能】

益气健脾，生津益胃，增进食欲。

【主治】

脾胃虚弱，运化失常，胃阴不足，纳少、化迟。

【方解】

太阴主生化之气，其性喜燥，其味喜甘，其气喜温。白术备此三者，故为中宫要药；白蜜甘平濡润，甘味重，归脾速，濡润能制白术之燥。二药配伍，令白术虽燥而不烈，白蜜虽濡润而无滋腻。补脾而不滞，醒脾而不燥，又能生津开胃，故能增食而壮体。

【按语】

山蓟者，白术之别名也。凡脾虚胃弱、气阴双亏，饮食无味、口干、食少、纳呆者，以此膏调养最为对症。

干姜丸

【处方】

干姜300 g，赤石脂180 g。

【制法】

上药打细粉，制为水蜜丸，如梧桐子大，低温烘干。

【用法】

一次6～9 g，一日3次，米饮或汤剂送服。

【功能】

温胃和中，涩肠止泻。

【主治】

胃中冷不能食，食不能消，或寒湿泄泻及脾胃虚寒久泻诸症。

【方解】

胃中虚冷，乃脾胃阳虚，或过食生冷寒凉之物，或夜卧露宿风凉，寒邪直中，或过用苦寒克伐之品，造成胃内寒凝气滞，失其和降之职。干姜辛热燥烈，功专温中祛寒，故为之君；赤石脂具甘酸温涩之性，功专敛阴止泻，以防久泻伤阴。二药相伍为同，温涩并用，俾复其中焦阳气，则诸症可除焉。

【按语】

结肠炎属寒湿滑泻，久治不效者，可配伍此药。

茴香丸

【处方】

西茴香100 g，生姜200 g。

【制法】

上药同捣令匀，取汁密闭另置。将药渣置净器内，用湿纸盖一宿，次日以银石器中，文武火炒令黄，为末，以黄酒加药汁泛丸，如梧桐子大。

【用法】

一次20丸，一日3次，茶酒送下。

【功能】

温中散寒，理气和胃。

【主治】

寒湿困脾，胃失和降，食少纳呆之证。

【方解】

寒湿困脾，中阳受困，脾气被遏，运化失司，当用温通之法。小茴香辛温芳香，辛香化湿，理气和胃；生姜辛温行散，温脾散寒，止呕。二药合用，功能温中散寒，理气和胃。

【按语】

二鲜生药捣取汁泛丸者，以防此药香窜气味在加热炒黄过程中挥发散失。故制有改进，以药尽其用。

山楂粥

【处方】

山楂（去核）300 g，桂皮30 g。

【制法】

上二味共为细粉。

【用法】

取30 g，用水400 mL煮沸，加入适量糯米粉熬成粥。单服或和蜜同服。每日1～2次。

【功能】

健脾开胃，消痰行滞化瘀。

【主治】

脾胃虚弱，中焦虚寒，食积难化者。

【方解】

宿食停滞，脾胃失和，气结中焦，则为痢、为痰、为血瘀。方中以山楂开胃消食、行滞化瘀为君，桂皮辛温通阳暖胃。二药相伍，则滞散痰开，血行痢止。本方治食、气、痰、血、积滞之轻浅者甚妥。

麦糵丸

【处方】

大麦芽300 g，干姜60 g。

【制法】

上药共为细末，水泛为丸，如梧桐子大。

【用法】

一次6 g，一日3次。

【功能】

消食健脾。

【主治】

饱食即卧，宿食停滞，令人四肢烦重，嘿嘿欲卧者。

【方解】

脾胃阳气素虚之人，食后最易困倦欲卧。饱食而卧，食必停滞，损伤脾胃。麦蘖者，大麦芽也。本方大麦芽味甘性平，最能健脾消食；干姜辛温，功擅温胃散寒。二药相伍，消补相兼，使宿食消而脾胃健，康复如初。

苍术丸

【处方】

制苍术1 000 g，神曲500 g。

【制法】

上药共为细粉，水泛为丸，如梧桐子大。

【用法】

一次30丸，米汤送下，一日3次。

【功能】

除湿散寒，健脾和胃。

【主治】

腹中冷痛不能食，食而不消，羸弱多病，舌质淡，舌体胖大、边有齿痕，苔白滑厚腻者。

【方解】

脾胃阳虚，寒湿内盛，运化无权，变生诸症。苍术辛温芳香，温中散寒，燥湿醒脾，配以神曲和胃消食，自可寒散湿除，脾健胃和，能食而体壮矣！

连蒜丸

【处方】

川黄连60 g（为细粉），大蒜60 g，马齿苋300 g。

【制法】

川黄连粉与大蒜共杵为泥，候干打粉，马齿苋300 g煎汁泛丸，如梧桐子大。

【用法】

一次30～50丸，一日3次，白汤送下。

【功能】

清热燥湿，消积导滞。

【主治】

热痢。

【方解】

脾失健运，饮食停积，郁而化热，蕴积胃肠，泄痢并作。故应清热燥湿，消积导滞。本方以川黄连、马齿苋清热燥湿、厚肠止痢，大蒜消脾胃之食滞而解毒。三药合用，郁热清，积滞除，泄痢自止。

【按语】

马齿苋酸寒清热解毒止痢，取汁泛丸者，是精制之需，更加重清热之力。以浓缩丸者，服药方便，用量减少。赵师常以此丸治痢疾，方便速效，效高价廉，又无害胃之弊。

参术丸

【处方】

人参100 g，白术100 g。

【制法】

上药共为细粉，水泛为丸，如梧桐子大，低温烘干。

【用法】

一次10 g，一日3次，米饮或随煎剂送服。

【功能】

补益脾肺。

【主治】

脾肺气虚，胃伤阴虚，相火上冲之呃逆。

【方解】

脾气虚弱，则元气下流，相火上冲，是以呃逆不止，胃阴亦伤。人参为益气补虚之珍品，尤善补脾肺之气；白术为健脾养胃之良药。相须配对，补气健脾之功更强，且使中气、元气相互资生，则脾胃自健，元气自充，阴精自旺，相火不得妄犯胃气，自无冲上呃逆之患。

【按语】

《濒湖脉学》曰“久病逢之却可惊”，意思是说胃气败，元气损，相火犯胃可致呃逆。赵师以此方加枇杷叶、芡实、牡蛎等补肾镇摄、平冲降逆之品，尚可挽回危症，亦正复邪自去之理。

二冬膏

【处方】

麦冬150 g，天冬150 g，白蜂蜜300 mL。

【制法】

上药水煎2次取汁，浓缩至300 mL，加蜜收膏，约600 mL。

【用法】

一次20～30 mL，空腹白汤送服，一日3次。

【功能】

滋阴润燥，消痰生津。

【主治】

肺胃燥热，咳嗽痰少，痰中带血，咽痛喑哑。

【方解】

肺为清肃娇脏，属金忌火，宜清宜润。天冬养阴润燥，清热生津，润肺止咳；麦冬清心润肺，益胃生津，养阴润燥。二药合用，相得益彰，滋阴润燥，肃肺化痰，兼清心胃，则火不刑金而金土双益。

【按语】

赵师常以此方加玄参、沙参、蒲公英制浓缩丸或煎膏，更清肺胃燥热，以治咽痛、干咳、厌食、呃逆、舌红无苔、脉细数之肺胃阴虚、火旺燥热之证甚验。

生脉饮

【处方】

人参100 g，麦冬300 g，五味子100 g。

【制法】

上药共煎煮3次，浓缩至500 mL。

【用法】

口服，一次10～20 mL，单用或配伍均可。

【功能】

益气养阴，收敛真元，强心止汗。

【主治】

气阴双亏、元神外越之心悸、汗出、神疲乏力。

【方解】

孙真人为之急培元气，而以生脉名方也。麦冬甘寒，清权衡治节之司；人参甘温，补后天营卫之本；五味子酸温，收先天天癸之源。三气通而三才立，水升火降，而合既济之理矣。脉资始于肾，资生于胃，而会于肺。

【按语】

临床常用于气阴双亏之证，取益气养阴收敛之功，气虚阴亏之心悸、汗出、神疲乏力者每用辄效。暑伤元气，汗出乏力、心悸虚烦者单用有效，与清暑益气汤合用更好。心衰之危症用之也可转危为安。总之急症急用可转危为安，慢性消耗性气阴双亏者，用之有益。

四君子丸

【处方】

人参10 g，白术30 g，茯苓30 g，甘草10 g。

【制法】

传统用法为汤剂，因参、术含有挥发油，煎煮有耗损，且多用于治脾胃虚弱之慢性证，故改以水丸或浓缩丸，既节省药材又图缓功，方便配伍。水丸，上药共研细粉，以荷叶汤泛丸；浓缩丸，将参术研细粉，苓、草煎水泛丸。均绿豆大，低温烘干，密封贮存。

【用法】

浓缩丸，一次6 g；水丸，一次9 g。一日3次，温开水送服。

【功能】

补气健脾。

【主治】

纳呆食少，脘痞浮肿，汗出乏力。

【方解】

盖人之一身，以胃气为本，胃气旺则五脏受荫，胃气伤则百病丛生。凡体虚久病不愈，诸药不效者，唯有益胃补肾，固其先后天之根本。先培中土，中气旺则食消药布，营养周身，何患其药不效哉！由此可知四君、六君为司命之本也。人参味甘，大补元气，为之君。脾胃乃气血生化之源、元气生长之府也，白术苦甘温，补气健脾，助君药大补元气而为之臣。脾为湿土，喜燥恶湿，茯苓味淡，渗湿利水，为脾之喜，故能健脾，为之佐。甘草益气和中，调和诸药，为之使。张路玉说："气虚者补之以甘、参、术、苓、草，甘温益胃，有健运之功，具冲和之德，故为君子。"

【按语】

四君、六君、五味异功、香砂六君皆为常用补气健脾成药制剂，也是辨证加减的单元材料，尤以脾胃病用得最多，屡显宏功。

四物膏

【处方】

当归100 g，熟地黄100 g，川芎50 g，酒白芍60 g。

【制法】

传统为水煎汤剂，鉴于归、芎辛温芳香，煎煮过程中挥发性成分易耗散，故改为煎膏剂，尤利补血益阴润燥。制膏法：四味为粗末，加水6倍，浸泡1小时，头煎文火煮30分钟，滤过另置；并回收芳香水，加开水二煎，煮40分钟，滤液合并，沉淀，取上清液浓缩控量，加芳香水、蜂蜜收膏至500 mL。瓶装。

【用法】

一次50 mL，一日2次，开水冲调服。

【功能】

凉血润燥，益血补阴。

【主治】

血虚引起之血热、血燥、血亏诸证。

【方解】

四物膏为四物汤之组方，四物汤乃血虚、血热、血燥、阴血亏虚证主方也。当归辛苦甘温，入心脾生血为之君。生地黄甘寒入心肾滋血，或易熟地黄甘温补血，为之臣。芍药酸寒，缓肝益脾而养血，为之佐。川芎辛温通上下而行血中之气，为之使。全方共奏滋阴养血之功。

【按语】

四物汤虽为补阴血主方，临床却很少单独应用，常配以补气养血、凉血益阴、通经活血、益气活血、理气活血之法。盖“阳生阴长”“补气生血”“孤阳不生，独阴不长”，故虽欲补血，不能纯用四物汤，必配伍补气健脾之药，如八珍汤，即补气生血良剂妙法，十全大补力更宏，十全十美又调整，补气养血通经脉。

雷丸

【处方】

雷丸、使君子、槟榔各等份。

【制法】

上药共为细粉，水泛为微丸，如白芥子大。

【用法】

小儿1岁每次1 g，2岁每次1.5 g，3 ~ 4岁每次2 g，5 ~ 6岁每次3 g。空腹米饮送服，一日2次。

【功能】

杀虫、消积、化痞。

【主治】

虫积、食积、腹痛之证。

【方解】

小儿虫积多兼食积、痞积，故杀虫、消积、化痞同用，甚合诸症。使君子味香性温，杀虫消积，为驱蛔虫要药，又有健脾胃之功；雷丸苦寒，功专杀虫；槟榔辛苦温，杀虫消积，且有轻泻作用。三药相伍，杀虫、消积、缓泻之功愈增，最宜小儿虫积、食积之证。

【按语】

使君子服用过多或饮冷则呕而呃逆，饮热姜水即止。雷丸素受热至60 ℃即被破坏而失效，不宜入汤剂，故以生粉制丸，以保药效。临床用于小儿虫积腹痛，驱虫后，尚存食积、疳积、厌食、消瘦诸症，配疳积消颗粒、枳术消积丸甚效。特精制微丸者，便于小儿服用。

（二）验案举隅

1.当归补血汤案：气虚血瘀成便秘 补气健脾润肠通

李某，男，76岁。2009年6月12日初诊。主诉：便秘6年。大便2～3日1次，干如羊屎，甚至用开塞露也便不完。脘腹饱胀，纳呆食少，餐后胀甚，口干。脉沉细，舌质暗红、少苔，舌体胖大、边有齿痕，舌脉瘀。

论析：年高气弱，阴血不足，肠燥失濡，故见大便干如羊屎、饱胀、纳呆、口干、脉沉细、舌质暗红、少苔等。

证属：气虚阴亏、气血瘀滞之便秘。

治法：补气健脾，养血活瘀，润肠通便。

方药：当归补血汤加味。黄芪30 g，当归15 g，白术30 g，太子参15 g，生首乌30 g，枳壳15 g，桃仁15 g，槟榔15 g，炒莱菔子20 g，沙参30 g，炙甘草10 g。7剂，日1剂，水煎服。

方解：肠燥失濡，是因为阴血津液不足，阴血来于阳气，故以当归补血汤补气生血，亦阳生阴长之义也，为之君。年高脾气不足，白术、太子参补气健脾、养阴生津，为之臣。虚多兼滞，枳壳、炒莱菔子、槟榔下气宽中、消积导滞；燥热肠枯，生首乌、桃仁、沙参清热活血、养阴润肠、解毒通便。此两组药共为之佐。甘草补中益气、调和诸药，为之使。全方共奏补气健脾、养血活瘀、润肠通便之功。

配伍通腑宁浓缩丸，一次10～20丸，一日1次，晚餐前服。

二诊：2009年6月19日。大便一日1次，成形、无干块，腹胀大减，饮食好转。脉细，舌质暗红、苔薄白，舌脉瘀。以通腑宁浓缩丸巩固善后，酌情递减。

追访3个月痊愈。

【按语】老年便秘以虚秘为多见。虚者，元气不足，传化失司，肠蠕动无力是其一也；阴血津液不足，肠燥失濡是其二也。无论气虚、血虚之便秘，皆忌泻下攻伐。健脾益气，滋其化源，养阴补血，润肠通便，是为正治之法。本案先补气健脾，润肠通便，扶正祛邪，纳运复，化源充，津血丰，运化行，正渐复，药递减，乃至停药。正谓："汤剂灵活利辨证，制剂简便更节省。"气足血活，阴津来复，继以通腑宁浓缩丸巩固善后。

2.当归补血汤案：食管癌气虚血瘀 补气养血抗癌毒

金某，女，74岁。2012年7月6日初诊。主诉：纳差乏力、畏寒肢冷1个月。患者食管癌术后1个月，手术后恢复良好。唯食少化迟，消瘦乏力，畏寒肢冷，便溏。脉细无力，舌淡苔白，舌体胖大、边有齿痕，舌脉瘀。

证属：脾胃虚弱，气虚血瘀。

治法：补气健脾，养血和血。

方药：当归补血汤加味。黄芪40 g，人参10 g，白术30 g，茯苓20 g，当归15 g，桂枝12 g，赤芍、白芍各15 g，干姜10 g，陈皮15 g，炙甘草10 g，生姜、大枣为引。3剂，日1剂，水煎，一日3～4次分服。

二诊：2012年7月9日。服药平稳，畏寒肢冷减轻，胃舒欲食。同上方7剂。少食多餐，正餐、加餐，五餐为宜之食疗、粥养（黑米、粳米、薏苡仁、莲肉、大枣、百合熬粥食之，一日2次），间喝小米海参汤、养胃茶（黄芪、玉竹、人参、山楂、炙甘草）、参七散（西洋参、三七、藏红花）。

三诊：2012年7月16日。畏寒肢冷消失，大便溏轻，一日1次，食量增加，精神好转。脉细，舌淡红。阳气有复，同上方去桂姜之温，加砂熟地（以粉捣成饼）12 g、蒸首乌15 g、鸡血藤30 g以补精血。14剂，日1剂，水煎服。

四诊：2012年8月31日。饮食、二便基本恢复正常，精神好，情绪安。脉缓和，舌淡红、苔薄白，舌脉瘀轻。继续服上方14剂（2日1剂），病轻药减、间断治疗，食疗粥养随意，不适随诊。

【按语】本案经验，人参、熟地之功莫大矣！仲景治中虚者，常用人参，取大补天地、阴阳、气血、津液之全耳！非独气也。日本汤本求真《皇汉医学》云："人参者，为振起复兴新陈代谢机能之衰减。"陈嘉谟云："参芪甘温，俱能补益。……但人参惟补元气调中，黄芪兼补卫气实表。”人参、熟地、黄芪之功，实为气生血，血生精，精化神，阳生阴长也。元气充，精血足，人之精气神饱满。

3.良附丸案：胃痛痛经崩漏症 气虚血瘀不归经

张某，女，18岁。2004年12月3日初诊。主诉：胃痛5年，加重半年。饱胀，嗳气，便秘，大便3日一行，身困乏力，畏寒肢冷，痛经，崩漏，白带多。脉沉细无力，舌质淡、苔白腻，舌体胖大、边有齿痕，舌脉瘀。

论析：素有脾胃虚寒，故见胃痛、饱胀、嗳气、便秘、畏寒肢冷、痛经、崩漏、白带多，脉沉细无力，舌质淡、苔白腻，舌体胖大、边有齿痕；久痛必瘀，气虚血瘀，故见身困乏力、脉沉细无力、舌脉瘀。

证属：脾胃虚寒、气滞血瘀。

治法：先以温中健脾、芳香化湿固其本；随机辨证，顺势而为，加减治其标。

方药：理中汤合良附丸化裁。白术30 g，干姜12 g，茯苓30 g，香附20 g，高良姜10 g，柴胡10 g，枳壳15 g，陈皮15 g，半夏15 g，藿香梗30 g，紫苏梗30 g，生姜、大枣为引。10剂，日1剂，水煎服。

院内制剂胃康宝胶囊6瓶，一次4粒，一日3次，餐后1～2小时服。

方解：脾胃虚寒，治宜温中健脾，理中汤主之。白术甘苦温，补气健脾，为之君。干姜辛热，回阳温中，温经止痛（血）；茯苓淡渗利湿。二者共助君药温中健脾之力增，为之臣。寒凝气滞、血瘀则痛，良附丸理气温胃、散寒止痛；脾胃升降为职，柴胡、枳壳、陈皮、半夏升脾之阳、降胃之浊；藿香梗、紫苏梗擅理胃肠之气滞。此三组药理气和胃、温中止痛，为之佐。姜、枣和胃，为之使。全方共奏温中健脾、理气止痛之功。

二诊：2005年1月18日。胃痛减轻，嗳气减少，大便不干，一日1次。月经先兆：乳房胀。脉沉细，舌质淡红、苔薄白，舌脉瘀。药证相符，诸症减轻。鉴于经前，因势利导，上方改柴胡为15 g，增疏肝理气之力，以防痛经。月经量过多，备补引血归经方，加强统摄之权，防崩漏之患。备用方：黄芪30 g，白术30 g，党参20 g，黑荆芥30 g，仙鹤草30 g，茜草30 g，炙甘草15 g。3剂。月经来次日煎服，以引血归经，减少出血。

三诊：2005年1月28日。1月20日经来，痛经大轻；21日始服备方2剂，月经量显著减少，5天干净。胃痛、嗳气大减，大便正常。脉沉细，舌质淡红，舌体胖大、边有齿痕，舌脉瘀稍减。经后当不失时机，大补气血。同首方去藿香梗、紫苏梗、柴胡，加黄芪30 g、党参20 g、当归15 g、赤芍20 g、白芍20 g、炙甘草10 g。10剂，日1剂，水煎服。胃康宝胶囊12瓶，一次4粒，一日3次，餐后1～2小时服。

四诊：2005年4月8日。初服胃痛见轻，至月余痛止。在当地又取上方30多剂，饮食、二便正常；经期服1～2剂引血归经方，月经亦正常。现精神好、有力气。

【按语】胃脘痛、痛经、崩漏、带下，皆因脾胃虚寒、健运失司、湿浊下注、气滞血瘀所致。治病必求于本，脾虚失运为本。虚多生寒，寒凝、气滞、血瘀而痛作。本案首以温中健脾、理气活瘀、散寒止痛为法，正治也。

4.龙胆泻肝汤案：肝郁火毒疱疹证 疏肝解郁清火毒

袁某，男，50岁。2015年12月1日初诊。主诉：腰及左胁下起疱疹4天。4天前腰及左胁下出现疱疹，剧痛难忍，外院诊为带状疱疹，抗病毒治疗3天，痛不止，疱更多。伴饱胀、嗳气、大便干结，7天未便，便前腹痛，便后痛止。嗜食辛辣厚味，烟酒无度，常熬夜。脉弦细数，舌红、苔腻，舌体胖大、边有齿痕，舌脉瘀。

论析：饮食劳倦，脾胃俱伤，积热胃肠，火毒内郁外发，气阴耗损，故见上症，从而加重疾病进程中证候的复杂性。

证属：肝胃郁热，火毒外发。

治法：疏肝清胃，清热解毒。

方药：龙胆泻肝汤化裁。柴胡15 g，黄芩15 g，大黄15 g，白头翁30 g，生首乌30 g，车前草30 g，木通10 g，金银花20 g，连翘20 g，龙胆草10 g，栀子15 g，生地黄15 g，牡丹皮20 g，甘草10 g。7剂，日1剂，水煎服。

疱疹酊喷剂，喷雾患处，一日3～5次，以清热解毒、化瘀止痛。

方解：带状疱疹由肝胃郁热火毒而发，肝喜条达，柴胡、黄芩疏肝理气清郁热，为之君。胃肠属腑，以通为用，大黄通秘结、导瘀血；白头翁、生首乌苦甘寒，通便解毒。三者清热解毒、润肠通便，为之臣。中焦郁热火毒外发，以金银花、连翘、龙胆草、栀子清热泻火，生地黄、牡丹皮凉血解毒，车前草、木通导湿热外出，为之佐。甘草解毒补中，为之使。全方共奏疏肝清胃、化瘀解毒之功。

二诊：2015年12月8日。服药3天后，大便1次，头干后黏，恶臭甚多，轻松舒服，2天后又便1次，黑黏恶臭，饱胀、嗳气，便后腹痛轻，疱疹无新出，部分结痂，痛轻，仍痒，脉细数，舌红、苔薄白，舌体胖大、边有齿痕，舌脉瘀。药证相符，症有所减，余毒未尽，继服上方7剂。

三诊：2015年12月15日。疱疹消失，不痛不痒，有麻木感，同上方再服7剂。

四诊：2016年1月12日。出差一段，一般情况尚好，局部麻木感消失，疮面平整，色素沉着，胃纳佳，多则腹胀，大便时有黑黏。脉细，舌淡红、苔薄白，舌体胖大、边有齿痕，舌脉瘀。积热火毒已消，脾虚未复，拟益气健脾、养阴补肾方：黄芪30 g，党参20 g，白术20 g，茯苓20 g，山楂30 g，鸡血藤30 g，当归15 g，生地黄、熟地黄各15 g，山萸肉15 g。

【按语】带状疱疹之发，缘邪实正虚，应速祛其邪，防其变，避免神经损伤疼痛之后遗症。本案由饮食不节，嗜食肥甘，致肝胃郁热，积热火毒内郁损正，正不胜邪，外发本症。急则治其标，拟疏肝清胃、通腑泄热、解毒化瘀，祛邪为要，釜底抽薪，邪去正安，并以疱疹酊喷剂外治，直达病所，以凉血解毒、止痛敛疮，内外合攻，效之速也；终以益气健脾、养阴补肾、活血通络，扶正固本，以防复也。

5.生脉饮案：咳嗽气喘10年余 生脉饮来加化痰

江某，男，57岁。2009年1月2日初诊。主诉：气喘10年余，加重20天。患者于10年前出现咳嗽、气喘症状，晨起吸烟后症状加重，伴咳嗽、吐白痰，未予治疗。近20天症状日渐加重，遂来诊。现乃阵发性咳嗽、气喘，吐白黏痰，口干，自汗出，鼻塞，活动后气喘加重、心慌汗出、胸闷，神疲乏力。过敏原：花粉、冷空气。胸片示：支气管炎性改变（肺纹理增粗、模糊，肺中下野点状阴影）。舌质暗、舌苔薄白，脉细数。

论析：脾肺气虚，正气不足，肺失其主，不能正常宣发肃降，故咳嗽、气喘，动则加重；气虚不能上承津液，故口干痰黏。

证属：气阴两虚，肺失肃降。

治法：益气养阴，宣肺化痰。

方药：生脉饮加味。党参30 g，麦冬10 g，五味子10 g，陈皮20 g，杏仁10 g，炙麻黄6 g，桂枝15 g，炙甘草10 g，白芍15 g，款冬花10 g，茯苓30 g，半夏9 g，柴胡15 g，黄芩12 g。6剂，日1剂，水煎服。

方解：方中党参、麦冬、五味子益气养阴，既可补脾肺，又可养心脉，直中病机；桂枝、白芍调和营卫；茯苓、陈皮、半夏、炙甘草健脾行气；炙麻黄、款冬花宣肺化痰；柴胡、黄芩疏肝泄热。全方共奏益气养阴扶正、宣肺健脾化痰之功。

二诊：2009年1月9日。咳嗽减轻，仍有活动后气喘，精神好转，大便偏稀。舌质红、舌苔薄，脉细数。处方：党参30 g，麦冬10 g，五味子10 g，陈皮20 g，杏仁10 g，炙麻黄9 g，桂枝15 g，炙甘草10 g，白芍15 g，茯苓30 g，柴胡15 g，黄芩10 g，白术10 g，生姜30 g。6剂，日1剂，水煎服。

三诊：2009年1月15日。咳喘症状明显减轻，心悸气短基本消失，精神好转，食量偏少。舌质红、舌苔薄白，脉细数。仍以生脉饮加味：党参30 g，麦冬10 g，五味子10 g，陈皮20 g，半夏9 g，杏仁10 g，炙麻黄9 g，桂枝20 g，炙甘草10 g，茯苓30 g，厚朴15 g，柴胡15 g，黄芩10 g，白术10 g，生姜30 g。6剂，日1剂，水煎服。

【按语】本案为气阴两虚之咳嗽喘证。患者先天不足，肺脾气虚，脾失健运，肺气受阻，气津失布，肃降失常，发为喘促；肺系久病，咳伤肺气，肺之气阴不足，以致气失所主而反复发作；久病及肾，肾不纳气，则喘促亦甚；肺气不足，无力驱邪，则遇冷风刺激则咳嗽、气喘、鼻塞；气阴两虚，心失血养，则活动后气喘加重、心慌、胸闷。治疗上以益气养阴，宣肺化痰为主。方选生脉饮加味。如此标本兼顾，肺脾同调，则喘证自消。

6.四物汤案：血虚肠燥便秘证 益气养血润肠通

王某，女，54岁。2009年4月10日来诊。主诉：便秘5年余。素体虚弱，纳呆食少、头晕、心悸、失眠。脉沉细，舌红少苔。

论析：素体虚弱，头晕、心悸、失眠、脉沉细、舌红少苔等为一派气血不足之象，肠燥失濡而成便秘。

证属：血虚津亏，肠燥失濡。

治法：益气养血，滋阴润便。

方药：当归补血汤合四物汤加减。黄芪30 g，当归15 g，白术20 g，枳壳15 g，陈皮15 g，生首乌30 g，火麻仁20 g，杏仁10 g，柏子仁20 g，白芍15 g，生地黄、熟地黄各15 g，甘草10 g。7剂，日1剂，水煎服。

方解：阴血亏虚，虚阳浮越，津枯肠燥而便秘，故以当归补血汤补气生血，亦阳生阴长之义，气旺血生，肠道滋润，故为之君。枳术丸消补为用，为之臣。无水不能行舟，杏仁、白芍、生地黄、熟地黄、火麻仁、生首乌、柏子仁滋阴润肠、解毒通便；陈皮理气行滞。此两组药润下与行气相合，润燥滑肠为用，善治津亏、肠燥之便秘，故为之佐。甘草调和诸药，为之使。全方共奏益气养血、滋阴润便之功。

二诊：2009年4月18日。大便通畅，呈软条状，一日1次。上方去生首乌，继服5剂，汤剂减半（2天一剂），通腑宁浓缩丸1袋，以资巩固善后。

【按语】素体虚弱，气血不足，肠燥不濡之便秘，非益气养血、滋阴润肠，则大便不能通畅。又不可忽视益气健脾复其生化之源，固本以防复，这才是正治之法。

7.沙参麦冬汤案：阴虚胃燥呃逆证 养阴益胃平逆气

傅某，男，84岁。2009年6月9日初诊。主诉：呃逆1年余。经多方治疗未能根除。现仍呃逆频发，伴咽干痛、纳差食少、消瘦乏力，体重下降10 kg，便秘，大便2～3天1次，平素不喝汤饮。脉细、左弦，舌质光红、花剥苔，舌体胖、有齿痕，舌脉瘀。

论析：胃喜温润，得阴始安，得润则降。患者年高体弱，舌质光红、花剥苔，脉细、左弦，为气阴不足，肝脾不和，脾不能为胃行其津液，胃失濡润，气逆于上，故呃声连连；脉细、左弦，纳差，乏力，消瘦，为脾胃虚弱、土虚木乘之征。

证属：脾胃虚阴，胃气上逆。

治则：养阴益胃，降逆止呃。

方药：沙参麦冬汤加减。辽沙参30 g，麦冬20 g，天冬20 g，白芍30 g，柴胡10 g，枳壳15 g，枇杷叶60 g，莱菔子15 g，竹茹15 g，蒲公英30 g，葛根20 g，甘草10 g。12剂，日1剂。用法：加凉水浸泡1小时至透，煎煮30分钟，滤过另存；再加开水煎煮40分钟，滤过，两汁合并，分3~4次食前少量频服，以免胃虚不纳。

方解：胃为阳土，喜润恶燥，得阴始安，得润则降。治宜养肺胃之阴，润则逆气降，呃逆自止。辽沙参甘微寒，归肺、胃经，养阴清肺，滋胃生津，为之君。气阴虚则燥热生，麦冬、天冬润燥生津，助沙参养肺胃之阴之力倍增，为之臣。清升则浊降，枳壳、柴胡苦辛微寒，以升清阳；莱菔子、枇杷叶下气宽中、和胃降浊；蒲公英甘苦寒，归肝、胃经，甘能益脾，苦能健胃，寒能清热，有益无弊；竹茹、葛根甘寒，入脾、胃经，益胃清热；白芍酸甘化阴，柔肝缓急。枳壳、柴胡、莱菔子、枇杷叶、蒲公英、竹茹、葛根、白芍为之佐。甘草补中益气，调和诸药，为之使。全方共奏养阴益胃、润燥降逆之功。

二诊：2009年6月21日。服药后，口干、呃逆逐渐减轻，食欲好转，量有增加，大便一日1次，不干，舌质淡红、苔薄白，舌脉瘀，脉细。阴复浊降，症有所减。故上方去柴胡、蒲公英，加白术30 g、茯苓30 g以健脾安中、固本防复，加刀豆子30 g降逆；年高气弱血瘀，故加赤芍15 g。12剂，日1剂，水煎服。

三诊：2009年7月8日。服上方后，呃逆止，咽痛消，饮食、二便恢复正常，舌质淡红、苔薄白，脉细。依上方6剂巩固。嘱患者忌食生冷、辛辣之物，免伤胃气，以粥养胃，固本防复。

【按语】呃逆临证常见，但证型不同，治法各异。本案患者年高体弱，失于调养，肺胃阴虚，燥热内耗，竭阴耗液，气逆而呃作，以养阴益胃、通降而愈。叶天士认为，惟胃喜柔润和降，故治宜凉润通降、清养胃阴为法。以沙参麦冬汤养阴益胃，加消积、清热、通降、下气之品，令阴复、积消、热退，胃得阴始安，得和则降。呃逆何有不止乎！只要辨证准确，药对病机，年余之顽症，三诊而愈，见效甚捷。

凡能导致胃气上逆者，皆可引起呃逆。但病因病机不同，证候表现不一，治法亦各异：若属脾虚失运，湿浊阻中，非健脾和胃、芳香化浊、苦温下气不能止；若属脾胃虚寒、中阳不健，理中健脾、升阳益胃，则呃逆自止。所谓“百证百法”，非一法而统治百病也！

8.沙参麦冬汤案：气阴双亏胃脘痛 沙参芍药正当用

海某，女，60岁。2006年2月14日初诊。主诉：胃痛、腹胀5年，加重3个月。现症：恶心，厌食，纳差，食少，口干欲饮，饱胀，嗳气，便秘，3天1次，伴头晕、乏力、心烦不寐、自汗盗汗。脉细数，舌光红无苔，舌脉瘀阻。

论析：胃为燥土，得阴则降，胃阴不足而胃气上逆，故见恶心、厌食、纳差、食少、口干欲饮、饱胀、嗳气、便秘、脉细数、舌光红无苔等；头晕、乏力、心烦不寐、自汗盗汗，为气阴双亏之征。

证属：气阴双亏，胃燥失濡。

治法：益气养阴，滋胃生津。

方药：沙参麦冬汤化裁。北沙参30 g，麦冬20 g，玉竹20 g，玄参15 g，竹茹15 g，蒲公英30 g，百合30 g，枇杷叶30 g，葛根20 g，生白芍30 g，甘草10 g。10剂，日1剂，水煎服。

方解：胃为燥土，得阴则降，阴虚失润而气逆。沙参麦冬汤益气养阴、滋胃生津，而胃气降，诸症可消；生白芍、甘草甘酸化阴，阴复而本固。

二诊：2006年3月3日。恶心止，厌食、胃痛轻，食欲好转，口干、嗳气、烦热、盗汗均轻，脉沉细，舌质红、稍有薄白苔，舌脉瘀。药证相符，症有好转。照上方再服10剂。

胃康宝胶囊3瓶，一次4粒，一日3次，餐后1～2小时服，以补气健脾、活血化瘀。

三诊：2006年3月21日。胃痛、嗳气均止，食欲增进，食量增加，盗汗、虚烦、不寐大有好转。脉沉细，舌质暗红、苔薄白，舌脉瘀。鉴于阴复热清，胃和气降，改以益气健脾、养阴补血、活血化瘀治其本。调方：生黄芪30 g，生白术20 g，生山药30 g，北沙参30 g，赤芍、白芍各20 g，玉竹20 g，当归15 g，三棱10 g，莪术10 g，山楂20 g，甘草10 g。10剂，日1剂，水煎服。胃康宝胶囊6瓶，服用方法同二诊。

四诊：2006年4月25日。家属代诉：能吃能睡，胃不痛不胀，大便不干，精神亦好。怕再犯，特来买胃康宝胶囊。

【按语】东垣益气升阳法，重在健脾补中益气；叶氏养阴法，重在益胃生津。二者相辅相成、相互补充、相得益彰，完善了脾胃病论治方法。本案患者素有胃病，久痛多瘀耗气，病久伤津损液，导致气阴双亏、血瘀气滞、纳运失司。胃得润则降，益胃生津、清热润燥，以保气阴而诸症除。终以益气健脾、养阴补血、活血化瘀治其本。

9.沙参麦冬汤案：胃痛咳嗽皆误治 和胃利咽疗相兼

李某，男，14岁。2008年5月16日初诊。主诉：胃痛、咳嗽3个月。3个月前因感冒咳嗽，输液抗菌治疗1周，咳嗽未愈，胃痛又加，屡治不愈，纳差食少，消瘦乏力，咽干痒即咳，体重下降10 kg。脉沉细无力，舌质淡红、薄白苔，舌体胖大、有齿痕。

论析：此为上感引起咽炎，抗菌消炎伤胃，纳运失司，谷气下流，阴火上乘，气逆而咳。

证属：脾虚失运，阴火上乘。

治法：养阴益胃，清喉利咽。

方药：沙参麦冬汤加减。辽沙参30 g，麦冬15 g，百合20 g，枳壳15 g，炒莱菔子15 g，甘松15 g，枇杷叶30 g，前胡15 g，射干20 g，桔梗15 g，炒牛蒡子15 g，浙贝母12 g，连翘15 g，蒲公英30 g，甘草10 g。7剂，日1剂。水煎2遍，滤净合并，分早、中、晚3次温服。

胃康宝胶囊3瓶，一次4粒，一日3次，饭后1～2小时温开水送服。

方解：气上呛咳嗽生，肺最重，胃非轻。胃为燥土，和润则降。沙参、麦冬、百合养阴益胃、降肺胃之气，为之君。胃和则降，枳壳、炒莱菔子、甘松、枇杷叶，助君药和胃、下气之力增，故为之臣。咽炎乃肺胃之阴火上乘，前胡、射干苦寒，清热利咽，为疗咽壁之圣品；桔梗、牛蒡子、浙贝母、连翘、蒲公英疏风清热，解毒利咽。此两组药为之佐。甘草和诸药而解毒，为之使。全方共奏养阴益胃、清喉利咽、下气止咳之功。

二诊：2008年5月27日。咳止、咽不干痒，胃已不痛，食欲增进，食量增加。脉细，舌质淡红，舌体胖、有齿痕。鉴于阴复气降、胃和咳止，脾虚失运，治宜补气健脾、固本防复。以香砂六君子丸、胃康宝胶囊为宜。

【按语】本案为误治酿成肺胃皆伤之胃痛、咳嗽证。咽干痒而咳，明为肺胃燥热、气逆而咳，养阴益胃、润降气顺，则咳自止；胃和则气降而痛止、食进矣！临证不可不详辨，用药也当趋利避害，以防药伤，否则，医之过也。

10.新制橘皮竹茹汤案：湿热阻中致呃逆 清热化湿平胃气

赵某，男，65岁。2005年10月25日初诊。主诉：呃逆1周。患者呃逆频频，1周未止，伴喑哑、胸闷、胃痛。脉弦滑数，舌质红、尖边赤，舌体胖大、有齿痕，苔黄腻。素嗜烟酒。胃镜示：反流性食管炎；红斑渗出性胃窦炎，幽门螺杆菌（+）。

论析：酒肉伤胃，积热伤中，湿热阻遏，气逆而呃，而见胃痛，胸闷，苔黄腻，舌质红、尖边赤，脉弦数。

证属：肝胃郁热，湿浊积滞。

治法：清热化湿，降逆止呃。

方药：新制橘皮竹茹汤（《温病条辨》）加减。瓜蒌20 g，枳壳15 g，炒莱菔子20 g，刀豆子30 g，枇杷叶30 g，柿蒂20 g，陈皮15 g，半夏15 g，杏仁15 g，藿香梗、紫苏梗各30 g，茵陈30 g，蒲公英30 g，桑白皮30 g，竹茹15 g，莱菔缨30 g，生姜5片。7剂，日1剂，水煎服，早晚分服。

方解：呃逆者，胃气上逆也。虚实寒热之邪，皆可导致胃气上逆而不降。本案属肝胃郁热、湿热阻中而致胃气上逆，以瓜蒌、枳壳宽胸下气为之君。莱菔缨、莱菔子、刀豆子、枇杷叶、柿蒂皆助君药降胃之逆力增，故为之臣。陈皮、半夏、杏仁、藿香梗、紫苏梗和中理气以化湿；茵陈、蒲公英、桑白皮、竹茹清热利湿。此两组药为之佐。生姜和胃，协诸药降气止呕，故为之使。全方共奏宽胸下气、清热化浊、止呃之功。

二诊：2005年10月28日。服药1剂，呃逆见轻，2剂大轻，3剂痊愈。可谓一剂知、二剂轻、三剂愈也。

【按语】呃逆与嗳气不同，气逆上冲，声短而频，仅在喉间，不能自止者为呃逆；胃气上逆，声音沉长，从口而出者，为嗳气。本案呃逆，湿热阻中，胃气不虚，无须橘皮竹茹汤中党参、大枣、甘草之甘以补之；再加柿蒂，苦温降气止呃，即成新制橘皮竹茹汤，专治胃热之呃逆。湿浊阻中，更加陈皮、半夏、杏仁、藿香梗、紫苏梗，和中理气以化湿浊；茵陈、蒲公英、桑白皮、竹茹，清泻郁热以利湿，即为本方加味之义。以宽胸下气、清热化湿、降逆止呃而取速效。1年后，因饮酒，该患者又复发呃逆3天。于2007年1月26日再服上方4剂即愈。由此案足见此方与此人、此病、此证之合宜也，正谓师其法而不泥其方。

11.补中益气汤案：高个瘦削胃下垂 补中举陷食养壮

王某，女，42岁。2010年3月20日初诊。主诉：纳差、消瘦5年，加重1年余。素有脾胃虚弱，纳差食少，腹胀便溏，时有腹泻，消瘦乏力，加重年余，体重由50 kg降至38 kg。崩漏。脉沉细无力，舌质淡、苔薄白，舌胖、有齿痕。

论析：东垣云："脾胃俱虚，则不能食而瘦。"本案因脾胃俱虚，虚则不运，而食少便溏而瘦；气虚失于统摄而崩漏。

证属：脾胃虚弱，中气不举。

治法：补中益气，升阳举陷。

方药：补中益气汤加味。黄芪30 g，党参15 g，白术30 g，茯苓20 g，焦扁豆20 g，莲子15 g，柴胡12 g，升麻4 g，枳壳15 g，川羌活10 g，当归15 g，陈皮15 g，炙甘草10 g。10剂，日1剂，水煎，分3～5次频服，以免中虚不纳。

方解：脾胃俱虚者，当以辛甘升发之剂，补中益气而升阳举陷。故取参、芪甘温，大补元气，为之君。术、苓健脾补中固其本，为之臣。当归补血汤，补气生血和血之功也，取其阳生阴长之义；扁豆、莲子、陈皮助君臣健脾补中；枳壳合白术为枳术丸，消补兼施，佐君臣以防壅滞，补而不滞也；脾虚则清阳不升，升、柴、羌辛甘发散，清阳升腾而行少阳春升之令，春阳升，万物生，故取此消补、反佐之功，为之佐。甘草味甘，补中益气、调和诸药，为之使。全方共奏补气健脾、升阳举陷之功。

二诊：2010年4月2日。大便成形，一日1次，食欲好转，多食则胀，脉细，舌淡。药证相符，病有向好，继服上方7剂，经来停服。月经将至，备“调经三法”之“经期调血”方：生黄芪30 g，炙黄芪30 g，党参20 g，白术30 g，当归3 g，黑荆芥30 g，茜草20 g，仙鹤草20 g，炙甘草15 g。3剂，以行统摄之权。于行经第一或第二日服，至崩漏出血明显减少停服。

三诊：2010年4月10日。月经5日来潮，6、7日连服上方2剂，经血明显减少，9日干净。

【按语】如此治疗5个月，饮食、月经、二便正常，体重恢复至50 kg，开源节流之功也。补中益气、升阳举陷，则清阳升而脾胃健，纳运复，气血足，开源也；及时调经、引血归经，节流也。这是本案治疗的关键。

12.升阳益胃汤案：少年体弱胃下垂 健脾补中升举陷

仝某，男，13岁。1983年5月22日初诊。主诉：发现胃下垂2年。自幼体弱多病，纳呆食少，常腹胀腹泻，一日2～3次，面黄肌瘦，身困乏力，因而休学1年。一进诊室，屈膝搂抱坐在凳子上，且声明：“别耻笑我，这个姿势我舒服。”脉沉细无力，舌质淡、苔白腻，舌体胖大、有齿痕，舌脉瘀阻。钡剂造影检查示：胃下垂。

论析：自幼多病，脾胃虚弱，化源不足，脏腑失养，中气不举，脏腑下陷。故见以上诸症，屈膝怀抱正是中气不举之明证。

证属：脾胃虚弱，中气不举。

治法：健脾和胃，补中升阳。

方药：升阳益胃汤加减。黄芪30 g，党参15 g，白术20 g，茯苓20 g，焦扁豆15 g，当归10 g，柴胡12 g，枳壳15 g，焦三仙各15 g ，升麻3 g，羌活10 g，炙甘草10 g。20剂，日1剂，水煎2次，合并，分3～5次频服，以利于吸收。

方解：脾胃者，后天之本，气血之化源，虚则纳运失司，气血大亏，黄芪、党参大补元气，为之君。脾为元气之府，白术、茯苓、焦扁豆健脾渗湿为之臣。当归补气生血；柴胡、枳壳、升麻、羌活升脾之清阳；脾虚则纳运失司而积滞于中，焦三仙消积导滞而畅中。此八者补气血、升阳和中，为之佐。炙甘草味甘，补中益气、调和诸药，为之使。全方共奏健脾和胃、补中升阳之功。

复诊：1983年6月15日。服10剂后，食欲增进，食量增加，大便溏，一日1～2次，有精神了。20剂后，大便成形，一日1次，体重增加，今年准备复学。脉沉细，舌质淡红、苔薄白，舌体胖大、有齿痕，舌脉瘀。药证相符，病显好转，同上方20剂，以固本防复。

【按语】本案患者之所以瘦弱，缘素有脾胃虚弱，纳少运迟，腹胀溏泄，中气不举，常屈膝搂腹为舒。升阳益胃、补中升阳为正治之法，脾健则清阳升而浊阴降，纳运复而气血足，故虚弱之体渐渐康复矣。

13.升阳益胃汤案：脾虚湿阻不能孕 升阳除湿得胎产

夏某，女，34岁。2016年5月24日初诊。主诉：不孕10年。月经周期60～90天，量少，纳差食少，神疲乏力，虚汗淋漓，动则益甚，便溏不爽，反复感冒，白带量多。脉沉细无力，舌淡胖大、边有齿痕，苔白厚腻，舌脉瘀阻。曾在他院诊治。B超示：双侧卵巢增大，内有多囊性卵泡。基础体温单相。内分泌检查示：睾酮34 pmol/L，促卵泡素7 IU/L，促黄体素20 IU/L，雌二醇29 pmol/L。西医诊断为多囊卵巢综合征，中医诊断为不孕、月经后期。曾服安宫黄体酮及中药治疗，疗效不显。刻下：末次月经2016年3月30日，持续2天，量少，色暗红，无痛经。已停经54天，体型肥胖，身高160 cm，体重84 kg。

证属：脾虚湿阻，食少而肥。

治法：补气健脾，升阳除湿。

方药：升阳益胃汤化裁。白术30 g，苍术15 g，白扁豆20 g，枳壳15 g，柴胡12 g，升麻4 g，羌活15 g，川厚朴15 g，槟榔15 g，半夏15 g，陈皮15 g，藿香梗20 g，紫苏梗20 g，佩兰20 g，泽兰30 g。15剂，日1剂，水煎服。

二诊：2016年6月10日。月经2016年6月4日来潮，经量较前增多，食欲增进，食量增加，体重下降2.5 kg，身轻有力，出汗减少，白带减少，大小便正常。脉沉缓有力，舌质淡红、苔薄白。湿去邪减，尚需补气以和血。同上方去槟榔、半夏、陈皮，加生黄芪30 g、当归15 g、鸡血藤30 g 。30剂，日1剂，水煎服。

三诊：2016年7月12日。月经2016年7月8日来潮，经量较前稍增多，平时白带正常，身轻有力，脉沉缓有力，舌质淡红、苔薄白。继续服用参芪六君丸、枳术消积丸治疗。

四诊：2016年9月30日。先后治疗4个月，逐渐食欲增进，量亦增加，体重下降5 kg以上，无身困乏力，经带正常，脉沉缓，舌淡红、边有齿痕，苔薄白。不愿服汤剂，仍以上药丸再加逍遥丸继续调理。

【按语】《傅青主女科·肥胖不孕》云："妇人有身体肥胖，痰涎甚多，不能受孕者。人以为气虚之故，谁知是湿盛之故乎。"赵师从脾虚痰湿着手，治以补气健脾、升阳除湿，则阴邪去、阳气生，气化水行，邪去正复，则瘀积臃肿、虚胖自消；脾为湿土，喜燥恶湿，湿为阴邪，妨碍脾运，湿去则脾健，脾健则湿化，胃气复，饮食进。胃主纳谷，靠胃中元气盛，虚则食少；脾主运化，虚则不运，痰湿由生。脾胃元气俱虚，纳运失司，胃不纳而瘦，脾不运，痰湿壅实，以致正虚邪盛，而虚胖臃肿。临证所见颇多，有先天禀赋不足或后天失养、素体虚弱，因元气虚而不能纳谷者；还有脾胃元气俱盛、暴饮暴食，伤及脾胃而纳运失司者。虚实转化、证候复杂，应抓住主要矛盾，辨证论治，当泻则泻，当补则补，主要矛盾解决了，其他问题则迎刃而解。

14.参苓白术散案：腹痛急迫五更泻 温补脾肾调阴阳

芦某，女，42岁。2008年12月16日初诊。主诉：晨泻5个月余。每天黎明前少腹不舒，欲便急迫，便后则舒，一日2～3次。素有饮食不节，饥饱失宜，渐成此疾。伴面黄无泽，眼袋黧黑，脉沉细无力，舌质淡、苔薄白，舌体胖大、边有齿痕，舌脉瘀阻。

论析：饮食不节，损伤脾胃，脾虚及肾，脾肾阳虚，至黎明阴阳交替，阳虚未承，阴气独盛，寒滞窘迫，泻后释然；肾水侮土则眼袋黧黑；化源不足，气血不能荣于面则面黄无光泽；脉细无力，舌淡苔白，舌体胖大、边有齿痕，舌脉瘀，为脾气大虚、气虚血瘀之征。

证属：脾肾阳虚，气虚血瘀。

治宜：温补脾肾，补气活血。

方药：参苓白术散合四神丸加减。白术20 g，党参20 g，茯苓30 g，白扁豆20 g，补骨脂15 g，益智仁15 g，桂枝15 g，干姜10 g，五味子10 g，诃子15 g，三七粉3 g（冲服），甘草10 g 。7剂，日1剂，水煎服。

方解：本证由脾肾阳虚所致，治宜补脾和胃。白术、党参益气健脾渗湿为君。茯苓、白扁豆助君以健脾渗湿，为之臣。脾阳虚及于肾，故应“补火生土”，补骨脂辛苦温，《本草经疏》曰其“能暖水脏，阴中生阳，壮火益土之要药也”；益智仁辛温，暖肾温脾；桂枝、干姜温阳化气；诃子、五味子涩肠止泻；三七活血化瘀止血。此七者温肾助阳、涩肠止泻化瘀，为之佐。甘草既能补中益气，又可调和诸药，为之使。全方共奏温补脾肾、补气活血止泻之功。

二诊：2008年12月23日。晨起不急于如厕了，大便仍溏，舌脉如前。同上方加黄芪30 g、当归10 g，以加强补气和血、健脾止泻之力。7剂，日1剂，水煎服。

三诊：2009年1月30日。大便成形，一日1次，食欲好转，自感身体有劲儿了，脉细，舌质淡红，舌体胖大、边有齿痕，舌脉瘀。药证相符，病有所减，效不更方，继上方再服10剂。

四诊：2009年2月10日。饮食、二便正常，面色红润光泽，精神好转，体力增强，脉沉缓，舌质淡红、苔薄白，舌边齿痕轻微。病初愈，脾气尚虚，嘱粥养康复，以参苓白术散颗粒巩固。

【按语】“五更泻”乃脾肾阳虚、命门火衰、火不生土，失其温煦之故。益气健脾、温阳补肾为正治之法。气旺血生，循环畅通，生机旺盛，脾肾功能自然恢复，泄泻止矣。

15.花蕊石散案：气虚血瘀胃脘痛 止血化瘀出血停

常某，女，45岁。2009年11月27日初诊。主诉：胃脘痛10余年。空腹痛甚，吞酸烧心，大便溏泄，一日2～3次，色黑而黏，身困乏力。脉细弱，舌质淡，舌体胖大、边有齿痕，舌脉瘀。2009年11月胃镜检查示：胃窦及十二指肠溃疡活动期出血；慢性萎缩性胃炎。

论析：久病多虚（瘀），脾胃虚弱，运化失职，气滞血瘀则胃痛；纳运失司，则木郁土壅而吞酸；脾气虚损则身困乏力、便溏、脉细、舌淡、舌边有齿痕；脾不统血则时常大便色黑；气虚血瘀而舌脉瘀阻。

证属：脾虚失运，气滞血瘀之胃脘痛、胃出血。

治宜：急则治标，凉血止血为先；缓则治本，健脾益气。

方药：花蕊石散化裁。三七粉15 g（冲服），花蕊石30 g，海螵蛸30 g，血余炭20 g，大黄15 g，黄芪30 g，藕节炭30 g，延胡索15 g，白术30 g，茯苓30 g，甘草6 g。3剂，日1剂，水煎服。

方解：急则治标，止血为急。三七甘微苦，性温，入肝经血分，善化瘀止血不留瘀。《本草新编》："三七根，止血之神药也。"花蕊石酸涩收敛止血、化瘀。二者化瘀止血、酸涩收敛，为之君。血余炭味苦，归肝、胃经，入血分消瘀止血；藕节炭甘涩，归肝、胃经，味涩收敛，收涩止血。二者助君药收敛止血之力倍增，为之臣。大黄苦降，凉血化瘀止血；海螵蛸咸涩，制酸止痛，收敛止血，治泛酸、胃溃疡出血；延胡索行血中气滞、气中血瘀，治一身诸痛，妙不可言；黄芪、白术、茯苓补气健脾，一则补气健脾，行统摄之权，二则防化瘀损正。此六者为之佐。甘草甘缓，调和诸药，为之使。全方共奏止血化瘀、健脾止痛之功。

二诊：2009年12月1日。大便色黄，一日1次，胃痛吞酸减轻，能食粥，精神较前好，脉沉细无力，舌质淡红、边有齿痕、尖边红，舌脉瘀。上方加吴茱萸连10 g、煅瓦楞30 g。3剂，日1剂，水煎服。

三诊：2009年12月4日。大便成形、色黄，一日2次，嗳气、烧心、胃痛均止，精神好。脉细，舌尖边赤、边有齿痕。血止阴伤未复，突显气阴两虚，转为益气养阴、健脾和胃，固本防复也。调方：生黄芪30 g，当归10 g，白芍20 g，辽沙参30 g，白术30 g，茯苓20 g，甘松15 g，川厚朴15 g，枳壳15 g，煅瓦楞30 g，吴萸连10 g，乌贼骨15 g，浙贝母10 g，甘草10 g。10剂，日1剂，水煎服。

胃康宝胶囊 0.5 g × 60粒 × 3瓶。一次4丸，一日3次，饭后2小时，温水服。

四诊：2009年12月18日。胃不痛，大便一日1次，色黄、成形、头干，早起口干，饮食尚可，下午吞酸，脉细弱，舌质淡红，舌脉瘀，苔薄白。气虚血瘀仍存，上方加三棱6 g、莪术6 g。20剂，2天一剂，水煎服。胃康宝胶囊6瓶，巩固之。

【按语】胃出血为急，止血为要，急则治其标也。化瘀止血，犹禹治水之妙，疏导为法，非鲧壅堵之拙。益气养阴、正复邪去，缓则治其本，固本能防复矣。

16.通窍活血汤案：积热瘀血耳暴聋 凉血化瘀解热毒

谢某，男，16岁。2011年6月26日初诊。父代诉：突发耳聋住院1周，经治无效，慕名来诊。1周前紧张劳累，高热、突发耳聋、耳鸣，住院治疗1周无效。素有饮食不节，暴饮暴食，肉食特多，便秘，大便黑黏不爽，唇炎多年，痤疮、胸背疖肿不断。脉弦细数，舌质红绛，舌苔黄腻，舌体胖大、边有齿痕，舌脉瘀阻，重舌赤肿。

论析：胃强脾弱，能食不能消，积热火毒、循经上攻而突发耳聋、耳鸣；积热内蕴外发则见便秘、大便黑黏不爽、唇炎、痤疮、胸背疖肿、脉弦细数、舌红绛苔黄腻；舌体胖大、边有齿痕，重舌，为脾虚内热之征；舌脉瘀阻提示气滞血瘀。

证属：积热火毒，蒙蔽清窍。

治法：清热解毒，凉血化瘀。

方药：通窍活血汤化裁。牡丹皮20 g，赤芍20 g，山楂30 g，栀子15 g，凌霄花15 g，茺蔚子30 g，地龙15 g，川芎20 g，柴胡12 g，黄柏15 g，知母15 g，生地黄15 g，玄参15 g，金银花30 g，连翘20 g，甘草10g。3剂，日1剂，水煎服。

方解：血因热而瘀，瘀阻于头部，则蒙蔽清窍而耳聋、耳鸣。牡丹皮、赤芍、川芎凉血散瘀，为之君。山楂、栀子、凌霄花、茺蔚子、地龙清热凉血、化瘀通络，为之臣。黄柏、知母、生地黄、玄参、金银花、连翘、甘草清热解毒，共为之佐。柴胡辛苦微寒，气味俱薄，性升散而疏泄，入胆经，可引诸药直达病所而治耳聋、耳鸣，为之使。全方共奏清热解毒、凉血化瘀之功。

二诊：2011年6月29日。大便黑黏不爽，听力有所恢复。清窍热减，积热未除，故上方加枳术消积丸20 g、白头翁30 g、紫草15 g，以消积通腑、清热凉血。4剂，日1剂，水煎服。

三诊：2011年7月4日。大便黑黏甚多、恶臭，轻松舒服，耳聋痊愈，口臭、唇炎亦轻，仍干裂、结痂、脱皮、痛痒，脉细，舌红。证属积热于中、燥热生风，治宜消积导滞、清热解毒、凉血润燥。调方如下：焦三仙各15 g，生白术20 g，槟榔15 g，葛根20 g，薏苡仁30 g，连翘20 g，牡丹皮20 g，赤芍20 g，凌霄花15 g，紫草15 g，桑叶15 g，大青叶30 g，蒲公英30 g，甘草10 g。7剂，日1剂，水煎服。紫草唇膏外涂。

四诊：2011年7月9日。唇炎不痛，痂落，光平红润，大便通畅，饥饿感大减，痤疮、胸背疖肿消失。积除热退，故上方去槟榔、凌霄花，加茯苓20 g、山药30 g、马齿苋30 g，健脾固本、清余热以防复。7剂，日1剂，水煎服。

【按语】暴聋为血瘀所致，通窍活血汤是治头部血瘀证、耳聋等名方。血因热瘀，本案病因皆饮食劳倦，伤脾害胃，积热火毒，邪热上攻，蒙蔽清窍所致。重用凉血化瘀、清热解毒之品，令瘀化热退而清窍通，故耳聪。欲除积热，首以消积导滞、清肠排毒、釜底抽薪则积消、热除、瘀化速矣。用赵师自制紫草唇膏外涂，以清热润燥、敛疮生肌，直达病所，径捷效优，外症外治也。

三、经验方治验

“经验方”是临床医家以专科专病为目标，在中医药理论指导下，辨证组方，合理配伍，组方严谨，剂型合宜，途径最优，主治专一，功效显著，反复验证、修订完善的效验良方，是专科专病专药形成的结晶，为专科专病建设奠定了基础。

（一）方药分析

疳积消颗粒

【处方】

醋炮穿山甲（已被列入《国家重点保护野生动物名录》，医者应用其他药品代替）70 g，醋制鳖甲70 g，醋制龟板70 g，净鸡内金100 g，生牡蛎70 g，醋三棱30 g，醋莪术30 g，山楂肉60 g，羊肝粉50 g，白糖150 g，红糖150 g，山药粉200 g，葡萄糖酸锌10 g，硫酸亚铁10 g。

【制法】

上药共为细粉与白糖粉混匀。将红糖熬水与山药粉作糊，加乙醇，调和药粉制作颗粒，低温烘干。分装密封，干燥阴凉处保存。

【用法】

内服：1周岁内小儿一次1 g，1～2岁2 g，2～3岁3 g，4～5岁5 g；一日2～3次，餐前服，开水或稀汤送服。也可烙成薄焦饼做食疗，小儿更喜吃。方法是：用适量白面粉、鸡蛋、芝麻、盐等辅料，再入5日药量，烙成香脆薄饼。

【功能】

健脾开胃，消积化疳，行气活血，补钙壮骨，补锌增食。

【主治】

小儿厌食、积滞、疳积所致的儿童营养缺乏症。症见偏食，挑食，厌食，饱胀嗳腐，呕吐腹泻，脘腹疼痛，伏卧不安，躁动易怒，口糜口臭，精神萎靡，舌质淡、苔腻，或舌质红、花剥苔（地图舌），毛发焦枯成绺，潮热盗汗，面黄肌瘦，腹大青筋等。

【方解】

小儿为稚阳稚阴之体，脏腑娇嫩，脾胃虚弱，正气未充，易虚易实。如乳食不当，饥饱失宜，寒温失度，最易外感风寒、内伤乳食，均可导致胃肠功能紊乱，而纳运失常、乳食不化，轻则厌食，重则吐泻，失治误治，重伤脾胃，食积气滞，郁而化热，气阴耗伤，日久成疳，故首当消食健脾。鸡内金甘平，入脾、胃经。甘能健脾强胃，生发胃气，消中兼补，又能养胃阴，生胃津，消瘀积，为健脾消食之妙品，凡食积内停所致之症皆可常用，尤宜于脾虚食积及小儿疳积。本方用之，取其健脾强胃之功，为治本之策，故为之君。食积既成，气滞必生，血瘀随至。山楂酸甘微温，功专消食健胃，活血散瘀，甘能健脾开胃，酸能开胃增酸，促进胃液分泌而助消化，尤善消油腻肉积，确为专治油腻肉积及疳积要药；三棱、莪术，破血行气，消积止痛。本方取其三者健脾开胃，化积活瘀止痛，助君药健脾强胃，化积行气，促进消化，故为之臣。积久化疳，气阴耗伤，潮热盗汗。取穿山甲、龟板、鳖甲、牡蛎等咸寒滋阴潜阳之品，壮水之主，以制阳光也。咸能入血走阴，入肾生水，寒能清热，为阴虚阳亢、潮热盗汗之要药。此四味含骨胶原、角蛋白、钙、碘、维生素D及多种氨基酸，能促进钙吸收，补钙强骨。羊肝含大量锌元素，既补锌消食健胃，又营养丰富，是食补妙品，善治小儿厌食。本方取此五者滋阴清热，补锌钙强骨。山药甘平入脾，健脾益肾，补气养阴，味甘而多汁，既能补脾气又能补脾阴。小儿脏腑娇嫩，脾胃虚弱，正需此药。上六味为之佐。红、白糖甘酸化阴，和缓益脾，调和诸药为使。葡萄糖酸锌、硫酸亚铁加强补锌、补铁。全方健脾开胃，消积化疳，行气活血，补钙壮骨，补锌增食，促进消化，改善营养。正与儿童营养缺乏症病机相符合。

【按语】

在长期从事脾胃消化系统疾病临床诊疗研究工作中，赵师发现多数患者病程长，甚至自幼即有胃肠消化不良。小儿为稚阳稚阴之体，脏腑娇嫩，脾胃虚弱，易虚易实，加之喂养不当，乳食伤胃，纳运失司，失治误治，气阴耗伤，积久成疳，重伤脾胃。先天不足或后天失养，以致健康基础破坏，为后来身体健康埋下重大隐患，这就是赵师在防治脾胃消化病症时，注重从小儿抓起的思路缘由。除从理论上探究小儿生理病理特点外，赵师广收博览儿科典籍，尤重视有关厌食、积滞、疳积方面的防治经验及验方的收集，如《本草求原》中鸡内金单味研面服治食积腹满、《医学衷中参西录》的益脾饼治久泻完谷不化、《寿世新编》中鸡内金与车前子研末服治小儿疳病，还有新安县的羊肝散、猪肝散、豫西薄饼，禹州的三棱丸，郑州的鲜肝散等地方验方，皆有鸡内金，多有羊肝或猪肝、山楂、三棱、莪术、山药等品。赵师求证本草，结合临床，拟定本方，设计为甜香颗粒剂，口感好，小儿乐意接受，用之多年疗效极好。此方用法灵活多变，可做脐贴外治，还可做成香甜酥脆的薄饼食疗，小儿尤喜欢吃。

通腑宁浓缩丸

【处方】

浙白术130 g，炒枳壳60 g，制香附70 g，醋延胡索30 g，炒莱菔子35 g，胆制大黄粉400 g，炒决明子80 g，生首乌150 g，玄明粉65 g。

权衡加减：瘀血重者，加桃仁；气血虚者，加黄芪、当归；脾气大虚者，加人参；气滞下坠者，加槟榔；阴津亏损者，加北沙参、麦冬。

【制法】

特设计为三层分溶型浓缩缓释丸，如梧桐子大。中心层：胆制大黄粉（大黄粉拌猪胆汁，低温烘干同玄明粉打粉，备用）。中层：炒枳壳、浙白术、制香附、醋延胡索、炒莱菔子打粉，备用。外层：决明子、生首乌打粉，备用。均以黄酒、凉开水各半泛丸。晾半干，低温烘干，打光，薄膜包衣（肠溶材料）。紫外线杀菌，包装，密闭阴凉处保存。

【用法】

每天下午5时餐前定时服10～20丸，温开水送服，次日上午能通畅排出软条大便为佳。必须定时服药，多饮开水，定时排便，养成良性排便周期。可根据大便软硬质地、病史久暂、体质强弱、病情轻重而增减服药剂量和决定疗程之长短。

【功能】

通腑排毒，润肠通便，健脾促动。

【主治】

习惯性便秘。适用于老年气虚津亏引起的便秘，因脾胃虚弱、运化无力、胃肠蠕动功能减退（多见于多静少动、精神紧张者）引起的便秘及婴幼儿胃肠消化吸收功能尚未发育完全所致之便秘。长期便秘引起自身中毒，破坏内环境平衡稳定，必然导致多脏腑、多系统、多器官病理损伤而出现诸多症候，如饱胀、嗳气、腹痛、厌食、心烦、失眠、头昏、健忘、身困、乏力、坐卧不宁等，久则气血瘀滞，循环不畅，可并发高血压、高血脂、高血糖、脂肪肝、痤疮、色斑、痔疮等病，甚至有转化成结肠、直肠癌之可能。故当一通百通，诸症自消。

【方解】

胃肠属腑，泻而不藏，以通为用。习惯性、慢性便秘之成，大凡因年老气虚津亏，肠燥失濡，脾胃虚弱，运化无力，胃肠蠕动缓慢所致。故最佳治疗方案为三层分溶型浓缩缓释丸，功能序别：外层先溶，以苦甘清润为先导，取决明子甘苦咸之性，甘能补血益阴，苦能清热，咸能软坚，润肠通便；生首乌苦甘涩稍温，润肠通便解毒。二药相须配对，取其苦甘清润、通便解毒之功，为之使药。脾气虚是慢性便秘的重要机制，中层继溶，健脾补气，以固其本，令脾气健则清阳升而浊阴降，升降有序，增强胃肠动力，促进胃肠蠕动。白术为健脾之猛将，取其甘苦温之性，大补脾胃之元气，甘能健脾补中益气，苦能除胃中湿热，令脾胃之气强健，而固其根本，为之君药。中虚则气滞，必生痞满，枳壳苦温之性能宽肠下气，合白术为枳术丸，消补兼施；炒莱菔子辛甘平，降气除胀，消食化痰，善治食积气滞、中气不通之痞满证；枳壳、莱菔子二药相须配对，宽肠降气、通腑除胀力彰；醋延胡索、香附二药相须为用，理气开郁行滞。此四者宽肠行气，通腑除胀，为之臣药，与君药相匹配，一补一消，一静一动，消补兼施，动静结合，既防君药大补壅滞，又不致臣药消伐损正。君臣合力，补气健脾，宽肠消胀，旨在以中层补气固本，增强胃肠蠕动之原动力，为固本之策。久秘必结，腑气难通，中心层以苦寒咸滑之性，取其通腑泄热解毒之功，通而下之。胆大黄苦寒坚阴，玄明粉咸寒软坚。寒能清热，滑能润燥，咸能软坚，二药相须配对，通腑泄热力彰，故为之佐药。三层丸共奏润肠、促动、通腑、排便、解毒之功。

【按语】

便秘系指超过48小时没有排便，质硬干结如羊屎，艰涩不畅，或胶黏不爽，甚至必靠药物或灌肠才能便出的一种慢性病症。便秘常可引发多种疾病，亦可是多种疾病的一个并发症。本病多见于老年人，近年发病有年轻化趋势，甚至婴幼儿也有发病。大凡因年老气虚津亏、脾胃虚弱、运化无力、胃肠蠕动缓慢所致。与饮食习惯、生活方式、多静少动、精神紧张、婴幼儿脾胃消化吸收功能尚未发育完全等因素有关。便秘不可轻视，对机体健康危害严重，与疾病、衰老、康复、养生、保健关系极为密切，必须引起重视，以预防为主，积极治疗。

自古至今，便秘的治法很多。辨证施治、治病求本至关重要。切忌久用苦寒败胃专攻泻下之品。最好有健康的生活方式、合理均衡的膳食结构，多食粗纤维食品，适量运动，常做提肛功能锻炼，养成良性排便周期，一般都可克服便秘之苦。必须治疗者，当辨证论治。赵师在临床实践中，根据胃肠属腑，泻而不藏，以通为用的理论，全面系统研究脾胃理论和现代医学胃肠动力学说，针对造成便秘的诸多因素和机制，以纠正其病理，恢复胃肠动力学生理功能为转机，创制了“通、健、养、解”四字保健疗法之验方“通腑宁浓缩丸”，以此为基础框架，结合患者具体情况和个体差异，辨证施治，“量体裁衣”，达到通腑排便、恢复胃肠蠕动功能的目的。先以汤剂调理，继以丸剂巩固，从根本上解决便秘之苦。“通”的内涵：通可祛滞，通可泄热，通则不瘀，通则不痛，通可令腑气通畅，逐秽排毒，从而周流气血，旺盛代谢，激活机体，增强胃肠动力，促进胃肠蠕动，正是“以通为用、以泻为补”原则的具体体现。“健”的内涵：健脾补气，脾气健则清阳升而浊阴降，升降有序，胃肠动力增强，才能恢复脾胃健运功能，促进消化吸收，使气血化源充足，以养五脏六腑、四肢百骸，充分发挥后天之本的作用。这是健康之本，也是疾病康复的基础和动力之源。“养”的内涵有二：一养胃气，二益胃阴。胃润则降，与脾健则升相匹配，得以升降有序，恢复健运功能，增强胃肠动力。“解”的内涵：“解”即解毒，取胆制大黄粉甘苦凉解毒之性，以清余毒而收全功。此四字保健疗法共奏通而不伤正，补而不滞邪，令毒邪去而正气复，脾胃健而运化行，糟粕去而肠腑宁之功。

张海岑先生曾讲过一个有趣的故事：当一个学生请教老师，说大便久秘，用大黄渐加至一两，只见腹痛，不见大便，为什么？老师未正面答复，只是讲了个故事，说：农夫赶牛车行至大坡之下，二牛卧而不走，农夫用皮鞭狠打也无用，正巧路过一智叟曰：“不要打牛，将你的干粮和水草喂它。”于是等牛吃好，喝好，也休息好了，智叟曰：“可以上坡了。”农夫扬鞭未打，二牛齐力奋起，很快把车拉上坡了。学生听罢曰：“老师，我懂了。”于是他用原方加党参一两，减大黄五钱，一剂知，二剂通。关于这个故事赵师一直记忆犹新，对临床治疗各种便秘有很多启发。20世纪80年代，一位住院患者告知一个便秘的外治方法，即大便时静坐在坐便器上，双肘抵膝，双手伸直，双拇指用力转动，可产生便意，能促使排便。后曾多次试验，并转教多人，确有其效。其原理可能是拇指转动正好牵动刺激合谷穴，以调整大肠功能，促进大肠蠕动，产生便意。合谷为大肠经之原穴。原穴者，经脉原气所聚之处，能通达三焦原气，调整内脏功能，用于治疗内脏疾病。另有报载《自我提肛治便秘》：患者在起床和睡前取下蹲姿势，略前倾，进行提肛运动。频率为50次/分，连做 3 分钟，即150次，2个月为一个疗程。一般20天见效，其原理是通过肛门的节律运动，刺激肠壁感觉神经末梢，使直肠运动加强。长期坚持提肛运动，能有效调节、促进肠蠕动，产生便意，纠正不良排便习惯。

六和正气浓缩丸

【处方】

藿香梗130 g，紫苏梗90 g，香佩兰90 g，苍术、白术各60 g，禹白芷90 g，广陈皮90 g，川厚朴60 g，川木瓜50 g，白扁豆40 g，白茯苓40 g，姜半夏40 g，神曲50 g，山楂肉50 g，大腹皮30 g，荷叶90 g，西滑石150 g，薏苡仁100 g，桔梗15 g，大枣15 g，生姜20 g。

【制法】

生姜榨汁备用；姜渣、大枣、大腹皮、荷叶、山楂提取药汁，浓缩至1 000 mL，备用；余药打细粉（100目），用生姜汁起胎，做中心丸，确保生姜挥发性成分保留；药液泛丸，晾半干，薏苡仁粉、滑石粉为衣，打光，如梧桐子大，低温烘干，薄膜包衣。紫外线杀菌，密封，阴凉干燥处贮存。

【用法】

一次6～9 g，一日2～3次，温开水送服。

【功能】

芳化解表，和中正气，化湿健脾，调理胃肠。

【主治】

内伤饮食、外感风寒暑湿所致的吐泻腹痛、发热恶寒等时令急症及素体脾虚湿阻、气机不畅之脘腹痞满、饱胀、嗳气、纳呆、浮肿、便溏之慢性胃肠病症。

【方解】

脾胃乃中州坤土，司升降，主运化，灌四旁，气血之化源也，以养五脏六腑、四肢百骸，故曰其为“后天之本”。内伤饮食，外感风寒暑湿，邪干中州，气机逆乱，运化失司，脾虚湿阻，病机成矣。本方旨在和中正气，化湿解表，健脾理中，以祛邪固本。藿香梗、佩兰辛微温，入脾、胃、肺经，芳香化湿，和中止呕，发散表邪，芳香而不耗气，化湿而无伤阴，微温而不燥热；辛能散暑湿在表之邪，醒脾开胃，和中止呕，理气止痛。紫苏梗辛温，入肺、脾、胃经，发表散寒，行气宽中，外可达腠理而宣通肺气，内能开胸膈之气滞，化湿浊而健脾和胃。独取藿香、紫苏二药之梗者，善理胃肠之气滞，理气宽中，相辅相成，增强疏表和中之功，与佩兰合为君药。脾为湿土，喜燥恶湿，苍术、陈皮、木瓜辛香疏散，苦燥性温，燥湿健脾，能发汗散表；白芷辛温，入肺、胃、大肠经，其辛温香燥之性，既发散在表寒湿之邪，又芳香温通透窍，为风寒夹湿感冒、头痛鼻塞之要药。此药相伍，共助君药外疏风寒暑湿之邪，内化湿降浊之功，故为臣药。脾虚失运，痰湿由生，故用以健脾之猛将白术，入脾、胃经，甘苦温，补气健脾；茯苓甘淡，渗湿利尿；白扁豆、荷叶、薏苡仁健脾燥湿，化湿浊而和中，善治暑湿伤中，脾胃不和吐泻之证；大腹皮辛而微温，入脾、胃、大肠、小肠经，为利气行水之要药，下气宽中、利水消肿为之功；厚朴辛苦温，气香，善行气燥湿化浊，为消胀除湿之要药，与大腹皮相伍，湿阻气滞之痞满最为对症。风寒暑湿伤脾害胃，纳运失司，功能紊乱者，取桔梗、半夏、山楂、神曲、生姜、大枣以和中正气。本方取白术、茯苓、白扁豆、荷叶、薏苡仁，健脾利湿固其本，勿复伤；大腹皮、厚朴、桔梗、半夏、山楂、神曲下气宽中，治其标；姜、枣和中正气，安其中。故此三组药，扶正祛邪、令脾胃纳运功能复其常，为之佐。滑石滑利清降，导湿热由小便排出，为之使。全方共奏疏表散邪于外、健脾渗湿于内、导湿热利于下、内外分消祛其湿、和中正气固其本之功。诚如外感内伤、脾虚湿阻之良剂也。

【按语】

六和正气浓缩丸具《医方集解》藿香正气散等三个正气散之义。结合临床常见外感与内伤发病机制，以祛邪扶正、安内攘外、内外兼治为大法。元气不足易受外邪。医家曰："邪之所凑，其气必虚。"气虚即脾虚，脾虚失运，湿阻中州，更碍脾运，感时令重邪更伤脾胃。故健脾化湿为安内扶正之重点。《儒门事亲》曰："病之一物，非人身素有之也。"病之所加即外来也，应当驱之，感风寒暑湿之邪，必当芳化解表，驱邪外出。本方之设，正是解表祛邪、和中正气大法的具体体现，故对时令外感内伤急证效如桴鼓；也适用于素体脾虚失运，湿阻气滞，气机不畅之脘腹痞满、纳呆食少、便溏不爽等慢性脾胃病症，使其因化湿健脾，调理胃肠消化吸收功能而获痊愈。故临床对胃炎、溃疡病、结肠炎等病因脾虚失运，气机不畅而湿阻气滞，症见身困乏力，便溏不爽，舌质淡、苔厚腻，舌体胖大、边有齿痕者，主药分别用胃康宝胶囊、结肠舒浓缩丸，同时均可配伍六和正气浓缩丸，芳化健脾、和中正气，助主药之功。

结肠舒浓缩丸

【处方】

人参150 g，炙黄芪150 g，白术200 g，茯苓25 g，干姜25 g，赤石脂75 g，芡实75 g，莲子75 g，三七100 g，血余炭25 g，蒲公英100 g，马齿苋100 g，炙甘草15 g。

【制法】

人参、白术、茯苓、干姜、赤石脂、芡实、莲子、三七、血余炭打细粉备用；炙黄芪、蒲公英、马齿苋、炙甘草提取煎液，以此泛丸，如梧桐子大，晾半干，低温烘干，打光，活性炭粉为衣，紫外线消毒杀菌，密闭阴凉干燥处封存。

【用法】

一次6 g，一日2次，开水送服。

【功能】

补气健脾益肾，活血止血消瘀，涩肠止泻止痛。

【主治】

慢性溃疡性结肠炎。症见久泻腹痛，便次不一，轻者一日2～3次；重者7～8次；突受外因，则多达10～20次不等。或溏便，或秘结，或泻秘交替，或兼有脓血黏冻，或兼里急后重、下坠等症。多与饮食、情绪、气候、劳累等因素有关，可时轻时重，反复缠绵，长年累月，有数十年不愈者，转成虚劳羸弱之证。

【方解】

慢性腹泻多因脾胃虚弱、元气不足、健运失司，久病由脾及肾，由气及血，脾胃肠肾俱病、气虚血瘀的综合证候，故治法首重健脾益肾，补气活血。黄芪甘温，补三焦益元气，温分肉实腠理，善走肌表，补气升阳，走而不守；人参甘温微苦，善补五脏之气，兼能养阴，守而不走。二者同为甘温补气要药，相须配伍，一走一守，阴阳兼备，通里达外，补中益气，升阳举陷，脾胃气虚者用之以鼓舞中气，肺虚卫弱者用之以补气顾卫，一切气虚不足之证均可用之，故为之君。气虚即脾气虚，白术苦甘温，甘温能补中益气，苦能燥湿健脾，功专治脾虚泄泻之证；茯苓淡渗祛湿健脾。二药相须配伍，共助君药增强益气补中之功，以固其本，故为之臣。中虚多寒，干姜辛热，温中逐寒，守而不走；赤石脂，甘温性涩，长于涩肠止泻，收敛止血，且暖脾胃。二药相使合用，温中散寒，涩肠止泻，补敛结合，标本兼顾。初泻在脾，久泻由脾及肾，莲子入心脾，功专益心健脾，涩肠止泻；芡实入脾肾，功专补脾固肾。二药配伍，相辅相助，统理心、脾、肾三脏，且涩中寓补，以补助涩；加强固涩止泻之功，善治脾肾两虚之久泻久痢。气虚血必瘀，久病血也瘀，瘀血阻络，既痛且瘀，故取三七、血余炭甘苦温涩之性，以活血止血，散瘀止痛，固肠止泻。本方大多甘温收涩之品，恐有滞涩之弊，故用蒲公英、马齿苋清热解毒、健胃护肠之品反佐。故此四组药为佐。炙甘草益气补中，调和诸药为使。全方针对结肠炎，脾气久虚，健运失职，气虚血瘀，血瘀阻络，气机不畅，寒热虚实夹杂难复的病机而设，君臣佐使有序，共奏补气健脾益肾、活血止血、消瘀止痛、止泻之功。

【按语】

赵师在中医学院上学时，见名医李雅言先生开出的一张治慢性腹泻的处方中有一味桃仁，不解其意，请教先生："桃仁多脂滑肠，您用此治腹泻是什么道理？”先生曰：“这你就不知道了吧！桃仁治慢性腹泻好得很。”因故未能详听下文。后读《医学衷中参西录》张锡纯论治久泻时用黄芪、桃仁等，才恍然大悟，其云泄泻本乎于脾，久泻脾气必大伤，气虚血必瘀，故用生黄芪补气健脾，桃仁活血化瘀，则气血调和，生机盎然，疑虑顿消。又重读《脾胃论》《名医方论》等，领悟其学术精华，坚信“脾胃为后天之本、气血生化之源”“气血调和，百病不生”的理论真谛。这是赵师研制“结肠舒浓缩丸”的理论基础和思路方法，故用三七、血余炭，即是借鉴桃仁活血化瘀之义。该药经多年临证应用，理法方药日渐完善，机制透彻，疗效甚佳。浓缩丸剂型又极适合慢性病长期用药的特点，且方便、有效、安全、剂量小，颇受患者欢迎。

降血压浓缩丸

【处方】

夏枯草80 g，旱莲草100 g，女贞子100 g，茺蔚子80 g，槐米100 g，怀牛膝100 g，杜仲60 g，石决明80 g，决明子80 g，山楂100 g，枸杞子100 g，生蒲黄50 g，地龙80 g，天麻80 g，三七50 g。

【制法】

夏枯草、旱莲草、女贞子、杜仲提取煎液备用。余药（除山楂、枸杞子）清洗甩干，烘干打细粉，以煎液泛丸，如梧桐子大，晾半干，低温烘干，以山楂、枸杞子浓缩膏包衣，打光，密封阴凉干燥处贮存。

【用法】

一次6 g，一日2次，开水送服。

【功能】

滋阴潜阳，镇肝息风，活血化瘀。

【主治】

高血压。

【方解】

高血压多由肝肾阴虚、水不涵木、肝阳上亢所致，与血脂偏高、气血瘀滞、循环障碍、精神紧张、过食肥甘有关。一旦病成，上盛下虚，头痛眩晕，心烦易怒等症出现。治宜平肝潜阳、清肝泻火、滋补肝肾、活血化瘀，以调和阴阳。夏枯草辛苦寒，长于清肝泻火，散结开郁；茺蔚子味甘微寒，凉肝明目，活血通络，行中有补。二药相伍，活血散结，清肝降逆，实为活血散结并用、凉肝与祛瘀并施，相辅相成，共奏清肝火、平肝阳、活血化瘀之功，故为君药。欲清肝火，必滋肾水，涵养肝木，令肝阳潜伏。二至丸甘苦微寒，滋阴凉血，补肝肾而明目；天麻甘温，补肝益肾，息肝风，降血压；杜仲补肝肾而强腰膝，治小便余沥，除阴汗湿痹；石决明咸寒质重，平肝潜阳。五药共奏滋水涵木、平肝潜阳、镇肝息风之功，助君药以清肝火、潜肝阳，令火不上犯，故为臣药。阴虚阳亢，气阴必耗，出现循环障碍，槐米苦寒凉血；山楂、三七、地龙活血；决明子甘苦咸寒，既散风热，又清肝火；生蒲黄化瘀利水。此六药共奏凉血活血、散风清火、消脂降压、润肠通腑之功，阻断胆固醇在肠道吸收，故为佐药。怀牛膝苦降，性善下行，既补肝肾，又活血化瘀，引血下行，故为使药。全方共奏镇肝息风、滋阴潜阳、活血化瘀、引血下行之功。

【按语】

赵师恩师张海岑曾用茺蔚子、夏枯草、石决明、杜仲、桑寄生、怀牛膝等治疗高血压，名降压丸，作为治本之药常用，确有稳定血压、调和气血、平衡阴阳之功，为传统中医辨证、立法、遣药、组方的范例。现代病理、药理研究证明其符合心脑血管病发病原因及病理机制。动脉硬化、血管痉挛、脑血栓、心肌梗死、眼底出血等既是高血压的成因，也是其病理结果。本方组成中既有平肝潜阳、清肝泻火、调血脂之品，又有活血化瘀、改善循环、软化血管、凉血止血、引血下行之品，能比较全面地针对高血压的病因病机进行治疗，实为标本兼治之法。许多患者除用西药降血压、血脂外，依此方加减制丸常服，病情稳定，可减少西药剂量，巩固疗效。

理气活血丹

【处方】

醋香附260 g，柴胡60 g，当归100 g，川芎40 g，广木香40 g，延胡索60 g，莪术40 g，三棱40 g，制乳没各50 g，牡丹皮60 g，凌霄花60 g，大黄60 g，红花40 g，乌药60 g，乌梅40 g，吴茱萸40 g，艾叶60 g，桂枝60 g，黄芪150 g，党参60 g，白术60 g，甘草10 g。

【制法】

方中黄芪、党参、艾叶、桂枝、牡丹皮、红花、乌梅加水6倍浸泡1小时后，煎煮1小时，滤过；再加水4倍，煎煮1小时滤过，合并浓缩至500 mL，备用。余药打粉，用药液、黄酒泛丸，如梧桐子大，低温烘干，密封，阴凉处保存。

【用法】

一次6 g，一日2次，开水送服。

【功能】

理气和血，化瘀止痛。邪去正复，月经自调。

【主治】

气郁血滞，久瘀痛经、月经不调、久不受孕等妇科顽症。

【方解】

妇人以血为本，月经以调为度，健康以经为鉴。故妇人健康与气血、月经关系密切。可以说妇人健康与否，月经是衡量的标准。所以把调经视为妇人身体健康的金钥匙。虽然月经不调病因病机复杂多变，但因气郁血滞者最为多见。郁开气行，气行血和，月经自调，所以调经必先理气。香附辛苦甘平，入肝经，理气解郁，调经止痛，辛能散肝气之郁，苦能降肝气之逆，甘能缓肝气之急，香附为调和肝气、理气解郁、调经止痛之要药，主治月经不调，少腹刺痛。肝喜条达，为藏血之器，气行血和，气顺血行，而郁滞之患，何由不解？因此香附乃“气病之总司，妇科之主帅”。柴胡甘辛微寒，入肝胆经，为疏肝解郁之要药。故本方取香附、柴胡疏肝理气解郁之功，为之君。气郁则血滞，是痛经病机之关键，当以活血化瘀。当归养血活血而益肝，令肝气条达则气畅血活；木香行气、川芎辛温异香，皆为血中之气药，能活血行气止痛，与当归相须配伍，养血活血，助君药行气活血调经，故为之臣。血瘀气滞必作痛，延胡索理气止痛；三棱苦平，削坚积、破癥瘕为长；莪术辛苦温，消积止痛为上；乳香、没药能行血散瘀止痛，相须配伍，功效倍增；瘀常化热，热煎瘀甚，故取牡丹皮、凌霄花、大黄、红花凉血散血，活血化瘀，热去则血亦活；寒凝气滞则血瘀，温则凝消瘀散，故取辛温大热之吴茱萸，温营血，暖厥阴，抵少腹治经寒；乌药辛温，顺气散寒止痛；艾叶苦辛温，温经止痛；桂枝辛甘温，温经通阳。吴茱萸、乌药、艾叶、桂枝四味皆能温下元、暖胞宫、散寒通经以止痛。但必须指出，大队攻坚破积之品，易伤气耗血，故以乌梅佐之，酸收敛阴。盖经带胎产诸证，多与脾胃相关，脾胃乃气血之源、元气之府，故以参术芪补气健脾养血固其本。气充血行，瘀痛何由生！本方意在祛邪同时，并以补药反佐。上述药物理气活血、化瘀止痛、敛阴补气，共治其兼症，故为之佐。甘草调和诸药为使。全方共奏理气和血、化瘀止痛之功。气血和，经自调，邪去正复。正谓复杂疑难症，须用大复方！本方遵其旨而突显“调”“和”二字，仔细琢磨、玩味可知矣！

【按语】

妇以血为本，气血调和，身体健康，自然月经正常，故月经是否正常是衡量妇人健康与否的标准。月经错前错后，经量过多过少，经色乌如豆汁或淡如黄土，经前乳胀、腰酸、腹痛、心烦易怒，皆谓月经不调。由此而身体常有诸多不适，甚或百病缠身。正常月经不但周期准，月事以时下，不痛不胀，气顺血和，不多不少，三五天为好，情绪不急不烦，愉悦如常，自然身心康健，孕育无妨。虽然月经病病因病机多种多样，复杂多变，但总因气郁血滞、情志不畅为多见。《女科经纶》说：“凡妇人病，多是气血郁结，故治以开郁行气为主，郁开气行，而月候自调，诸病自瘥矣。”故调经首重调气养血。《温病条辨·治血论》曰：“善治血者，不求之有形之血，而求之无形之气。”故调经必先理气，乃源于“气为血之帅，血为气之母”之论。本方以香附理血气，为君药。但调经远不至于光理气，只是理气在调气血方面重要罢了。临床所见，妇人月经病治法还与“治本病”“滋肝肾”“调脾胃”“抓机遇”等法有密切关系。

治本病者，先病为本，后病为标。因病而月经不调者，病为本，经为标，病愈经自调。滋肝肾者，因肝藏血，女以血为本；肾藏精，是生育之根。肝肾对促“天癸”成熟、“冲任”通盛，具有重要作用。《素问·上古天真论篇》云：“女子七岁，肾气盛，……天癸至，任脉通，太冲脉盛，月事以时下，故有子。”又肝为冲任之本，“冲为血海，任主胞胎”。因此，肝肾不足，冲任损伤而引起的妇科病，多以滋养肝肾为主，养肝肾即益冲任之源，源盛流畅，则病自除。阴阳互根，相互转化，相互依存，因此，治疗应运用阴中求阳、阳中求阴之法。

调脾胃者，是因脾胃为后天之本，气血生化之源。胃为水谷之海，脾为运化之器。脾胃表里共和，有生血、统血、输布之功。妇女血为本，谷气盛，元气充，营卫之气生，内养脏腑，外荣四肢百骸。又冲脉隶属阳明，若气血旺盛而调和，则经、孕、胎、产、乳正常。若脾胃虚弱则妇科诸病生焉。因此，健脾和胃是治疗妇科病常用的重要法则。

抓机遇者，即抓时机、重病机。如暴崩首当止血，急则治其标，正是“保一分血，留一分命”之意。有形之血不能速生，无形之气所当急顾，独参、参附可救，益气摄血，健脾统血也。血止当澄其源，缓则治其本也。善治者以脾肾气血为本，必当兼顾。如痛经之治：剧痛之时，调气活血，以通为治，预防性治疗当在经前1周左右用药，气滞血瘀、寒湿凝滞者为宜，先通而后不痛矣！时机为要，“未病先防”也。若气弱血虚，肝肾不足之虚性痛经，则应在平时益气养血，调补肝肾，以补而通之法。经后及时补气养血，把握有利时机，事半功倍。体虚无邪之痛经，补养气血即血畅痛止。经闭者，以虚证为多，因脏腑失调、肝肾不足所致。实证也是虚中夹实，纯虚血瘀者少。虚证者，益气养血则经调痛止；虚实夹杂则以理气活血、调补肝肾之法，佐以通经之品。经后调补至关重要，要抓住这一时机。心主血脉，心伤血虚，神不守舍，虚烦不得眠。脾伤运化失司，化源不足。思虑伤及心脾之血虚经闭者，宜益气活血、安神宁志、健脾和胃之法，源开则流畅，经自来。总之，“谨守病机，各司其属”，正确辨证，权变灵活，施治依法，病莫不愈焉！

胃康宝胶囊（院内制剂）

【处方】

甘松120 g，三七90 g，生蒲黄54 g，制乳香54 g，制没药54 g，海螵蛸66 g，生黄芪300 g，炒白术900 g，吴萸连120 g，浙贝母66 g，玄明粉78 g，紫河车90 g。

【制法】

将吴萸连、甘松、白术提取挥发油，密封另存；前药药渣及黄芪加水煎煮2次，滤液沉淀，浓缩；余药打细粉与药浸膏混匀，一步制粒，将挥发油加乙醇助溶，喷入颗粒，密闭闷透，上机装胶囊（0.5 g），分装瓶（60粒）。贴标签，装箱而成，贮于干燥阴凉处，保质期暂定2年。

【用法】

一次6 g，一日2次，开水送服。

【功能】

理气消瘀，温中止痛，补脾益肾。

【主治】

气滞血瘀型胃脘痛证。症见：胃脘疼痛，饱胀，嗳气，纳呆，食少，吞酸，嘈杂，乏力，或有大便潜血，舌质暗紫、有瘀斑，舌脉瘀血迂曲，或有裂纹，舌体胖大、边有齿痕，舌苔白或腻，脉象弦或细涩等。用于慢性浅表性胃炎、糜烂性胃炎、萎缩性胃炎、胃及十二指肠溃疡见上述症候者。

【方解】

胃脘痛证（包括慢性胃炎、萎缩性胃炎、胃及十二指肠溃疡）皆以疼痛为主要症状，属中医“胃脘痛”范畴，以上腹胃脘部近心窝处经常发生疼痛为主症。多由寒邪、饮食所伤，肝气犯胃，以及脾胃虚弱所引起。一旦病成之后，又多寒热虚实夹杂，以实为主。脾与胃相表里，故言胃亦言脾。本方药即基于这一病理机制而设，以祛邪治标为先，扶正固本为后，而达到标本兼顾、邪去正安、固本防复之目的。

胃脘痛证的主要症状是疼痛，引起疼痛的主要病因与病机又往往是气滞血瘀，即所谓“痛不通，气血壅”之理。甘松性味辛甘温，归脾、胃经，温而不燥，甘而不滞，香能醒脾健胃，本方用之重在行气止痛；三七性味甘微苦温，归肝经，功擅化瘀止血，消肿定痛，临床将其分为化瘀、止血、定痛、消肿四大功用，不论内服外用，均极见功，本方用之重在消瘀止痛止血。胃脘痛证，无论其主因如何，其疼痛均为气滞血瘀而然。欲止其痛，必先理气消瘀，故以甘松、三七为君。蒲黄性味甘平，生用行血，炒用止血。本方生用，正是用其宣瘀通滞之功。乳香、没药功效相伴，皆能活血祛瘀止痛。正如李时珍所说“乳香活血，没药散血，皆能止痛消肿生肌，故二药每每相兼而用”，本方用之，一取其活血止痛，二取其消肿生肌。吴萸连中，吴茱萸性味甘苦温，功专散寒止痛，开郁下气，能去中土之寒，凡属阴浊不降、厥气上逆之呕吐、吞酸、腹痛皆可用之，用于本方，意在降中土之滞阴，化阴凝为阳和也；痛久必瘀，郁久化热，黄连苦寒可以清之，又与吴茱萸反佐配伍，对肝郁化热犯胃之吞酸嘈杂，借其“泻子”之法以平肝木，使土木和顺。蒲黄、乳香、没药、吴萸连能助君药理气消瘀之功效，故以为臣。脾与胃相表里，乃水谷之海，气血之化源，元气之府。胃病多及于脾，况胃脘痛多病程较长，导致脾气不足，中气虚馁，常呈神疲体倦之象，用黄芪以补中益气，并生肌长肉，促使溃疡愈合；炒白术甘苦温，归脾胃经，健脾益气，大补脾气，专治脾虚，誉为补气健脾第一要药。本方黄芪与白术相须配伍，增强益气健脾之功。肾与脾是先后天之关系，相互资助，相互促进，在病理上也相互影响，紫河车味甘咸，性温，为血肉有情之品，长于补精、生血、益气，融阴精阳气于一体，为补精血、益阳气之上品，与芪术配伍，脾肾双补，阳生阴长，补气生血，固其本也。海螵蛸咸温而涩，功专收敛；浙贝母苦寒，清热散结。二药配伍为乌贝散，是专治胃痛吞酸之常用名方。故黄芪、炒白术、紫河车、海螵蛸和浙贝母为佐。胃主受纳，脾主运化，大肠为传导，腑气以通为顺，以通为用。玄明粉咸苦寒，既能荡涤胃肠积滞，使腑气通畅，又咸能软坚、渗透，有利于充血水肿消除和诸药发挥作用，也有利于脾胃消化功能的恢复，故以为使。综观本方，攻补兼施，寒热并用，深合寒热虚实夹杂之病机，达到理气消瘀、温中止痛、补脾益肾、祛邪扶正、标本兼顾之治疗目的。

【按语】

赵师的毕业论文《溃疡病证治》被评为优秀论文。文中对胃脘痛病因病机与辨证施治做了较为详细的探讨，其中血瘀胃痛的处方（溃疡散）更为详细。随着日后临床实践和科研课题进一步深化，不断改进完善，才有了现在的成果。1968年在河南中医学院第一附属医院内科病房工作时，赵师以“溃疡散治疗溃疡病的临床观察”立题研究，基本是原方，后因其他原因未能完成。1979年赵师被调至河南省中医药研究所，1982年成立病房后，又以“溃疡散治疗胃脘痛的研究”立题，调整了处方。1988年以“主方加小方辨证施治胃脘痛”立题，采用主方（溃疡散）和若干小方制剂，利于辨证加减。后设计课题，调整处方，改进工艺和剂型，命名为“胃康宝胶囊”，临床应用3年，积累大量病例，疗效极好。1993年以“胃康宝胶囊治疗慢性胃炎的临床与实验研究”立题，列为“1993年国家中医药管理局重点攻关课题”，1995年如期完成，由北京中医药大学李云谷教授、广州中医药大学劳绍贤教授及河南李振华教授等专家组成专家验收组，通过科研成果鉴定，一致认为该药处方组成有特色，工艺先进，实验与临床疗效好，数据可靠，为国内同类研究领先水平，并建议完善资料，开发三类新药。同年夏季在长春市通过了三类新药省级初评，上报卫生部新药评审办公室，后因厂家改制搁浅。至今几十年来，该药皆以内部制剂用于临床，得到医患双方欢迎。

枳术消积丸

【处方】

莱菔子180 g，槟榔60 g，枳壳60 g，焦三仙各60 g，鸡内金60 g，牵牛子60 g，大黄100 g，连翘120 g，蒲公英120 g，牡丹皮60 g，赤芍60 g，三棱50 g ，莪术50 g，白术120 g，甘草30 g。

【制法】

山楂、连翘、蒲公英煎煮2次取汁，备用；鸡内金清水洗净，晒干，打碎，文火微炒；余药清洗，晾晒、炕干，与鸡内金共打细粉（100目），以药汁泛丸，如梧桐子大，晾半干，低温60 ℃烘干，紫外线杀菌，干燥阴凉处密封保存。

【用法】

重症一次9 g，轻症6 g，小儿酌减，一日2～3次，饭前温开水送服。积有久暂，症有轻重，腹肠不一，故量病服药，中病良，勿太过。

【功能】

消积导滞，通腑排毒，清泻胃火，理气化瘀，健脾补气。

【主治】

食积伤胃，纳运失司，积热化火而致的饱胀、胃痛、吐泻、嗳腐食臭、口臭、口疮、龈肿齿痛、大便胶黏不爽，甚者火毒疮疖、痤疮蜂起，脉弦细数，舌质红、苔黄厚腻等一派积热火毒之症。

【方解】

胃主受纳，脾主运化，脾胃气旺，饮食有节，纳运正常，运化良好，则脘腹舒适，气机条畅，化源充足，精力充沛，身体自然健康，故曰"脾胃者，后天之本也"，必须处处保护，勿令其伤。胃肠属腑，泻而不藏。若内伤饮食，外感六淫，劳倦过度，皆伤脾胃。脾胃伤，则百病生：胃气伤，滞塞而不纳、气逆而不下、食滞而作痛、积热而口臭、火克食而消谷善饥、阴火盛而口疮生；脾气伤，失运而饱胀、积滞而吐泻、湿阻而痞满、气虚而汗淋、血瘀而循环障碍。治之大法，遵东垣"补脾胃，泻阴火"，泻其有余，补其不足，是为正治之法也。故首先消积导滞、通腑泄热，积去热除。莱菔子辛甘而平，入脾、胃、肺经，辛能行气，甘能益脾，既行脾胃气滞而消积导滞，又具推墙倒壁之力，推陈致新，故能治一切食积气滞，既有推而泻下之功，又无三黄苦寒败胃之弊，为之君。积而气滞，痞塞胀满，枳壳苦辛微寒，入脾、胃经，气香味厚，苦能泄，辛能行，走而不守，行气之力较猛，能破气消胀，消积导滞；槟榔辛苦温，入胃、大肠经，辛散行气，以除胀满，苦温降泄，以通腑气。二者相须配伍，共助君药消积导滞、除胀之力倍增，为之臣。饮食伤胃，取焦三仙、鸡内金以消食化积而助运；积滞化热，佐苦寒降泻之品，导热下行，牵牛子苦寒清降，入大肠走谷道，治宿食不化、腹胀便秘；大黄苦寒沉降，善荡涤积热，通腑泻下，祛其邪，泄其热，保其津；余热未尽，佐以连翘、蒲公英等甘寒微苦、清热健胃、益脾养阴、药食兼用之品，寒能清热，微苦健胃，甘能补虚益阴，至为合宜；食积气滞而血瘀必成，三棱、莪术相须为用，辛苦温，入肝、脾经，行气破血、消积削坚，治食积腹痛、胸腹满闷；血热而瘀，用牡丹皮、赤芍凉血散瘀；病机从积→虚→热→瘀，积热瘀之邪虽去，脾虚当补，故重用白术，健脾补气，既助运祛邪，又固本防复。此十三味药，相互协作，祛邪扶正，共为之佐。甘草调和诸药，为之使。全方共奏消积导滞、通腑排毒、清泻胃火、理气化瘀、健脾补气之功。

【按语】

胃为燥土之腑，恶燥喜润，得阴始安降；脾为湿土之脏，恶湿喜燥，得阳始升。胃主纳谷，纳而磨之，顺流而降，则无饱胀、嗳气、积滞发生；脾主运化，运动则化，阳气使然，则无痞满、肿胀、痰湿之患。倘若饮食劳倦所伤，纳运失司，积滞于中，化热生火，伤津耗气，百病丛生。故消积、导滞、清热、保津、益阴、健脾、养胃是为正治之法。历代医家多有明训，务必继承发扬。汉代张仲景，三承气急下存阴、白虎汤清热保津、白虎加人参汤清热益气；清代叶天士尤重胃阴，著名的沙参麦冬汤、益胃汤皆成范例，可资借鉴。现代医学也认为，除腺体外，各种消化液的分泌与水分是否充足关系至为密切，各种汤粥羹糊类最能养胃益阴也是明证。本方既消积导滞祛其邪，又清热保津益胃阴，促进消化液分泌而助消化，实为祛邪扶正之剂也。若为暴饮暴食、食积伤胃、发热腹痛、吐泻并作之急性胃肠炎，足量顿服，假体壮邪实、力大功专，推而下之，积去热退，邪去正复，速战速决，安然无恙；或积久滞深，化热生火，耗气伤津，脾胃失和，导致厌食、疳积、便秘、饱胀、嗳气、消瘦、乏力、自汗、盗汗，或秘泻交替之慢性消耗性病症，宜微药轻投，小量常服，寓消于补之中，不图速效，只求缓功，调理而已。

紫草唇膏

【处方】

紫草60 g，当归30 g，白芷30 g，蒲公英60 g，牡丹皮30 g，珍珠粉15 g，青黛15 g，麝香1 g，冰片10 g，血竭15 g，黄蜡115 g，红花油150 g，芝麻油150 g。

【制法】

将紫草浸于红花油中3～5天至透，滤过，得紫草红花油，另置；当归、白芷、蒲公英、牡丹皮浸于芝麻油中3～5天至透，合紫草渣文火煎至枯，去渣，取清油，入黄蜡熔化，冷却至50 ℃时加入紫草红花油、冰片、血竭、麝香、珍珠粉，搅拌令溶化均匀。用热水将唇膏溶化，分装于5 g小盒中，低温保存。

【用法】

涂抹患处，一日2～3次。

【功能】

清热凉血，祛瘀消肿，润燥止痒，敛疮生肌。

【主治】

适用血热化燥、风邪外袭所致唇炎、口角炎，以及水火烫伤等。

【方解】

唇炎称口角炎，是秋、冬、春三季的常见病，多发于小儿，青少年也不少见，成人亦有。主症是口唇干、痒，热辣疼痛，喜用舌舔，越舔越干裂起皮，唇周呈紫暗红色的一圈血痂。虽是小病，但痛苦而又失美观。发病多因冬季气候干燥寒冷，外寒内热，气阴两伤，皮肤口唇干燥，春暖又多风，更伤津干燥。“春三月，此谓发陈，天地俱生，万物以荣”。本病与小儿快速生长发育、代谢旺盛、水分营养补充不足有很大关系，又与偏食、挑食、厌食造成营养缺乏有关，此更加重口唇发干而皲裂。因唾液含黏蛋白，虽能湿润而暂觉舒适，但遇风吹很快蒸发，更加干燥皲裂。因此，常用舌头舔口唇，越舔越干。同时还会引发细菌感染，加重病情。其病机主要是燥热内生，气阴两伤，风邪外袭，感染所致；热毒内盛，灼伤真阴，必阴虚血燥，肌肤失润而干燥皲裂；燥热生风，而口唇干痒起皮。故治疗除内服清热生津、养阴润燥外，外以润燥生肌、祛风止痒十分必要。紫草甘咸气寒，色紫质滑，入心、肝二经，专入血分而凉血解毒，甘寒相合而益阴润燥。《本草求真》：“俾血得寒而凉，得咸而降，得滑而通，得紫而入。”本方取本品凉血益阴而润燥之功，故紫草为之君药。血热而瘀，瘀热化燥更伤阴血。当归味辛甘苦温，入心、肝、脾三经，功专补血和血，适于营血虚弱证；油炒润燥，甘温相合，益阴养血调和营血，助君药和血益阴润燥之力倍增，故为之臣。血竭，味甘咸性平，功专行瘀止痛止血，为伤科要药，敛疮生肌，善治疮疡不敛；青黛、蒲公英、牡丹皮清热解毒，凉血消斑；珍珠粉解毒生肌，润肤祛斑；冰片辛苦微寒，入心、肺、脾经，功专消肿止痛；黄蜡味甘淡，微温而润，功能止痛敛疮生肌，为外科圣药。本方取血竭、青黛、蒲公英、牡丹皮、珍珠粉、冰片、黄蜡诸药清热凉血、祛瘀止痛、敛疮生肌之功，为之佐。红花油、麝香辛甘温而气香，白芷辛香行散，甘温和畅，入心、肝二经，走血分，故能行血散瘀；芝麻油味甘寒滑润，善治血热肿痛恶疮癣疥。本方取二油行血散瘀、甘寒滑润之性合剂成膏，收其全功，为之使。如此组方制剂，热清瘀祛，燥润疮敛，肿消肌生，风除痒止，皮肤康复如初，正是本制剂之全功。

【按语】

赵师跟师学习期间，从其恩师张海岑那里学会很多小方验方制剂，其中有紫归油、底阁黑药、乌龟丸、溃疡散等，也学了不少制剂技能。紫归油原出自《幼科金针》：“治火烫发泡腐烂，紫草一钱，当归五钱，麻油四两。上三味，同熬药枯，滤清去渣，将油再熬，加黄蜡五钱，熔化，倾入碗内，顿冷，涂之。”《疡医大全》有紫草膏，类同。另加白芷、甘草，治小儿胎毒疥癣，两眉生疮，或及遍身瘙痒，成脓水淋漓，经年不愈。张师治疗血热火毒，化燥生风，头皮起白痂，奇痒难忍，皮厚生癞秃、白秃疮之类，用原方加大枫子5 g制剂，确有奇功。赵师在临证中常见到青少年患唇炎，试用紫归油有效，深究其病因病机，抓住实质，从理论到临床多次反复实践，总结改进，才有现配方制剂。其治疗范围扩大，凡血热有瘀，毒邪内盛，外发肿痛、溃疡、干裂燥痛、癞癣奇痒、水火烫伤、湿疹、痔疮肿痛均有较好疗效。

嗣育丹

【处方】

黄芪125 g，白术125 g，紫河车100 g，鹿胎盘100 g，熟地黄125 g，枸杞子100 g，山萸肉80 g，巴戟天80 g，仙茅80 g，杜仲80 g，桑螵蛸80 g，肉苁蓉100 g，韭菜子80 g，当归100 g，淫羊藿100 g，蛇床子60 g，制附子30 g，肉桂30 g。

【制法】

制浓缩丸。黄芪、熟地黄、杜仲、枸杞子、山萸肉、蛇床子、淫羊藿，提取浓缩至900 mL；余药清洗甩干、烘干、打细粉，以药液泛丸，如梧桐子大，低温烘干，阴凉通风处密封贮存。

【用法】

一次6 g，一日2次，温开水送服。

【功能】

补气健脾，充气血化源；滋肾壮阳，促精血化生。

【主治】

脾肾虚寒、精血不足之无精不育症，或精子异常不育症。

【方解】

无精症多由先天不足，后天失养，脾肾俱虚所致。胃主受纳，脾主运化，脾健胃和，纳运正常，则化源足而气血旺，后天之本固，而先天之根生。肾为先天之根、生命之本，主藏精。脾肾俱虚，根本不固，性命何生？故补气健脾以充气血化源而固后天之本，增强体质；滋肾壮阳以促元阳元阴化生而益生命之根。黄芪、白术补气健脾，开化源、固后天以养先天，为之君。紫河车、鹿胎盘、熟地黄、枸杞子、山萸肉、巴戟天、仙茅滋肾阴、壮肾阳，阳生阴长，助君药补气生血，气足而精血生，为之臣。杜仲、桑螵蛸、肉苁蓉、韭菜子、当归、淫羊藿、蛇床子、制附子、肉桂补火生土以助脾肾而固后天之本、先天之根，为之佐。全方共奏补气健脾、滋肾壮阳、益气养血之功。

【按语】

调和气血，以血肉有情之品大补精血，气生血，血生精，阳生阴长。曾治愈无精症：高中学兄王某，其婚后3年不育，服嗣育丹3个月，化验精子正常，妻子怀孕。之后数年，连生3胎。足见脾肾双补，气血调和，以资气生、化精血之功。

胃缓丸（强胃丸）

【处方】

黄芪100 g，白术120 g，党参80 g，升麻50 g，柴胡50 g，枳壳60 g，制马钱子15 g（丸药所含制马前子每日剂量不超过0.3 ~ 0.6 g），当归100 g，羌活40 g，甘草30 g。

【制法】

清洗甩干，烘干打细粉，水泛为丸，如梧桐子大，低温烘干。

【用法】

一次10 g，一日2次，温开水送服。

【功能】

补气健脾，升阳益胃。

【主治】

胃缓（胃下垂）。

【方解】

取补中益气汤、升阳益胃汤之义，加制马钱子，在补中益气基础上，增强胃肌张力，故能强胃。

【按语】

赵师在整理叔父资料时发现此方，据云是先祖克念所传。胃下垂系中气不举所致，补中益气汤、升阳益胃汤皆对证之方，加制马钱子不为常见，故录之。考制马钱子，苦寒有大毒，能活络散结，搜风定痛。有治面瘫、小儿麻痹有效者，可能取其能增强肌张力之故。曾治胃下垂有效，但剂量一定不可大，入丸久服，当心中毒。

全鳖丸（万修堂赵氏家传秘方）

【处方】

制全鳖2 500 g，急性子100 g，醋香附100 g，赤芍、白芍各100 g，当归100 g。

【制法】

活鳖置清水中3天，每日换水，以便排泄肠污，洁净脏腑。开水烫死，置暗火炉上焙干，并反复涂抹蜂蜜，炙烤焦黄。与余药共研细粉，炼蜜为丸，每丸10 g。

【用法】

一次1丸，一日2～3次。

【功能】

养血柔肝，软坚散结，理气化瘀。

【主治】

臌胀。

【方解】

肝藏血，血热气滞而瘀。肝硬化者，无论何因伤肝，皆能令气郁血滞。香附，辛、微苦而甘，辛能散肝气之郁，苦能降肝气之逆，甘能缓肝气之急，本方取其调和肝气、理气解郁之功，为之君。血热而瘀，赤芍辛苦微寒，凉血活瘀、消肿散结，助君药调肝气则血行通畅而无郁滞之患，故为之臣。肝者，藏血之器，体阴用阳，阴虚则阳亢。制全鳖，咸微寒，入肝、脾，育阴潜阳，破癥消积；白芍甘苦酸寒、柔肝止痛，当归养血活血，归、芍合养血柔肝益阴；急性子，微苦温，消癥积。取此四者养血柔肝、育阴潜阳、破癥消积之功，为之佐。全方共奏养血柔肝、软坚散结、理气化瘀之功。

【按语】

赵师整理家叔赵桂梧先生经验时，发现此方，其与赵师恩师张海岑乌龟丸类似，由于熟悉师授乌龟丸制剂方法，依此整理此方。全鳖丸之所以治疗臌胀，缘臌胀属慢性消耗性疾病，多为气阴不足，全鳖丸养血柔肝、育阴潜阳、软坚破癥、理气化瘀，扶正祛邪。

黑芝麻饮（万修堂赵氏家传秘方）

【处方】

黑芝麻30 g，黑山楂15 g，当归12 g，川芎12 g，三棱10 g，莪术10 g，吴茱连10 g，芍药15 g，甘草10 g，红糖15 g，生姜3片，大枣5个。

【用法】

水煎服，一日1剂，分2～3次食前温服。

【功能】

补虚化瘀，消积导滞。

【主治】

产后气血大虚，补之不当，过食肥甘厚味、生冷硬物，损伤胃肠，以致胃痛饱胀、泄痢频作、腹痛下坠等症。

【方解】

产后大虚，补之不当，伤脾害胃，积滞于中，气滞血瘀，诸症丛生，概称“月家疾”。治疗之法，一则补其虚；二则祛其瘀。故以家传秘方“黑芝麻饮”，补其虚，祛其瘀。其中黑芝麻味甘性润，填精益髓，补血暖脾。《神农本草经》云黑芝麻“主伤中虚羸，补五内，益气力”。黑芝麻在本方中起补五脏、益气力、养血脉、扶正气作用，为之君。食滞伤中，气滞血瘀，虚中夹滞者，当补中磨积。黑山楂，炒黑入血，甘酸咸平，甘能补脾，酸咸之味消积化瘀，在本方中起消磨肉积、破气祛瘀之作用，邪去正复，亦为补义，合君药消补兼施，为之臣。产后血虚当补，当归、川芎以补血活血；气滞血瘀，三棱、莪术破气化瘀，消积导滞；积滞不化，多有肝胃郁热、吐吞酸之症，吴茱连，取左金之义，疏肝之郁、清胃之热；芍药、甘草酸甘化阴，补中益气，以缓产后气血亏虚之疞痛。当归、川芎、三棱、莪术、吴萸连、芍药、甘草为之佐。红糖、生姜、大枣入血活血、调和营卫，为之使。全方共奏补虚化瘀、消积导滞之功。

【按语】

所谓“月家疾”者，是月子里调护不当所致内外伤之病的总称。本方系赵师叔父赵桂梧先生亲传秘方。临证应用，辨证加减，每获良效。产后气血大虚之由，首先由于失血，气随血脱，而元气大伤，导致气血亏虚，五脏六腑、四肢百骸，皆失其营养供给而易病矣！脾虚则运化无力，消化吸收功能下降，补之不当，积滞伤脾害胃，虚中夹实之证成矣；气血亏虚，营卫不固，风寒外袭，头颈、关节拘痛常发。若能辨证应用、权衡加减“黑芝麻饮”，则“月家疾”可愈也。有云：“月家疾”难治。但只要把握好其“虚与瘀”的关键病机，辨证施治，难治之疾，不难愈也。

盖胃喜温润，故当以富含营养、易于消化、肉蛋奶鱼、汤粥羹糊之类饮食为妥。仲景之当归生姜羊肉汤，是产后温补圣品，辨证食用，大有益也。气血大虚，血不能速生，而气当立回，故补气是当务之急，人参、黄芪，大补元气是也。脾为元气之府，白术、炙甘草健脾补中，益元气之本也。气虚阳脱，虚汗淋漓者，急以参附汤回阳固脱，而虚汗自止。乳汁缺少者，在补气养血前提下，加漏芦、通草、王不留行以通乳腺；血虚受风，头项强痛者，加防风、川芎、葛根、羌活少许，以活血疏风而痛止。周身关节疼痛、畏寒怕风者，宜黄芪桂枝汤（黄芪、当归、桂枝、白芍、白术、薏苡仁、鸡血藤、桑枝、秦艽、羌活、甘草、生姜、大枣）益气养血、调营和卫、祛风通络，扶正以祛邪。

百劳丸（万修堂赵氏家传秘方）

【处方】

百合、百部、辽沙参、天冬、麦冬、生地黄、熟地黄、山药、茯苓、桑叶、桑白皮各30 g，川贝母10 g，阿胶30 g，三七10 g，牡丹皮20 g，地骨皮15 g，黑芝麻30 g，玉竹30 g，炙枇杷叶15 g。

【制法】

桑叶、桑白皮煎2次，合并浓缩，烊化阿胶，加蜂蜜200 g煮沸，约至500 mL。余药清洗甩干、烘干、打细粉。以蜜水泛丸，如梧桐子大，低温烘干。

【用法】

一次6 g，一日3次，温开水送服。

【功能】

滋阴清热，润肺止咳。

【主治】

用于肺肾阴虚，干咳少痰，痰中带血，伴胸痛、潮热、盗汗，舌质红，脉细数。常用于虚劳咳嗽、肺结核见有上述症候者。

【方解】

肺肾阴虚者，肺金不生肾也。百合、辽沙参、天冬、麦冬，皆甘寒之品，都具清热养阴、润肺止咳作用。同中有异：百合养心肺，治肺结核；沙参甘寒相合，专清肺胃之热，而治口渴、咽干、咳嗽、烦热；麦冬清心、除烦；天冬大寒入肾，肺肾两虚者最宜，金水相生也。此四味清热养阴、润肺止咳，为之君。肾主水而藏真阴，生地黄、熟地黄、阿胶、黑芝麻滋阴养血，为之臣。山药、茯苓、玉竹培土生金；百部、川贝母、枇杷叶润肺止咳，清肺化痰；桑叶、桑白皮宣肺理气；三七、牡丹皮、地骨皮凉血益阴，止血化瘀。此十一味培土生金、凉血止血，为佐。全方共奏滋阴清热、润肺止咳之功。

【按语】

此方系赵师叔父赵桂梧先生验方，原为大蜜丸，保存服用不便，故改为小水蜜丸。临证所用，凡肺肾阴虚、燥热干咳、虚劳久咳，或耐药之肺结核，久治不愈者，加减变通，治之颇验。

加味行军散

【处方】

牛黄、麝香、珍珠、冰片、硼砂各15 g，雄黄24 g，火硝0.9 g，姜粉15 g，藿香油4 g，猪牙皂5 g。

【制法】

共研极细粉后，加油再研。装瓷瓶密封。

【用法】

每次服0.3 ~ 0.6 g，温开水调服。亦可搐鼻取嚏。

【功能】

清热解毒，辟秽开窍，霍乱吐泻。

【主治】

用于霍乱、中暑、暑月痧气吐泻之症，见腹痛、烦躁、头晕、目眩、昏迷，并治口疮、咽痛。搐鼻可避时疫之邪。

【方解】

时疫秽浊犯人，邪扰清窍而昏迷。牛黄、麝香、珍珠、冰片清心开窍，醒脑宁神，为之君。邪干胃肠，则吐泻、腹痛，火硝、姜粉、藿香油消积和中，主腹痛吐泻，为之臣。时疫内郁成毒，取硼砂、雄黄清热解毒，为之佐。猪牙皂豁痰开窍，为之使。全方共奏清热解毒、辟秽开窍、止吐泻之功。

【按语】

本方实为《霍乱论》之行军散，辟秽解毒为功。赵氏“万修堂中医”第五代传人赵兴邦军中行医之需，加藿香油芳香化浊，给治吐泻加力；增牙皂者，以助搐鼻取嚏之力，其效更捷。适于军队急救、防疫之需，因而得到上级好评。

香附丸（万修堂赵氏家传秘方）

【处方】

香附（米醋、黄酒各等份，浸透，文火炒至7成，晾干）1 000 g，凌霄花300 g，牡丹皮200 g，当归100 g，吴茱萸200 g，鸡血藤400 g，益母草400 g，艾叶200 g。

【制法】

鸡血藤、益母草、艾叶快速清洗后，浸泡1小时，煎煮40分钟，滤过，加开水煎50分钟，滤过，两煎合并，浓缩至1 800 mL；香附、凌霄花、牡丹皮、当归、吴茱萸清洗甩干，烘干，打粉。以煎液泛丸，如梧桐子大。晾半干，低温烘干，紫外线杀菌，密封，阴凉通风处贮存。

【用法】

一次50丸，一日2～3次，温开水送服。

【功能】

理气活血，温通止痛。

【主治】

痛经，月经不调。

【方解】

经脉之病，主因气血，痛经多为气滞血瘀之患。香附味辛微苦，性甘平，入肝经，理气解郁、调经止痛，为之君。血热则瘀，不通而痛，凌霄花、牡丹皮、当归、鸡血藤凉血散血、养血活血、通络止痛，为之臣。经寒则腹痛，吴茱萸、艾叶苦辛温，具温营血、散经寒、温通止痛之功；益母草辛苦微寒，入心包、肝经，祛瘀生新，活血调经。此三味温通止痛，为之佐。全方共奏理气活血、温通止痛之功。

【按语】

本方原出于赵克念调经治痛经良药，仅有方药，据赵桂梧资料选录厘定。临证应用，凡血热而瘀、气滞血瘀、宫寒不孕、月经不调、寒热错杂之证，变通而治，皆获良效。

竹茹苏梗饮

【处方】

姜竹茹30 g，紫苏梗20 g，陈皮10 g，生白术20 g，葡萄须15 g，蒲公英15 g。

【用法】

水煎，当茶。用法小量频服，以免呕吐，令胃气和则呕恶止。

【功能】

清热养阴，理气和中。

【主治】

早孕反应，恶心呕吐。

【方解】

早孕聚胎，郁热内生，阴伤气逆，则恶心、呕吐、不食，而故有“产前不宜热”之说。治当清热益阴，和胃降逆。姜竹茹、蒲公英、葡萄须清热益阴，健胃止呕。紫苏梗、陈皮、生白术理气安胎，健脾和胃。全方共奏清热养阴、理气和中之功。

【按语】

早孕反应轻者，以果蔬食疗为宜，或清胃火，益胃阴，理气和中，安胎为法；忌燥热补品和辛辣食物。

十全十美汤（膏）

【处方】

黄芪30 g，当归15 g，党参15 g，炒白术20 g，茯苓20 g，枳壳15 g，鸡血藤20 g，炒白芍20 g，熟地黄15 g，蒸首乌20 g，炙甘草10 g。

【用法】

水煎服，于本次月经净后，开始服10剂左右，以补气养血善其后；若系痛经，则于下次月经前，改服经前方，以理气活血，未痛先防也。

【功能】

补气养血。

【主治】

月经不调。

【方解】

经后气血大虚，应大补气血。黄芪甘温，大补元气，与当归相伍为补血汤，补气生血，阳生阴长，为之君。脾胃者，水谷之海，气血之源，故以四君子汤补气健脾，以旺气血之源；以四物汤之义直补阴血，川芎易为蒸首乌、鸡血藤者，免香燥耗气、取补血养血通络之功；党参、茯苓、鸡血藤、炒白芍、熟地黄、蒸首乌共为臣药。九补必有一泻，枳壳行气和胃、除胀宽中，配炒白术为枳术丸，消补兼施，补无壅滞，为之佐。炙甘草，益气补中，调和诸药，为之使。全方共奏补气生血之功。

【按语】

理气活血丹、引血归经方、十全十美汤（膏）是“调经三法”的主方。分别用于经前、经期、经后。经前调气，气顺血和，诸症释然；经期调血，气和血畅，以行统摄之权，而引血归经；经后调补，补气养血，促进康复。

痛风丸

【处方】

土茯苓20 g，川萆薢20 g，黄芪20 g，白术20 g，忍冬藤20 g，山慈菇10 g，汉防己15 g，秦皮15 g，百合20 g，虎杖15 g。

【制法】

白术、百合、山慈菇、汉防己、川萆薢，打细粉；余药提取药液泛丸，如梧桐子大，以滑石、薏苡仁粉、红糖包衣，低温（<60 ℃）烘干，打光，消毒。包装，90 g/瓶，阴凉干燥处保存。

【用法】

一次6 g，一日2～3次，温开水送服，5～7天/瓶。

【功能】

清热利湿，祛风通络，消肿定痛，溶降尿酸，补气生血，祛邪扶正。

【主治】

痛风及痛风性关节炎、痛风性肾病、高尿酸血症。

【方解】

痛风之名，中西医不谋而合，皆曰痛风。然名同义殊，中医言痛，言其症，痛剧矣；言风，言其性，风善行而数变。痛风之作，剧痛而多变，入夜尤甚，愈发愈重。缘于饮食劳倦所伤，正虚邪聚。经云“风寒湿三气杂至，合而为痹”，“痹者，闭也”，“不通则痛”，乃宏观之论。西医痛风言其病，系指摄入嘌呤过多，代谢紊乱，尿酸过高，形成结石，流注关节，肿痛不已，乃微观之见也。中西结合，论治痛风，辨证辨病，相互为用，宏观微观取长补短，才能有的放矢。饮食不节则伤胃；劳倦过度则伤脾，脾胃俱伤，则健运失司，代谢紊乱，致使湿热瘀浊内生（尿酸过高）。治当清热利湿、分清别浊，祛其邪。土茯苓甘淡平，除湿解毒，通利关节，善治湿热瘀浊、肢体拘挛、筋骨疼痛；萆薢苦平微寒，入肝、胃经，祛风胜湿，分清别浊，治风湿痹痛、湿热下注。二者清热利湿、祛风化浊、通利关节、降血尿酸，为之君。除风先活血，血活风自灭。脾主运化，为气血之源，虚则不运，化源不足，运行不畅，则湿浊流注于关节、肌肉，形成痹痛，也就是痛风性关节炎，治当健脾固本以充气血之源。白术苦甘温，入脾、胃经，补脾益气；黄芪味甘微温，入脾、肺经，为补气益阳之要药。芪、术相配，补气健脾力倍，善治脾虚诸症，脾得补则血充，肺得补则卫固，故二者补气生血，实卫固本，共助君药补气健脾、利湿清热之功，为之臣。忍冬藤甘寒，入肺、胃经，清热解毒，疏风通络，主治风湿热痹、关节肿痛，所含的大黄素对黄嘌呤氧化酶有较强的抑制作用，故能减少尿酸的合成；秦皮苦涩寒，清热燥湿，排除尿酸；汉防己苦寒，利水消肿，祛风止痛，主治风湿痹痛；百合、山慈菇甘寒，清心养阴，消肿散结，化痰解毒，现代医学认为百合、山慈菇有秋水仙碱样作用，能抑制白细胞趋化，从而减轻痛风性关节炎而止痛。此五者清热解毒、疏风通络、消肿散结、化痰解毒，排除尿酸，抑制白细胞趋化、尿酸的合成，祛邪扶正，为之佐。虎杖微苦微寒，祛风利湿，通络和血，散瘀定痛，主治风湿筋骨疼痛、湿热淋浊、带下经闭，为之使。全方共奏清热利湿、祛风通络、消肿定痛、降低尿酸、补气生血、祛邪扶正之功。

【按语】

痛风是富贵病，嘌呤摄入过多，代谢紊乱，高尿酸结晶盐沉积关节，以致红肿热痛，是其症也。中医认为，本病由饮食劳倦所伤，健运失司，湿浊之邪由内而生，加之风寒湿外邪诱发，合而为痹。痹者，闭也，不通则痛。本方祛邪以扶正为正治，用于痛风急症，多有奇效，抓住了矛盾的主要方面，主要矛盾解决了，次要矛盾就迎刃而解。然，方之与证，是因人、因地、因时、因证制宜，恰如其分，才能有鼓之应桴之效。故一个良方，难愈百病。当辨证施治，权衡变通而获良效：尿酸盐结晶在关节滑膜组织沉积并脱落是急性痛风的病理基础，法当溶解尿酸盐结晶，百合、山慈菇倍量，更加威灵仙，以溶解、排出尿酸盐结晶；若久而损肾，致痛风性肾病、蛋白尿，加金樱子、芡实以固肾气，则蛋白即消；若单纯血尿酸高，或处于静止期，多表现为脾肾不足，湿浊内盛，以健脾补肾、降浊利湿之法为主，祛邪固本而防复。总之，未病先防、饮食有节、劳逸结合为要；已病防传、祛邪杜变是关键；病愈健脾补肾以防复。

柿霜含片

【处方】

柿霜50 g，蒲公英400 g，陈莱菔缨500 g，玄参200 g，牡丹皮150 g，冰片20 g，玄明粉20 g，硼砂20 g，桔梗200 g，甘草200 g。

【制法】

方中蒲公英、甘草、桔梗、玄参、陈莱菔缨、牡丹皮提取，喷雾干燥，得200 g左右（13%）浸膏粉。除柿霜，余药研细粉后加柿霜再研粉过筛。加辅料：含糖型加白糖；无糖型加甜菊苷，均加糊精至500 g。与浸膏粉混合制粒压片，每片0.5 g。铝塑包装，每板12片，每盒3板。

【用法】

咽喉炎肿痛、口臭，含化，一次1片，一日3～5次；口疮，研粉撒于疮面，一日3～5次。

【功能】

辛散苦降，清利咽喉。

【主治】

咽喉炎肿痛，口疮口臭。

【方解】

咽喉为肺之关，胃之门，呼吸、饮食之通道；肺合皮毛，主一身之表，开窍于鼻；胃属中焦，开窍于口。三者均与外界相通，感染机会多，肺胃郁热，往返蒸损咽喉。肾经上循于咽，内寄龙雷之火；肺主气属金，肾纳气主水，胃主纳谷，脾主运化，气血生化之源，元气之府也；胃土生肺金，肺金生肾水，肾水润养肺胃，失养则肺胃燥热生。三者生理病理关系密切。故凡外感风热燥邪，或内伤饮食积热火毒，蕴结肺胃，以及劳伤太过，阴火上炎，随呼吸独出口鼻，往返蒸损喉间，导致肺胃郁热或虚火上炎，均可致咽喉干痒、红肿充血、肿痛溃烂，口臭、口干、口热，以及龈肿、齿痛诸症。治疗首清肺胃之阴火，有釜底抽薪之妙，以清热养阴生津。柿霜入胃经，味甘性寒，专清肺胃燥热，能治咽喉口舌疮痛，甘能益阴生津，寒能清热润燥，故柿霜为君药。内火源于胃，既可上熏蒸于肺，又能下汲肾水，故肺、胃、肾三经俱热，清胃火是关键，胃火内炽，火必刑金，清胃火犹如釜底抽薪。蒲公英味甘苦而微寒，清胃热而解毒，甘能益脾，寒能清热，甘苦寒合而养阴清热又健胃，胃火既清，则火不刑金，又无苦燥害胃伤阴之弊。《丹溪心法》曰："气有余便是火。"降气即能泻火。莱菔缨辛苦平，辛能散，苦能降，功专消食下气，主治痞满食滞、泄痢、喉症。《随息居饮食谱》："凡一切喉症、时行温疫、斑疹疟痢、水土不服、饮食停滞、痞满疳疸、胀泻、脚气、痧毒诸病，洗尽浓煎，服之并效。"本方取其辛散苦降、利咽喉之功。燥热必伤阴，阴伤火愈炽。古人说得好："阳亢者阴必伤，阴弱者火自焚，火灭者水自生，水生者火自灭。"玄参味甘苦而气寒，入肺、胃、肾三经，功能养阴生津，泻火解毒，苦寒相合而清热泻火，甘寒相合而滋水养阴，本品既能清热泻火，又能滋水养阴，针对本证邪热内盛、真阴不足，实为必用之妙品。蒲公英、玄参、陈莱菔缨下气泻火、清热滋阴、生津解毒，为之臣。阴伤血热而瘀，咽喉充血水肿而干痛，牡丹皮入心、肝、肾经，味辛苦而气寒，功能凉血散瘀祛痛，辛而能走，寒而能守，走守相济，有益而无弊，既能清泻肾经阴火，又能泻心经之火，善治血热有瘀之证。既成血热而瘀，必毒热腐肉，肿痛溃烂，硼砂味甘咸而性凉，入肺、胃二经，功能解毒防腐，清热化痰，合冰片、玄明粉为五官科名方"冰硼散"，专治咽喉、口舌疮痛。故牡丹皮、冰硼散为之佐。甘草味甘性平，入十二经，生用微凉，清热解毒，又善渗透到黏膜下层，以解毒消肿，合桔梗为甘桔汤，系治咽喉病之名方，并引诸药上行，直达病所，故为之使。如此组方，君臣主力攻坚，挫敌锐气，犹釜底抽薪，既清肺胃热毒，又滋肾养阴生津；佐药犹各路神兵，破敌援我，祛邪扶正，专治咽喉口舌疮痛诸症；更有向导带路，直入敌巢。全方共奏清热泻火、滋水养阴、消肿收敛之功。可谓兵强将勇，布阵有方，战而能胜。

【按语】

临证常见外感热病化热入里，肺胃郁热所致急性咽喉肿痛，也发现非外感而脾胃失调，胃肠积热化火上攻，以及肾阴亏虚，阴火上乘所致之咽干痒不适，痒即干咳，似有物堵，时有恶心干呕，反复口舌疮痛，属慢性咽喉疾病和复发性口腔溃疡。本方是赵师遵循"处处保护脾胃功能，慎用苦寒败胃之品"的信条，从古今名方中筛选优化精简拟方，经多年临床验证，反复修改后制成。1978年，赵师参加南京"全国温病师资进修班"后，对外感温热病学系统全面了解。1983年在北京"全国首届中医文献研究班"进修时，参与编写《近代中医珍本集》，在点校《温病条辨》等温热病著作时，摘抄了很多理论精华和治疗经验，丰富了临证知识，提高了诊治外感温热病的技能。1993—1997年负责中医急诊科工作期间，赵师研制了"含化柿霜糖"，对防治外感热病尤其急症咽喉疾病有较好疗效。赵师写的《含化柿霜糖治疗急性咽炎40例临床观察——附草珊瑚含片治疗20例对照》一文发表在《浙江中医杂志》（1995年第5期）。1996年，专题"复方柿霜润喉片临床与实验研究"列为河南省中医管理局重点项目之一，后"复方柿霜润喉片"改名为"口洁爽"，临床治疗范围扩大至急性咽喉炎、口腔溃疡、口腔异味三个主病，疗效显著。但也在临床中发现，凡脾胃虚弱、胃肠积热邪火上炎之慢性咽炎、口腔炎者，用药虽甚效，但脾胃虚寒者用之胃中不适，肠鸣辘辘，或有腹泻。因此，又一次做了处方调整，增添既清肺胃邪热、宽肠下气，又泻火解毒、健胃益脾之品，为药食兼用之食疗佳品。最后更名为"柿霜含片"，即本方制剂。

赵师几十年的临床实践发现，凡脾胃病久，多伴有咽喉疾病，如咽炎，喉痹，咽淋巴滤泡、充血，甚至红肿、干痛，恶心，口腔溃疡等症。当调理至脾胃功能恢复，免疫功能增强后，咽喉症状也必定痊愈，故也常配合柿霜含片治疗，增强疗效。

附：陈莱菔缨炮制方法

从耿家制法和《续名医类案·咽喉》制法中简化如下：每年小雪后、大雪前，将莱菔缨连根蒂切下，挂至北房檐下风干。冬至将其用稻草扎捆2道（每一捆2斤），置背阴房坡上，下边铺麦草垫（原放草房上，现无草房故尔），经霜冻、雪压（防雨淋），到立春后，松解稻草绳，晒干，切碎，收贮于瓷坛内，备用。

十个“消食饮”

民谣：十个消食饮，普及惠人民。病轻药味少，较重逐方加。形成系列方，随意自疗康。

赵师叔父赵桂梧先生是民间乡医，擅治胃肠消化系疾病，民间赞誉：“娴熟单验方，简便又廉验，施方又舍药，惠民保健康。”其故里小镇，方圆几十里，辖区人口有四万多，“三五七消饮”家喻户晓。若有食积伤胃，消化不良，或积滞不消，都会自购药治疗，量病加味，犹如今天的非处方药一样，十分方便。长期临证应用，赵桂梧先生感悟颇多，根据胃肠属腑，泻而不藏，以通为用，以消为补的理论，对饮食不节，劳倦过度，损伤脾胃，积滞不化，郁而化热，诸症丛生的诸多病症，认为“积不消，热不除”。故据病之轻重久暂，逐方加药，以增消积导滞效力，继承创新，衍生成十个“消食饮”，形成治疗胃肠消化系疾病的系列验方。无论成人小儿，凡积滞不化所致诸症，量病选方。老百姓熟唱顺口溜：伤食麦芽单方化，或加神曲成对方，稍重三消加山楂，消食健胃助消化；四消饮中加藿香，辟秽消食口臭康；五消枳壳莱菔子，行气导滞痞胀消；六消饮中加槟榔，专治积滞伤食痢；七消连翘或公英，消积导滞胃火清；八消饮中加丹皮，凉血泻火热毒宁；九消饮中加二丑，消积导滞腑气通；十消饮中加大黄，积热胃肠一扫光。足见普及之广，百姓认可。

一消饮（单方）：炒麦芽30 g。

功能：回奶良方。消食开胃、助消化。

二消饮（对方）：山楂20 g，麦芽20 g。

功能：开胃进食，消谷肉积，化食祛瘀。

三消饮：山楂30 g，神曲15 g，大麦芽15 g。

功能：消食健胃助消化。

四消饮：山楂30 g，神曲15 g，大麦芽15 g，广藿香20 g。

功能：消食健胃，止呕除臭。

五消饮：山楂30 g，神曲15 g，大麦芽15 g，炒莱菔子15 g，炒枳壳15 g。

功能：行气导滞痞胀消。

六消饮：山楂30 g，神曲15 g，大麦芽15 g，炒莱菔子15 g，炒枳壳15 g，槟榔15 g。

功能：专治积滞伤食痢。

七消饮：山楂30 g，神曲15 g，大麦芽15 g，炒莱菔子15 g，炒枳壳15 g，槟榔15 g，连翘20 g（或蒲公英30 g）。

功能：消积导滞胃火清。

八消饮：山楂30 g，神曲15 g，大麦芽15 g，炒莱菔子15 g，炒枳壳15 g，连翘20 g，槟榔15 g，牡丹皮20 g。

功能：凉血泻火热毒宁。

九消饮：山楂30 g，神曲15 g，大麦芽15 g，炒莱菔子15 g，炒枳壳15 g，连翘20 g，槟榔15 g，牡丹皮20 g，牵牛子15 g。

功能：消积导滞腑气通。

十消饮：山楂30 g，神曲15 g，大麦芽15 g，炒莱菔子15 g，炒枳壳15 g，连翘20 g，槟榔15 g，牡丹皮20 g，牵牛子15 g，大黄15 g。

功能：消积导滞积热康。

三七怀山鸡子黄粥

【处方】

怀山药600 g，芡实200 g，莲子200 g，山楂肉300 g，三七粉150g，鸡子黄另加。

【制法】

上药共研细粉，加红糖水制颗粒，烘干。塑料袋包装，一袋30 g，一盒10袋。

【用法】

取成品一袋，先用温开水调糊状，倒入沸水锅内加热，并搅拌至粥熟，加熟鸡蛋黄一个，捣碎搅匀，空腹吃粥，每日早晚各1次。

【功能】

补脾胃之气，益脾肺之阴，固脾肾而止泻。

【主治】

脾肾虚弱，久泻久痢之证。

【方解】

民以食为天，胃主受纳，脾主运化。脾胃合德，消化吸收饮食中的精微，变化而赤是为气血，以营养五脏六腑、四肢百骸。老年人脾胃虚弱；小儿脏腑娇嫩，脾胃发育尚未完全，运化无力，羸瘦乏力。老年人、小儿久泻滑脱，食入即泻，气阴大亏，虚不受补者，以食疗食养为宜。治慢性病不求速效，但求缓功，各种粥类最能养胃益脾，利于消化吸收。怀山药为药食兼用之品，性味甘平，作用缓和，补气养阴，补气不滞而能健脾，滋阴不腻而能利湿，滑润之中又兼收涩而止泻，故《神农本草经》列其为补肺气、健脾胃、益肾命之上品。现代研究表明：山药中富含皂苷、黏液质、淀粉、氨基酸、糖蛋白、维生素C等20多种营养和保健成分，对人体有特殊保健作用。山药中还富含消化酶，能促进蛋白质、淀粉的化学分解，营养丰富，最易消化，尤有固涩大肠之功。本方取其补气健脾而止泻、益肺养阴固肾命之功，故山药为君药。莲子甘平性涩，入心、脾二经，既能补益脾气，又能收涩止泻，最益脾胃，兼养心益肾，素有“脾果”之美称，临床多用于脾虚泄泻、纳呆食少之羸弱症；芡实甘平性涩，入脾、肾二经，甘能补脾而祛湿止泻，涩以固肾而止泻。二药相须配伍，相辅互助，统理心、脾、肾三脏，且涩中寓补，以补助涩，常用于脾肾两虚之久泻久痢之症。速效不见，缓功甚著，故二者为之臣。全方共合四味药食兼用之品而为粥者，是遵“胃气为生命之本，有胃气则生，无胃气则亡”的圣训，粥能使黏稠之质愈增，留恋胃肠之功愈强，最能滋养脾胃，以助胃气之复。这是张锡纯创制山药鸡子黄粥之本意也。本方又增芡实、莲子、山楂、三七、鸡子黄药食兼用之品，更增强补气健脾、养心益肾之力，最适宜心、肺、脾、肾俱虚之久病久泻羸弱之人。

【按语】

赵师临证中治湿热泄痢，清热利湿则泻止；脾虚泄泻，健脾助运则泻愈；

肠热积毒、脓血痢，投葛根芩连、白头翁汤而功成；急性胃肠炎，或内伤外感，发热吐泻并作，藿香正气、六和正气类表里双解，和中正气，早早投服，立竿见影。而对慢性溃疡性结肠炎，久泻久利、羸弱乏力者，除辨证应用真人养脏汤、四神丸、六君子丸、结肠舒浓缩丸等外，均配以山药鸡子黄粥、三七荞麦粥等食疗方法，以补脾止泻，固肾收涩，涩中寓补，补中助涩，相互为用，铸而功成。不求速效，只图缓功。临证屡用皆效，颇受患者欢迎。

三根三叶汤

【处方】

葛根20 g，芦根30 g，板蓝根20 g，大青叶20 g，桑叶15 g，紫苏叶12 g，甘草10 g。

【制法】

上药加清水清洗，凉水浸泡半小时，密闭冷却回流煎煮20分钟，滤净，加开水煮30分钟，滤净，两煎合并。

【用法】

分早晚2次餐后服。

【功能】

辛凉发汗疏表，清热凉血解毒。

【主治】

风温袭表、热毒内郁之外感热病。

【方解】

外感热病，急当退热保津，“存一分津液而保一分生机”，驱邪外出即愈。然邪有风寒、风热、疫疠之别。治当辛凉、辛温、解毒而设。本方之治，属风温所感，肺胃郁热。葛根辛甘微寒，解肌退热，为之君。肺胃与外界相通，为热毒邪常犯之地。芦根甘寒，入肺、胃经，清热养阴，生津止渴，祛邪而不伤胃气；桑叶苦甘寒，入肺经，散风清热，清肝明目。二者清肺胃之热而养阴，为之臣。热郁成毒，当清热解毒，板蓝根、大青叶，味苦大寒，入肝、胃经，既走气分，又入血分，故能凉血解毒；紫苏叶辛温，既引诸药走表，发汗祛邪，又防大队寒药遏表。三者发汗祛邪、凉血解毒，为之佐。甘草甘平，入十二经，和诸药而清热解毒，为之使。全方共奏辛凉发汗疏表、清热凉血解毒之功。

【按语】

中医药有顿挫高热之法，辛凉发汗疏表、清热凉血解毒是泛治风温袭表，热毒内郁之外感热病之大法。赵氏“万修堂中医”第三代传人赵心纯生活在战乱灾荒年代，当时疫病流行，他能娴熟运用此法，变通而治，取得良效，《赵氏族谱》称其“精岐黄，号神医焉”。

活络止痛酊

【处方】

威灵仙60 g，制马前子10 g，鸡血藤30 g，黄芪30 g，当归10 g，川芎10 g，香附15 g，赤芍15 g，乳香10 g，没药10 g，三七10 g，米醋100 mL，黄酒100 mL。

【制法】

前八味共180 g粉碎为粗末，入75%乙醇500 mL中，以渗漉法提取滤液，加入乳香、没药、三七细粉。药渣加水200 mL，密闭冷却回流法煎煮（勿令乙醇挥发）15分钟，滤过；再加开水300 mL，煎煮20分钟，滤过。两煎合并，冷沉，取上清液与乙醇提取液混合，加米醋、黄酒，约成500 mL酊剂。

【用法】

采用粒子透入法，以涵水垫蘸酊剂适量，敷患处。

【功能】

活血化瘀，通络止痛。

【主治】

组织挫伤、气血瘀滞、跌打损伤、风湿痹痛之气血壅滞不通而痛诸证。

【方解】

不通则痛，凡软组织挫伤、气血瘀滞、跌打损伤、风湿骨痛所致之疼痛，皆气血壅滞而不通也。本方所用之药，皆能理气活血、化瘀通络而止痛。威灵仙、制马前子辛散温通、咸软，具祛风通络、化瘀散结、疏风定痛之功，凡风湿拘挛之麻木、疼痛，尤具功力。本方旨在通而不痛，采用离子透入法者，促透皮吸收，外病外治之良法也。

【按语】

本方为骨伤科常用，由赵军研制，反复修订，屡用皆效，是为外治良方也。

上海疔药

【处方】

天龙（壁虎，头尾俱全）5条，蜈蚣5条，龙衣（蛇蜕）3条，大梅（冰片）10 g，鹿角霜10 g，黄升药（藤黄）10 g。

【制法】

全方忌用火焙，日晒即可，研为细粉。

【用法】

此药剧毒，只可外用，切勿沾口。清疮后在疮面均匀地撒上少许细粉，外贴膏药或油纱布块固护。一日1～2次，待毒去疮敛生肌时，可延长换药时间，利于疮面修复。

【功能】

解毒杀虫，消肿散结，祛风定痛，敛疮生肌。

【主治】

疔毒恶疮，久不敛口。

【方解】

凡疔毒疮疡之发，皆由火毒而然，“气有余便是火”“火盛则为毒”。概因志意不遂，郁怒不解，气血瘀滞，化火成毒，故见“红肿痛热”四大症。治当及早，降气泻火，清热解毒，活血凉血，消肿散结。稍有延误，毒盛肉腐，剧痛溃脓，脓出可愈，毒陷至危。外病外治，直达病所，引毒外解，最为捷径。黄升药即藤黄，酸涩有毒，功专消肿化毒，止血杀虫，主治痈疽肿毒、顽癣恶疮、损伤出血，故为之君药。天龙即壁虎，咸寒，有小毒，功能祛风定惊，散结解毒，主治中风瘫痪，历节风痛，瘰疬恶疮；龙衣即蛇蜕，咸寒，有毒，功专祛风定痛，消肿杀虫，主治疔疮痈肿、疥癣。二者消肿、定痛，善治疔毒痈肿，共助君药散结、解毒、消肿、定痛之力，故为之臣药。鹿角霜咸温，能治痘疮不起、疔疮、疮疡、肿毒。蜈蚣辛温有毒，功能止痉解毒，主治瘰疬恶疮。本方取此二者散火清热、消肿止痛为佐药。大梅即冰片，辛苦凉，通诸窍，散郁火，消肿止痛，故为之使药。本方由六味组成，其中五味有毒，可谓“以毒攻毒”，全是治瘰疬恶疮、疮疡肿痛、疔毒顽癣、痈疽痛热诸症之物。故全方具有消肿散结、祛风定痛、解毒杀虫、生肌敛疮之功。

【按语】

本疔药系上海朱家家传治疗秘验方。赵师特研究本方组成特点、配伍之妙，以方测证，据证探理，以理解药，按君臣佐使，论证释方，进一步理解此方之妙。该方确为疔毒恶疮良方。

感冒擦（浴）剂（退热脐贴）

【处方】

桂枝200 g，紫苏300 g，生姜300 g，羌活100 g。

【制法】

生姜榨汁另置；余药粉为粗末，与姜渣合并，加75%乙醇2 000 mL渗漉提取，滤液另置；药渣加水500 mL，文火密闭冷却回流法煎煮10分钟，勿令乙醇挥发，滤净；再加开水500 mL，煎煮30分钟，滤净，浓缩至300 mL，两煎合并，冷藏沉淀24小时，取上清液制成擦剂，分装，30 mL/瓶。阴凉通风处保存。

【用法】

作为外感高热的辅助物理疗法使用。将擦剂加开水至40 ℃，擦浴患者胸背、腋窝、颈项、手足心，干则再擦，直至皮肤潮湿，汗出热退。勿令其入眼及皮损处。

【功能】

发汗退热。

【主治】

外感高热。

【方解】

感冒为外邪束表，疏散为法，汗出表解。桂枝辛温，发汗解肌，透达营气而散风邪，为之君。其挥发油中所含桂皮醛，能刺激汗腺神经，扩张皮肤血管而发汗解热，且能解痉镇痛。紫苏辛温，发散风寒，且能理气宽中，为之臣。其挥发油中所含紫苏醛，能扩张皮肤血管，刺激汗腺神经而发汗，并能减少支气管分泌，缓解痉挛，促进消化液分泌，增加胃肠蠕动。生姜辛温发汗，为之佐。其所含辛辣素、芳香姜油能促进周围血液循环，令全身温暖、发汗。羌活辛苦温，发表散寒，祛风胜湿，入膀胱，走肌表，引诸药走表发汗解热，为之使。全方四味，君臣佐使协同，具辛散走表、发汗退热之功。

【按语】

明代吴崑《医方考》中有“接汗法”，所谓“接汗法”，即腠理闭密，汗不易泄，而表证不解，内服外擦，相互为用，使腠理通，引汗易出而表解也。赵师由此联想到民间婴幼儿感冒用烧葱姜擦浴疗法及高热惊搐用物理降温法等，遂创中药擦浴退热疗法。本品经“现代药浴疗法”以“感冒浴剂”药浴试验，证明其对初感发热恶寒、身痛、骨节疼痛者，浴而汗出热退，一汗了之。避风静养，并汤饮调理，不日痊愈。另辟蹊径，用其敷脐，亦能退热。“一药三法”，皆外治也。作为外感发热之外治疗法，往往事半功倍。正如清代吴尚先《理瀹骈文》中说：“外治之理，即内治之理；外治之药，亦即内治之药。所异者，法耳！”深究其理，广试其法，恍然明白，内外治法之有机结合，对某些疑难症而言，是提高疗效、避免副作用的好方法，意义之重、方法之多、范围之广、潜力之大，值得深入研发，可再创外治法之辉煌，彰显中医之特色。

麝珠消炎酊

【处方】

金银花30 g，大黄24 g，乌梅30 g，黄柏20 g，五倍子12 g，诃子肉12 g，白及20 g，白蔹20 g，当归20 g，甘草20 g，蒲公英30 g，龙葵40 g，牡丹皮40 g，连翘20 g，赤芍20 g，紫草20 g，血竭6 g，珍珠粉5 g，麝香1 g，冰片50 g，75%乙醇1 200 mL。

【制法】

前16味中药冷水快速清洗甩干后，粉碎为粗末，浸于1 200 mL 75%乙醇中3～5天，滤过，滤液另置；将药渣加水500 mL，密闭文火煎煮10分钟，滤过，滤液另置；再加开水1 000 mL，密闭文火煎煮20分钟滤过，滤液另置。将珍珠粉、麝香、冰片、血竭研细，加入乙醇中溶化，与三次滤液混合，置低温沉淀24小时，取上清液，加蒸馏水至2 000 mL，至此配制完成。以10 mL塑料滴瓶分装，低温保存2年。

【用法】

涂擦患处，一日3～5次。勿口服、入眼。

【功能】

止血、止痛、消肿、化瘀、清热、生肌、敛疮。

【主治】

皮肤挫伤、金刃伤、皮肤感染、毛囊炎、痤疮、疖肿、术后刀口感染、疮疡久不收口。

【方解】

红肿热痛四大症，是外科炎症的综合反应。热毒结聚，气滞血瘀，循环不畅，瘀郁于内，热痛红肿于外。故治法首重清热、散结、凉血、消肿、止痛。金银花甘寒，入心、肺、胃经，清热解毒；蒲公英甘苦寒，清热解毒，消痈肿，为疮疡圣药。二者清热解毒、消痈肿，为之君，与苦寒药合用，善治湿热毒盛之痈肿焮痛诸症。大黄苦寒，入脾、胃、大肠、肝经，泻火凉血，逐瘀通经；牡丹皮、赤芍、紫草凉血散血；黄柏苦寒，入肾、膀胱、大肠经，清热燥湿，泻火解毒，善治湿热内盛之疮疡，对相火内炽、阴虚阳亢之证尤为专长，其所含生物碱及黄柏酮，有抗菌消炎作用。故取大黄、黄柏、牡丹皮、赤芍、紫草清热解毒、泻火消肿之功，为之臣。“痛不通，气血壅”“通不痛，调和奉”。本症气血瘀滞，故取当归活血，合大黄、连翘通经化瘀、通经散结、解毒消肿之力倍增。气血结聚、热郁毒盛、腐肉成疮者，既须清热解毒、散结化瘀，又必收敛生肌、止血止痛。取白蔹、五倍子、诃子肉、白及、乌梅、龙葵、冰片、血竭酸敛止血，外敷、熏洗治疥疮肿毒、皮肤溃烂等症。珍珠粉甘咸寒，解毒敛疮，又能生肌。麝香辛温芳香，辟秽开窍，通络祛瘀，所含麝香酮尤能透窍辟秽、止痛生肌。故本方取此类药协同合力治其诸症，为之佐药。甘草甘平，调和诸药而解毒，故为之使药。本制剂以乙醇作溶媒提取，更能行血而助药力，且有防腐之功，是酊剂之必需。全方共奏清热解毒、散结消肿、活血止血、收敛生肌之功。

【按语】

本方既能止血止痛、清热解毒、活血消肿，救急于顷刻，又具收敛生肌、预防感染之功，可处理外科多种肿痛疮疡。涂擦、外敷，均极见功，方便实用。用于痤疮，结合内治，有祛痘、化瘢、消除色素沉着之优点。

参归屏胶囊

【处方】

白术30 g，人参12 g，黄芪20 g，防风10 g，当归12 g，冬虫夏草12 g。

【制法】

上药共研细粉，装0.5 g胶囊。阴凉干燥通风处贮存。

【功能】

补气健脾，培土生金，实卫固表。

【主治】

气虚卫阳不固，易感冒人群。

【方解】

体虚易感冒者，表气虚也，卫阳不固，玄府不闭。卫出中焦，脾胃乃元气之府，中气虚，则元气亏，土不生金，则肺气虚而卫阳不固。补气实卫固表为正治之法。故当补中益气健脾以充化源，元气充，则肺气旺，脾生肉，肉生肺，土能生金之理也。遵中医药理论及定植抗力学说，仿蒲辅周玉屏风散加味而成。本方白术甘苦温，健脾补气，培土生金，以固卫阳之气，为之君。黄芪甘温，助君药补肺气而实卫，为之臣。人参味甘，大补元气；当归甘辛苦温，补血和血，改善咽喉黏膜血液循环，增强抗病能力；冬虫夏草甘温，滋肺补肾，增强免疫力。参、归、草大补肺脾肾，为之佐。防风辛甘，入膀胱，走一身之表，引诸药实卫固表，为之使。全方共奏补气健脾、培土生金、实卫固表之功。

【按语】

流感所犯，往往体弱者多见，且病情更为严重，正谓：“邪之所凑，其气必虚。”《素问·刺法论篇》指出：“五疫之至，皆相染易……不相染者，正气存内，邪不可干。”微生态学认为，当机体内栖居的大量正常微生物生长良好时，机体免疫功能即增强，定植抗力提高，外袭菌及致病菌即无法入侵和定植。只有因某种因素破坏了正常菌群与机体的微生态平衡，造成微生态失调时，机体的免疫功能和定植抗力下降，才使外袭菌和致病菌有可乘之机，在体内定植而致病。因此，致病与否取决于微生态平衡与失调的转换过程。所以治疗不是单纯杀菌和抑菌，而是使正常菌群充分发挥生物拮抗作用，将致病菌驱除，此即扶正祛邪之谓也。凡老年人、小儿脾虚气弱，肺卫不固，免疫功能低下，反复感冒者，更易罹患流感，对此赵师主张在“卫前期”即给予健脾补气、培土生金、实卫固表，防病于先。脾健元气充，肺旺卫表固，培土即所以宁风也。需要注意的是，对此类患者万不可遍用风药以祛邪，否则表散太过，愈虚其表，玄府不闭，气阴更伤，使去者自去，来者自来，反反复复，邪气留恋，终无愈期。有鉴于此，赵师拟此复方，名曰“参归屏胶囊”。鉴于冬虫夏草货缺价昂，故另改简便廉验之煮散剂型，全方去冬虫夏草，余药不变，打粉，一次10 g，凉水泡10分钟，煎6分钟，温服，一日2次。

小儿厌食脐贴

【处方】

焦三仙各100 g，枳壳60 g，槟榔30 g，胡黄连30 g，藿香30 g，吴茱萸30 g，公丁香20 g，砂仁30 g，三棱30 g，苍术、白术各100 g，炒莱菔子80 g，聚乙二醇400取200 mL，聚乙二醇4000取300 mL，司盘40取5 mL。

【制法】

提取全方中的芳香挥发油另置备用；煎煮全方2次，合并沉淀，取上液浓缩收膏备用。50%芳香挥发油加助溶剂制成促透剂，另50%与药膏和聚乙二醇、司盘制成脐贴。

【用法】

将脐贴揭开，滴2滴促透剂后，贴于神阙穴上，每隔3～4小时再加一次促透剂，24～36小时后去掉脐贴，擦干净皮肤，让皮肤呼吸3～4小时，再换1贴。连续5～7次为一个疗程。

【功能】

消食化疳，下气导滞，健脾和胃，增进食欲。

【主治】

因积滞胃肠、脾胃失和、胃肠功能紊乱引起的厌食、积滞、疳积等病症所致的程度不同的小儿营养缺乏症。

【方解】

胃肠属腑，泻而不藏，以通为用。小儿脾胃虚弱，脏腑娇嫩，易虚易实。乳食不节，喂养不当，伤食伤乳，损伤胃气，轻则厌食，重则食滞胃肠，久则化热伤阴，气阴耗伤，终成疳积。因而出现程度不同、轻重不一的消化功能障碍症状：厌食纳差，饱胀嗳气，偏食挑食，呕吐腹泻，消化不良，面黄肌瘦，肚大青筋，潮热盗汗，发枯成绺，伏卧而眠，卧不安席。故治疗首重消食化积，并健脾和胃，帮助消化。焦三仙为健脾胃要药，健胃消积是其主要功能，凡乳食不节、宿食内停所致脘腹痞胀、不思饮食、嗳腐吞酸及恶心呕吐等症均可应用，以消积滞。但三者同中有异，麦芽甘咸平，入脾、胃经，功专消积化食，和中回乳，偏消米面谷物之积；山楂甘酸微温，入脾、胃、肝经，功专消积化痞，加之三棱破气散瘀，偏消荤腥肉类之积，又能化瘀；神曲辛甘温，入脾、胃经，功专消食化积，健脾和胃，偏消瓜果蔬菜之积。四药配伍不仅加强健胃消积功效，而且全面消化诸积，故焦三仙、三棱为君药。积滞胃肠，气机不畅，健运失司，急需调畅气机，破气导滞，以畅中焦，促进胃肠蠕动，增强胃肠动力，推动胃肠积滞等内容物的排泄。枳壳苦辛，入脾、胃经，行气宽中，除胀消痞；炒莱菔子辛甘平，入脾、胃、肺经，下气除痞，消食化痰；槟榔甘辛涩，入胃、大肠经，功专杀虫消积，破气通便。三药合用，宽中下气力增，助君药消食下气，推陈致新，故为臣药。脾虚食滞，损伤胃肠消化健运功能，故取苍术、白术健脾补气；藿香化湿醒脾。三药合用，健脾化湿、和中正气之力彰，能恢复脾胃纳运功能。食积化热，取胡黄连苦寒之性以清热化疳。此四药为佐。本方是内病外治，透皮吸收起效，故取吴茱萸、砂仁、公丁香等芳香挥发性物质辛香走窜，以促透皮吸收，加速转运速率，又能温中理气止痛，此三味为使药。全方共奏消食化疳、下气导滞、推陈致新之功。邪去正安，康复如初。

【按语】

脾胃是后天之本，气血生化之源，是人体健康的基础，尤其婴幼儿时期，合理膳食，全面营养至关重要，必须及时、有效纠正小儿偏食、挑食、厌食的不良习惯，才能预防小儿营养缺乏症的发生与发展。

当人们仓促、紧张走过儿童、青少年、中老年的里程，多数人百病丛生，才惊觉健康的重要性，悔之晚矣。所以健康需从娃娃抓起，这是因为：第一，婴幼儿是生长发育最快的时期，需要足够的营养、睡眠。第二，婴幼儿脾胃虚弱，脏腑娇嫩，脾胃消化吸收功能尚未发育完全。第三，由于喂养不当，缺乏均衡合理的膳食结构，儿童多有偏食、挑食、暴饮暴食等不良习惯，造成厌食、积滞、疳积等严重消化道疾病，更伤脾胃，形成恶性循环。因此，提倡母乳喂养，合理均衡膳食，适时调养呵护，及时纠正厌食、偏食，保护好脾胃消化吸收功能，方能胃气强，谷气消，元气充，体格健壮，以保障这一时期小儿生长发育的足够营养，打好一生的健康基础。

厌食脐贴具有以下特点：①小儿厌食脐贴是根据中医“外治之理即内治之理，外治之药即内治之药”的理论和现代透皮吸收原理，结合临床经验，科学配方，采用新工艺、新材料精制而成。②内病外治，简捷方便，安全速效，最适宜怕打针、难服药的小儿。③采用三合一的巧妙设计，其一，脐膏贴为主体，是药物的载体，贴于神阙穴（肚脐），充分发挥药效和穴效的双效合力作用；其二，促透剂，提取配方芳香药物之精华挥发油，加助溶剂和氮酮制成酊剂，定时定量加入脐膏贴，以提高透皮吸收率和加速转运速率；其三，兜肚为辅助，吸收民间脾胃虚弱的老年人、小儿都佩戴兜肚的经验，并以温中醒脾类中药做填充料，促进胃肠功能正常运转，帮助消化。三者有机结合，达到增进食欲，帮助消化，促进胃肠蠕动，改善小儿厌食、积滞、疳积症状，增强体质，预防小儿营养缺乏症发生发展的目的。

民间俗语："小儿要得安，三分饥与寒。"此话确有医学道理，告诫小儿不可暴饮暴食，穿衣不可过厚过暖，只要覆脐暖胃，保护胃肠消化吸收功能正常运转，即可得到健康平安。具体建议如下：第一，调饮食。婴儿时期提倡母乳喂养，既营养丰富全面，寒温适宜，方便安全，又能提高免疫力，6个月后开始适当加入辅助食品，如蛋黄羹等。1周岁应断奶，饮食以米面、粥类、牛奶为主，并辅以适量蔬菜、水果、鸡肝、少量肉糜等，不可恣食肥甘厚味、生冷等难以消化之物，应均衡合理膳食，形成良好的饮食习惯。第二，适寒温。穿衣不可过厚过暖，适时增减衣物，勿受风寒，常佩戴兜肚，覆脐暖胃，保护胃肠吸收消化功能。家长如能做到以上两点，保证小儿合理均衡的膳食，就能保护好脾胃的消化吸收功能，避免小儿厌食、积滞、疳积等的发生发展，预防小儿营养缺乏症的发生，从而保证小儿健康地成长。

（二）验案举隅

1.疳积消颗粒案：纳差食少疳积症 消积化疳促康复

李某，女，2岁6个月。2012年4月4日初诊。母代诉：小时缺母乳，全靠奶粉、肉松、蛋黄喂养，渐至纳差食少，厌食，便秘，消瘦，低热，俯卧不安，流涎，口臭。

论析：母乳养儿增免疫，缺则大忌，代之不当伤胃气，故纳差消瘦，已形成疳积。

证属：积滞不化，气阴俱伤。

治法：消积化疳，益气养阴。

方药：疳积消颗粒1袋（100 g/袋），一次2 g，一日3次，冲服。改变喂养方法，以食疗食养为主，山药大枣粥、果蔬汁养胃气，鸡蛋羹、奶粉加米汤油稀释，易消化、好吸收，勿食肉。

方解：疳积消颗粒方解见“方药分析”所述。

二诊：2012年4月20日。服药加食养半个月，病情明显好转，食欲好、量增加，不便秘，无低热，不俯卧，流涎、口臭消失，精神好，不烦躁。药证相符，法合病机，久病初愈，继依上法，巩固半个月后，嘱以食养。

【按语】胃肠属腑，以通为用，消积导滞祛其邪；胃气者，后天之本、康复之需。食养胃气扶其正，助食消药布，至为重要，是治疗小儿疳积的重要法则。

2.通腑宁浓缩丸案：脾虚积热痤疮生 健脾消积通腑灵

王某，女，48岁。2010年8月24日初诊。主诉：面部痤疮2年余，加重半年。面赤如丹，痤疮满布，红肿热痛。曾服抗生素治疗，痤疮未愈，胃痛又加（素有胃痛史，饮食不节，嗜食肥甘厚腻），吞酸，便秘，3～4天1次、干如羊屎，脉细弦数，舌质淡红、苔薄黄，舌体胖大、边有齿痕，舌下郁热、重舌，舌脉瘀阻。2009年胃镜检查示：浅表性胃炎。

论析：素体脾虚，纳运失司，积热于内而见痤疮、胃痛、便秘等症；血热而瘀，故见舌脉瘀；脉细，舌淡、有齿痕，为脾虚之征。

证属：积热火毒，腑气闭塞。

治法：消积导滞，清热通腑。

方药：通腑宁浓缩丸化裁。枳术消积丸20 g（吞服），炒莱菔子20 g，牵牛子10 g，槟榔15 g，决明子30 g，生首乌30 g，大青叶30 g，赤芍20 g，牡丹皮20 g，连翘20 g，蒲公英30 g，甘草6 g。7剂，日1剂，水煎服。

方解：饮食不节，脾胃俱伤，纳运失司，积热胃肠，枳术消积丸消补兼施之，以复健运，为之君。积热于中，积去热除，炒莱菔子、槟榔、牵牛子消积导滞、下气宽中，为之臣。积热腑实，生首乌、决明子通腑泄热、润肠通便；热盛血瘀，赤芍、牡丹皮清热凉血散血；蒲公英、连翘、大青叶清热解毒、凉血化斑，令气血两清。取此七味通腑泄热、凉血解毒，去其邪，为之佐。甘草调和诸药，为之使。全方共奏消积导滞、清热通腑、凉血解毒之功。

胃康宝胶囊 0.5 g×60粒×6瓶，一次4粒，一日3次，饭后1～2小时服。

二诊：2010年8月31日。大便黑黏甚多，一日3次，大便不爽，面不红，痤疮减轻，红肿热痛全消，手心热。脉细，舌质淡红、苔白腻，舌脉瘀。邪去大半，余热未清。上方加地骨皮15 g、焦三仙各15 g。7剂，日1剂，水煎服。

三诊：2010年9月7日。大便通畅，一日1次，胃不痛，诸症全消。脉细，舌质淡红、苔薄白，舌脉瘀。同上方继服7剂，继服胃康宝胶囊，以健脾益气、活血化瘀、固本防复。

【按语】胃肠属腑，泻而不藏。本案患者长期饮食不节，嗜食肥甘，积热火毒，纳运失司，腑气闭塞，邪无出路，阴火上犯，毒发颜面。急则治其标，先以消积导滞、通腑泄热、清热解毒之法治之，诸症已消；缓则治其本，以胃康宝胶囊健脾益气、活血化瘀、固本防复。

3.通腑宁浓缩丸案：积热肠胃成便秘 积消热除腑气通

张某，男，65岁。2009年2月10日来诊。主诉：便秘5年。大便4～5天1次，腹胀，纳差，口干，口苦，脉细，舌质暗红、少苔，舌脉瘀阻。

论析：热滞肠胃，壅塞不通，津伤液耗，肠失濡润而致便秘、腹胀、口干、口苦。胃主纳谷，脾主运化。脾胃虚弱，纳运失司则纳差、饱胀、嗳气；化源不足则脉细；久病气虚血瘀则见舌脉瘀阻。

证属：热郁肠胃，气虚血瘀。

治法：通腑泄热，益气活血。

方药：通腑宁化裁。生首乌30 g，瓜蒌15 g，桃仁15 g，枳壳15 g，白术20 g，炒莱菔子15 g，槟榔15 g，焦三仙各15 g，当归10 g，黄芪30 g。3剂，日1剂。

用法：加凉水浸泡60分钟，文火小沸煎30分钟，滤过另存，再加热水煎40 分钟，两汁合并，一日2次，早晚空腹温服。

方解：《素问・五脏别论篇》云："六腑者，传化物而不藏，故实而不能满也。"腑以通为用，大肠者，传导之官，积滞于中，热郁津伤，传化失司，当清降为法。生首乌，味苦性寒，清降为功，能清热解毒、润肠通便，善治热秘，故为之君。瓜蒌甘寒微苦，归脾、胃、大肠经，润燥清肠通便；桃仁味苦甘而性平，归心、肝、大肠经，活血祛瘀，润肠通便。本方取二者甘寒润肠之功，助君药通便之力，故此二者为之臣。枳术丸、莱菔子、槟榔、焦三仙消积导滞、下气宽肠，为之佐。气行血行，当归补血汤补气生血，气促血运，携引诸药环流周身，则瘀血自散，表里通达，脏腑和谐，故当归、黄芪为之使。全方共奏通腑泄热、益气活血之功。

二诊：2009年2月13日。大便已通，一日1次，但大便不爽，脉细，舌质暗红，尖边赤，苔薄白，舌脉瘀。药证相符，症有所减，便通不爽，故同上方减生首乌10 g、加槟榔10 g，理气导滞则后重除、大便爽；加玄参、辽沙参各20 g清热养阴。10剂，日1剂，用法同上。

三诊：2009年3月3日。大便呈软条状，一日1次，但腹胀减，饮食正常。脉细，舌质淡红，舌苔薄白，舌脉瘀减轻。继以"通腑宁浓缩丸"巩固。

通腑宁浓缩丸1袋，一日1次，晚饭前服10～20丸，量病增减，依大便质地软硬情况，调整剂量、疗程。多饮开水，以增水行舟，定时排便，养成良性周期。

2009年5月20日回访，病已痊愈。大便通畅，一日1次，饮食正常。通腑宁浓缩丸初服15丸，递减至5丸，一直保持大便通畅，停药。偶有一天未便，再服5丸即便。

【按语】便秘为临床常见病、多发病，其病因病机不尽相同，很难一方而统治之。赵师据病辨证，各施其法。先用汤药调理，后用验方"通腑宁浓缩丸"为基本框架，个体化辨证加减，以巩固善后。这样既方便患者，又节省资源，体现了中医临证用药特色。特定服法：每天下午5时晚餐前服药丸10～20丸，温开水送服，以次日上午能通畅排出软条大便为佳。必须定时服药，多饮温开水，定时排便，养成良性排便周期。可根据大便软硬质地、病史久暂、体质强弱、病情轻重而增减服药剂量和决定疗程之长短。

4.通腑宁浓缩丸案：气虚津枯便秘症 补气活血润肠通

李某，男，76岁。2009年2月10日初诊。主诉：便秘6年。大便1～2日1次，干如羊屎，甚则需用开塞露，总便不完。脘腹饱胀，餐后胀甚，纳差，口干。脉沉细，舌质暗红、少苔，舌体胖大、有齿痕，舌脉瘀。有胃炎、冠心病史20余年，曾植入支架。

论析：患者年高体弱、多病，素有脾肺气虚，大肠传导无力，纳运失常，气阴双亏，则脉沉细、肠道失濡而大便秘结；气虚血瘀则舌质暗红、少苔，舌脉瘀阻。

证属：气虚血瘀，津枯便秘。

治法：补气健脾，润肠通便。

处方：黄芪30 g，当归15 g，白术30 g，太子参15 g，茯苓20 g，枳壳15 g，生首乌30 g，桃仁15 g，槟榔15 g，炒莱菔子15 g，炙甘草10 g。7剂，日1剂。

用法：凉水浸泡60分钟，文火小沸30分钟，滤汁。再加热水，煎煮40分钟，两汁合并，分2次早晚食前温服。

方解：本病与肺、脾、肾三脏气虚，功能失调相关联，化源不足、气阴双亏、肠燥失濡而致传导失司之便秘。故治疗应大补脾肺之气，补气生血，养阴润燥。取当归补血汤，补气生血，以扶正气为之君。取枳、术健脾补气、宽肠促动、消补兼施之功，促传导之力；太子参甘平，补气健脾养阴；茯苓甘淡，能健脾补中，与术、草巧为四君子汤，乃补气首方，共助君方益气健脾固其本。故枳壳、白术、太子参、茯苓为之臣。气虚血瘀，肠燥失濡，生首乌、桃仁活血化瘀、润肠通便；炒莱菔子、槟榔消积导滞、下气宽肠。此四味活血化瘀、润肠通便、消积导滞、下气宽肠，为之佐。炙甘草健脾补中、调和诸药，为之使。全方共奏健脾益气、消补兼施、润肠通便之功。

二诊：2009年2月20日。大便已通，干块不尽，仍腹胀、纳差，餐后胀甚，右脉弦细，舌质暗红、苔薄白，舌脉瘀。药证相符，症有所减，燥屎未尽，肾气虚也，同上方加肉苁蓉30 g，再服7剂，除恶务尽矣。

三诊：2009年2月27日。大便一日1次、成形、无干块，腹胀大减，饮食好转。脉细，舌质暗红、苔薄白，舌脉瘀。邪去正未复，拟补气健脾、养血润便，调理胃肠功能。

处方：黄芪30 g，当归15 g，肉苁蓉30 g，生白术30 g，枳实15 g，紫苏梗20 g，甘松15 g，槟榔15 g，茯苓20 g，首乌15 g，炒莱菔子15 g，桃仁15 g，炙甘草10 g。7剂，日1剂，水煎服。

四诊：2009年3月13日。大便通畅，一日1次，饮食尚可，脉沉缓，稍有力，舌质暗、苔薄白，舌脉瘀轻。同上方14剂。

五诊：2009年3月31日。大便成形，一日1次，饮食恢复正常，无腹胀。右脉细弱，左沉缓较有力，舌质淡红、苔薄白。元气尚虚，同三诊方加炙黄芪30 g，以补三焦、益元气。7剂，日1剂，水煎服。另配小料“通腑宁浓缩丸”，以巩固疗效。

【按语】老年便秘以虚秘为多见，虚者，元气不足，肠蠕动无力是其一也；

阴血不足，肠失濡润是其二也。无论气虚、血虚之便秘，皆忌泻下攻伐。民间多用番泻叶、大黄等药物峻泻，虽可取一时之效，总是得不偿失。还有人认为便秘皆火，常用三黄片、牛黄解毒片、黄连上清片等败火剂，或可取一时之快，但量日增，效递减，终无效，正愈伤，秘更甚。焉其何？其不知苦寒败胃，元气伤；苦燥伤阴，血更虚。无益恢复气血，焉能促动、润肠、通便乎！健脾益气、以滋化源；补气健脾、养阴补血，润肠通便，是为正治之法。“汤剂灵活利辨证，制剂简便更节省”，这是赵师辨治老年便秘症的经验之谈。本案患者为虚秘，有冠心病，忌大便用力，保持大便调畅非常重要，故备以通腑宁浓缩丸，保持大便通畅，防患于未然。

5.六和正气浓缩丸案：脾虚湿阻久泄泻 芳化健脾增免疫

张某，男，43岁。2012年11月21日初诊。主诉：腹泻8年。缘于职业，饮食不节，过食肥甘，夜餐饱食，吃饭多快，消谷善饥，劳累过度。经多方治疗，时轻时重。现仍口干、口黏、口臭、消谷善饥，肠鸣、腹痛即泻，泻后痛止，一日10多次，如饮食不当，即时水泻如注。脉细弦，舌质淡红、苔白厚腻，舌体胖大、有齿痕，舌脉瘀阻、重舌。2004年肠镜检查示：溃疡性结肠炎（全结肠充血、水肿、多处溃疡）。

论析：有结肠炎病史，经治疗好转。久泻损正，脾失健运，免疫力低下，胃肠功能紊乱之“肠易激综合征”而见上述诸多症候。气虚血瘀，舌脉瘀阻；积热胃肠，而见口臭、贪吃而泻多；无湿不作泻，脾失健运，湿由内生，而见口黏，舌质淡、苔厚腻，舌体胖、有齿痕，肠鸣、腹痛、腹泻。

证属：脾虚湿阻、气虚血瘀之慢性腹泻（肠易激综合征）。

治法：健脾化湿、补气活血为大法，有序论治。

方药：六和正气丸化裁。藿香梗30 g，紫苏梗30 g，苍术、白术各20 g，茯苓20 g，山药30 g，白扁豆20 g，焦三仙各15 g，吴萸连12 g，川厚朴15 g，甘草10 g。10剂，日1剂，水煎服。

六和正气丸3袋（240 g/袋），一次6 g，一日2次，饭前白开水送服。

结肠舒浓缩丸2袋，一次6 g，一日2次，饭前白开水送服。

方解：脾为湿土，喜燥恶湿。脾虚湿阻，更碍脾运，当芳化健脾。藿香梗辛而微温，其气芳香，辛能散表邪，芳香化里湿，善治脾虚湿浊阻中之证；紫苏梗理气宽中。二药皆取其梗者，善理胃肠之气滞而芳香化湿、理气和中，为之君。苍术、白术化湿健脾，合君药芳化健脾力倍，为之臣。茯苓、山药、厚朴、白扁豆健脾化湿；焦三仙健脾消积；吴萸连苦辛通降，疏肝之郁，清胃之热。此三组药物共为之佐。甘草调和诸药，为之使。全方重在健脾化湿，祛邪以扶正；合结肠舒共奏补气健脾、活血化瘀之功而善其后。

二诊：2013年2月6日。电话告知：回北京后，先服汤剂及六和正气丸，病情好转，肠鸣、腹痛轻，大便次数减少，继服结肠舒浓缩丸至今，便溏，一日2次，无腹痛，饮食正常，吃饭慢且少了，口臭消失。请寄六和正气丸6袋、结肠舒浓缩丸2袋，以巩固疗效。

2013年6月6日来电告知，以上两种药丸服后，饮食、二便正常，停药1个多月，情况尚可。询问是否需要治疗，如需巩固，请再邮寄药物。建议停药食养，生活规律。

【按语】本案久泻损正，元气大虚，脾失健运，湿由内生，更碍脾运，加之饮食不节，劳累过度，积热内郁，恶性循环。邪不去，正难复，故先芳香化湿祛其邪，补气健脾固本扶其正。继以补气健脾、活血化瘀、调和气血以增强抗病能力固其本，以防复矣！

6.六和正气浓缩丸案：肠易激者缘脾虚 健脾化湿增免疫

吴某，男，30岁。2008年3月7日初诊。主诉：饮食不甚即腹泻2年余。近日大便一日8次。每因食冷、凉、油腻则腹泻不止。劳则身困乏力，动则大汗，脉沉细，舌质淡，舌体胖大，苔薄白，舌脉瘀。西医诊断为肠易激综合征。

论析：饮食不当，损伤脾胃，运化失司，致肠道分清别浊功能失常，腹泻不止，湿邪内盛，黏滞重浊，致使病程缠绵，反复发作。土不生金，肺卫气虚，故动则大汗淋漓，身困乏力。久病入络，故舌脉瘀阻。脉细，舌质淡，舌体胖大，苔薄白，为脾虚之征。

证属：脾胃虚寒，健运失司。

治法：健脾和胃，温中化湿。

方药：六和正气丸化裁。白术30 g，太子参20 g，茯苓30 g， 白扁豆20 g，干姜10 g，藿香梗30 g，紫苏梗20 g，陈皮15 g，焦三仙各15g ，炙甘草10 g。10剂，日1剂，水煎服。

六和正气丸一袋，一次6 g，一日2次。

方解：脾虚失运，湿浊并走大肠而致腹泻不止。健脾益气，以复脾运为最要。太子参甘苦平，归脾、肺经，补脾、肺之气；白术苦温，归脾、胃经。二者健脾益气，为之君。白扁豆、茯苓味甘淡温香，甘能补，淡能渗，温化寒湿，健脾止泻，助君药健脾化湿之力倍，为之臣。湿盛则濡泄，藿香梗气味芳香，性温，香而不嫌其猛烈，温煦而不偏于燥烈，能祛除阴霾湿邪，而助脾胃正气，为湿困脾阳、倦怠乏力、饮食不甘、舌苔浊垢者最捷之药；紫苏梗辛甘微温，归脾、肺、胃经，功专理肠胃之气；中阳不健，寒从中生者，取大辛大热之干姜，温运脾阳；陈皮、焦三仙健脾和胃。此七味化湿和中、温脾止泻，为之佐。炙甘草一合参、术补中，二又调和诸药，为之使。全方共奏健脾益气、温中和胃、化湿止泻之功。

二诊：2008年3月17日。大便溏，一日3次， 虚汗少，精神好，身上有劲了，脉细无力，舌质淡红，舌体胖大、有齿痕，舌脉瘀。上方加黄芪30 g、防风10 g，以益气固本止汗。10剂，日1剂，水煎服。

三诊：2008年4月15日。大便一日1次，成形，有力气，饮食增进，虚汗止，脉沉细，舌质淡红、苔薄白、齿痕不明显。邪去正未复，宜健脾益气、化湿和胃，继服六和正气丸以固本防复。

【按语】肠易激综合征是一种以腹部不适伴排便习惯改变为特征的功能性肠病。肠鸣、腹泻为主要症状，每因饮冷纳凉等因素刺激而泻如注，反复发作，迁延难愈，病程长达数年至数十年。本案以脾虚湿阻、健运失司、胃肠功能紊乱为主要病机，当从健脾着手，从湿论治，化湿贯穿始终，治疗月余，收效很好。

7.六和正气浓缩丸案：伤食泄泻遭误治 治病求本须辨证

张某，男，30岁。2009年6月23日初诊。主诉：腹泻1个月余。患者因饮食不当导致腹泻，一日2～3次，多食泻甚，饮冷纳凉，即肠鸣泄泻，甚则水泻如注。曾服抗生素等药物20余天，泻未止，脾胃伤，纳差食少，消瘦乏力，体重下降8 kg。脉沉细，舌红无苔，舌体胖大、有齿痕，舌脉瘀阻。西医诊断为肠易激综合征。胃镜检查示：浅表性胃炎，幽门螺杆菌（+++）。

论析：胃主纳谷，脾主运化，乃气血之源。患者素体脾虚胃弱，复为饮食所伤，纳运失司，又久服抗生素，更伤脾胃，致胃肠消化吸收不良、泄泻、消瘦；

"湿胜则阳微"，脾阳虚损及肾阳，火不生土，脾肾俱虚，故饮冷纳凉，即肠鸣泄泻；久泻伤阴，则舌红无苔、脉细；舌体胖大、齿痕，为脾虚之征；脾乃元气之府，虚则不能帅血而行，故而舌脉瘀阻。

证属：脾肾阳虚，纳运失司。

治法：健脾和胃，补气活血。汤药、成药配合，内治、外治兼用。

方药：六和丸化裁。白术20 g，茯苓20 g，白扁豆20 g，藿香梗20 g，紫苏梗20 g，川厚朴15 g，焦三仙各15 g，补骨脂15 g，吴萸连8 g，陈皮15 g，甘草10 g。6剂，日1剂，水煎服。

胃康宝胶囊0.5 g×60粒×3瓶。一次4粒，一日3次，饭后1～2小时温开水送服。

覆脐袋：中药打粗粉（吴茱萸、公丁香、藿香、紫苏、砂仁、高良姜），装入14 cm×15 cm夹层布袋，纵横行纳，以固定之，背面覆塑料膜以防药气外泄，装覆脐袋中，敷脐。以温中透里，芳香醒脾，暖胃止泻。

方解：脾胃者，纳运为功，虚则不运，化源不足，五脏六腑无所禀。脾喜燥而恶湿，欲固其本，当先健脾。白术苦甘而气温，入脾、胃经，甘温益脾胃之阳气，苦温燥脾胃之寒湿，为补脾益气之要药，其健脾祛湿，为之君。茯苓甘淡，健脾渗湿，与术配伍，渗湿健脾力倍；白扁豆味甘温气香，入脾、胃经，功能和中化湿、补脾止泻。二者共助君药健脾渗湿之力倍增，为之臣。胃主纳谷，脾主运化，健脾不忘和胃，藿香梗芳香而不燥烈、醒脾而止泻；紫苏梗和中行气宽中，独取其梗者，善理胃肠之气滞；厚朴苦温行气；吴萸连，寒热并用，既祛中土之寒、达肝木之郁，又能厚肠而止泄痢；补骨脂辛苦温，以补命门之火，乃补火生土之妙；焦三仙、陈皮消食和胃。藿香梗、紫苏梗、厚朴、吴萸连、补骨脂、焦三仙、陈皮为之佐。甘草味甘，补中益气而调和诸药，为之使。全方共奏健脾和胃、补气活血、止泻之功。

二诊：2009年6月30日。大便成形，一日1次，肠鸣大减，仍胃痛，脉细，舌质红，尖边赤。症减而虚热仍在。同上方加蒲公英30 g、马齿苋30 g，其甘寒微苦，药食兼用，甘苦而健胃、甘寒而清热，有益而无弊；忌用苦寒清热败胃之药。6剂，日1剂，水煎服。

三诊：2009年7月7 日。胃脘痛止、胀消，大便成形，一日1次，因说话多，咽干痛，脉细，舌质偏红、苔薄白。证属纳运功能有所恢复，仍气阴不足，虚热犹存。治宜补气健脾，养阴清热。调方：黄芪20 g，当归10 g，白术20 g，茯苓20 g，薏苡仁30 g，蒲公英30 g，竹茹15 g，牡丹皮15 g，赤芍15 g，吴萸连12 g，枳壳15 g，陈皮15 g，辽沙参15 g，玄参15 g，甘草6 g。6剂，日1剂，水煎服。

四诊：2009年7月14日。食欲增进，有饥饿感，大便一日1次，胃无不适，体重增加1 kg。脉细，舌质淡红、尖边赤、苔薄白。邪已去，正初复，继服上6剂，以资巩固。因需去外地工作，故带胃康宝胶囊6瓶，一日3次，一次4粒，温开水送服。

【按语】本案素体脾胃虚弱，复为饮食所伤，又过度抗菌消炎，致脾胃纳运、消化吸收功能紊乱而泄泻。西医称之为“肠易激综合征”。脾肾阳虚，纳运失司，湿由内生，治宜健脾益气，芳香化湿，温肾助阳，固其本；补气活血化其瘀，正复邪去。内外合治，三位一体，更加食养，综合运用，充分发挥最大疗效。

8.六和正气浓缩丸案：肥甘厚腻伤脾胃 芳化健脾胃肠清

李某，男，35岁。2005年12月9日初诊。主诉：腹泻年余，加重3个月。素有饮食不节，肥甘厚腻，以致肥胖，腹胀，腹泻，一日3～4次，便前腹痛，便后痛缓，伴有内痔下血。脉滑数，舌质暗红，舌体胖大、边有齿痕，舌苔黄厚腻，舌脉迂曲瘀阻。

论析：饮食不节，伤脾害胃，聚湿化热，故见脉滑数，舌体胖大、边有齿痕，舌苔黄厚腻，腹胀，腹泻；气虚血瘀，故见舌质暗红、舌脉迂曲瘀阻、内痔下血。

证属：脾虚湿阻，气虚血瘀。

治法：芳化健脾，消积清热。

方药：六和正气丸化裁。白术30 g，茯苓30 g，焦扁豆20 g，藿香梗30 g，紫苏梗30 g，陈皮15 g，半夏15 g，焦三仙各15 g，槟榔15 g，木香10 g，马齿苋30 g，蒲公英30 g，姜枣为引。6剂，日1剂，水煎服。

方解：脾虚湿阻，当健脾化湿。白术甘苦温，健脾燥湿，为之君。脾喜燥恶湿，茯苓、焦扁豆淡渗化湿，助君健脾力增，为之臣。湿浊阻中，以藿香梗、紫苏梗、陈皮、半夏芳香化浊，理气燥湿；脾虚失运，积滞不化，以焦三仙、槟榔、木香，消积导滞；积滞化热，以马齿苋、蒲公英甘苦寒清之。此三组药化湿消积清热，为之佐。全方共奏健脾化湿、清热导滞之功。

二诊：2005年12月16日。大便溏，一日1～2次，仍腹痛，痔疮出血，脉沉细，舌体胖大、边有齿痕，舌苔垢腻，舌脉迂曲瘀阻。气滞血瘀未除，上方加厚朴、三棱、莪术各10 g，行气导滞、活血化瘀。7剂，日1剂，水煎服。

三诊：2005年12月23日。大便已成形，一日1次，便前无腹痛，饮食尚可，舌苔薄黄腻。积消湿减，痛血俱止。予验方制剂，和中健脾、益气和血、祛邪以扶正。

六和正气丸2袋，每次服9 g，一日2次，饭后服。

结肠舒浓缩丸2袋，每次服6 g，一日2次，早晚饭前服。

四诊：2006年3月5日。大便正常，饮食尚好，脉沉缓有力，舌质淡红、舌苔薄白。再配小料制剂六和正气丸、结肠舒浓缩丸各1袋，以资巩固。

【按语】患者系酒店经理，因职业关系，社交招待频繁，过食肥甘厚腻，伤脾害胃，纳运失司，聚湿化热，阻滞中州，更碍脾运，恶性循环。健脾治其本，化湿治其标。立健脾化湿、清热导滞、理气活血、标本兼治之法。步步为营，以祛邪扶正。终以验方制剂和中健脾、益气和血、祛邪以扶正，巩固疗效，彰显中医临证用药特色。

9.六和正气丸案：久泻脾虚夹积热 健脾消积兼化瘀

钟某，男，43岁。2013年5月21日初诊。主诉：腹泻10年。大便黑黏不爽，腹痛即泻，灼肛，一日3～4次，每因食冷纳凉、辛辣刺激食物而泻甚，便前肠鸣腹痛，便后缓解，食欲好，多食则胃胀，口臭，困乏，汗多，怕冷，脉沉数有力，舌质红、苔薄白腻，舌体胖、有齿痕，舌脉瘀阻。

论析：久泻伤脾，健运失司，积热胃肠，故见腹泻，灼肛，大便黑黏不爽，便前肠鸣腹痛，便后缓解；胃肠积热故见食欲亢进、吃得多、胃胀、口臭，脉沉数、舌质红；脾虚湿阻则舌苔白腻，舌体胖、有齿痕，困乏，汗多；气虚而舌脉瘀。

证属：脾虚湿阻，积热血瘀。

治法：健脾化湿，消积导滞。

方药：六和正气丸化裁。藿香梗20 g，紫苏梗20 g，生白术30 g，枳壳15 g，茯苓20 g，吴萸连15 g，焦三仙各15 g，白扁豆20 g，葛根20 g，马齿苋30 g，甘草

10 g。10剂，日1剂，水煎服。

六和正气浓缩丸2袋，一次6 g，一日2次。

方解：脾虚湿阻，当健脾化湿，生白术、枳壳健脾宽肠、消补兼施，为之君。藿香梗、紫苏梗芳香化湿，为之臣。茯苓、白扁豆，甘淡渗湿而健脾；吴萸连疏肝之郁，清胃之热而制酸；焦三仙消积导滞化瘀而畅中；马齿苋、葛根清热止泻，升脾之清阳。诸小方升清健脾消积，为之佐。甘草味甘，调和诸药，为之使。全方共奏健脾化湿、消积导滞之功。

复诊：2013年6月22日。大便成形，一日1～2次，大便爽利，灼肛、腹痛、虚汗消失，饮食正常。脉沉细，舌淡、苔白、根腻，齿痕少，舌脉瘀。邪热去，正未复，治宜补气健脾、活血化瘀，以固本防复。处方：黄芪30 g，党参20 g，白术30 g，茯苓20 g，白扁豆20 g，当归12 g，吴萸连12 g，藿香梗20 g，紫苏梗20 g，马齿苋30 g，鸡血藤30 g，甘草10 g。10剂，日1剂，水煎服。

【按语】久泻脾虚，健运失司，积滞化热，虚实夹杂，故当消积兼化瘀，健脾以扶正，邪去正复，匡正脾胃健运功能，自然脾健而泻止。六和正气丸，擅芳化健脾、和中正气、匡正脾胃，常用于外感内伤、脾虚腹泻、肠易激综合征等，效果显著。

10.结肠舒浓缩丸案：久泻错杂结肠炎 祛邪扶正康而健

王某，女，30岁。2009年11月20日初诊。主诉：腹痛腹泻9年，加重月余。黏液血便，一日7～8次，便前腹胀痛、下坠，便后痛缓，面色萎黄，倦怠乏力，嗜食肥甘厚腻，吃饭快且多，口臭，泛酸，嗳气，月经量少。脉沉细，舌质红、苔薄白，舌体胖大、边有齿痕，舌脉瘀阻，重舌。2009年3月19日肠镜检查示：全结肠多发溃疡。

论析：饮食不节，积热胃肠，湿热蕴结，气血壅滞，脉络损伤，故腹痛、腹泻、便血；久泻伤阴耗气，故见脉细、舌质红；积滞化热而食多、口臭、泛酸、重舌；脾虚化源不足，故面色萎黄，倦怠乏力，舌体胖大、边有齿痕；气虚则血瘀，故见舌脉瘀阻。

证属：湿热蕴结，气虚血瘀。

治宜：益气健脾，清热止血。

方药：结肠舒加减。黄芪30 g，当归10 g，白术30 g，茯苓20 g，薏苡仁30 g，败酱草30 g，蒲公英30 g，马齿苋30 g，白头翁30 g，三七粉10 g，血余炭20 g，地榆炭30 g，炙甘草10 g。6剂，日1剂。

用法：凉水淘洗，浸泡1小时，煎煮30分钟，滤过另存，再加开水煎煮40分钟滤过，两汁合参，分3次空腹温服。

方解：脾主运化、统血。脾虚失运，湿由内生，郁而化热，蕴结肠腑而致本证，故益气健脾为先。黄芪甘温，归脾、肺经，健脾补中，升阳举陷，托毒生肌；白术甘苦温，归脾、胃经，健脾燥湿，治脾湿泄泻。二者相合益气健脾，补气助运，为之君。当归甘温质润，长于补血，与黄芪巧为补血汤，补气生血，扶正托毒，生肌敛疮；茯苓、薏苡仁健脾渗湿，利水消肿。三者共助君药益气生血、利湿止泻，为之臣。湿热蕴肠，灼肌伤络，取败酱草、蒲公英、马齿苋、白头翁清热解毒，祛瘀消痈；三七化瘀止血、生新而不伤正，止血而不留瘀；血余炭、地榆炭，凉血止血，解毒收敛。此七者清热解毒、凉血止血，为之佐。炙甘草补中益气、调和诸药，为之使。全方共奏益气健脾、清热解毒、凉血止血之功。

二诊：2009年12月1日。服药后，腹胀消，便前腹痛轻，大便爽利、无血，仍有黏液，一日2～3次，便后舒服，不下坠，脉细，舌淡、苔薄白，舌边有齿痕，舌脉瘀。脉证相合，效不更方，再进7剂。

三诊：2009年12月8日。因吃肉食饺子，大便带血、量多、有黏液，一日7～8次，腹胀痛，便后痛减、舒服，脉细，舌质淡、苔白，舌边有齿痕，舌脉瘀，重舌。食复也，上方加炒山楂30 g、炒槐花20 g。5剂，日1剂，用法同上。

四诊：2009年12月14日。大便带血明显减少，一日2次，腹痛轻，脉细，舌质淡红、边有齿痕，苔薄白，重舌。其间多次因饮食不节、劳累而反复，嘱其注意饮食起居。首方加薏苡仁30 g、吴萸莲10 g。续服20剂。

结肠舒浓缩丸2袋，一次6 g，一日3次。

田七山药鸡子黄粥300 g，一次50 g，做粥空腹食之，一日2次。

五诊：2010年6月1日。患者依上法综合加减治疗5个月余，大便成形，无黏液，无腹痛，一日1～2次，体重增加2.5 kg，面色红润有光泽，精神好，能带孩子野外游玩，怀孕了。脉沉缓有力，舌质淡红、苔薄白，舌脉瘀轻，重舌消失。嘱停服一切药物，注意饮食起居。

【按语】《素问·太阴阳明论篇》云：“食饮不节，起居不时者，阴受之。……阴受之则入五脏。……入五脏则䐜满闭塞，下为飧泄，久为肠澼。”本案患者素来饮食不节，嗜食肥甘厚腻，积热蕴蒸，灼伤脉络而致结肠溃疡。久泻耗气伤阴，反复发作，气血双亏。赵师辨证属脾肾俱虚、元气大伤、气虚血瘀、积热兼夹之疑难杂症，无自我修复能力，成为缠绵难愈的顽症。治疗须辨证、分步、有序使用综合疗法，不求速效，但求缓功。以粥养胃气、食疗食养为先，待胃气来复，才能食消药布，并益气健脾、止血化瘀，先汤剂后丸剂循序治疗，以期正复邪去，固本防复。气充血足，经调妊娠，是为明证矣。

11.结肠舒浓缩丸案：痛泻脓血溃结肠 化瘀止血兼食疗

陈某，男，35岁。2007年3月5日来诊。主诉：腹泻半年余。长期饮食不节，嗜食肥甘厚味，烟酒无度，于半年前开始胃痛、腹痛、腹泻，日重一日，吃得多，泻亦多，现在一日15次之多，脓血黏液便，里急后重，腹痛肠鸣即便，便后痛缓，消瘦（体重下降10 kg，仅有50 kg）乏力，脉象弦细无力，左脉尤甚，舌质光红无苔，舌体胖大、有齿痕，舌脉瘀阻。2006年10月11日肠镜检查示：距肛门3～20 cm直肠、乙状结肠见多发溃疡灶，范围0.3～0.5 cm，并有多发息肉，0.5～1 cm，镜下切除。降结肠血管纹理呈树枝状，清晰可见。诊断：①直肠多发息肉（已切除）；②非特异性溃疡性结肠炎（活动期）。

论析：饮食不节，必伤脾胃，肥甘厚味，积热胃肠，故食而不化，吃多泻亦多；积热火毒，腐肉灼肌，故见腹痛、肠鸣即便脓血；气虚血必瘀，血瘀必气滞，循环障碍，故见里急后重、大便脓血、舌脉瘀阻；久泻气血阴津俱伤，则脉细无力、舌质光红无苔、少气乏力。

证属：脾虚失运，气虚血瘀。

治宜：疏肝健脾，化瘀止血。

方药：白术30 g，柴胡10 g，太子参20 g，茯苓30 g，生山药30 g，枳壳10 g，蒲公英30 g，马齿苋30 g，吴萸连12 g，三七粉10 g（冲服），血余炭10 g，乌梅15 g，甘草10 g。20剂。

用法：水煎两次，滤过合并，分3～5次，少量频服，恐脾虚药多致泻。

方解：土虚则木乘，故首当实脾、补气。脾为湿土之脏，喜燥而恶湿。白术味甘苦，性温，专入脾、胃二经，甘温能益脾胃之阳而补气，苦温能燥脾胃之寒湿而健脾，正为脾所喜，为补脾益气之要药，实脾则肝不乘，故为之君。脾为元气之府，欲健脾尤当益气而达健脾益胃之目的。太子参功似党参而力薄，味甘微苦气温，入脾、肺经，功专益气补脾而治气血不足、倦怠乏力；茯苓甘淡性平，甘能补，淡能渗，渗湿健脾为之功；山药甘平，入脾、肺、肾三经，补上、中、下三焦，不寒不燥不腻胃，为平补三焦之要药；肝喜条达疏泄，而行脾胃之气，柴胡性升散而疏泄，正合肝喜，本方取其疏肝解郁之功，又借升清阳行脾胃之气，而助健脾益胃之用。此四味疏中有补，助君药健脾益气之力倍增，达疏肝健脾益气之目的，故为之臣。九补须有一泻，取枳壳行气宽中之功，合白术巧为“枳术丸”，消补兼备，无补中壅塞之虑；积热胃肠，灼肉动血，需清热凉血、散血止血，蒲公英甘苦寒，入肝、胃，清热解毒，消痈肿；马齿苋酸寒，入心、大肠经，清热解毒，止痢疗疮；吴萸连寒热对等并用，清热止痢厚肠，又无苦寒败胃之弊，更有辛苦温能散中土之寒凝；三七粉味甘微苦，性温，入肝、胃二经，功能止血化瘀，消肿定痛，主治各种内外出血症，对痈肿疮疡、胃肠溃疡属瘀血内阻者甚效；血余炭苦温，入肝、胃，止血散瘀，擅治吐衄血痢等各种出血症；乌梅酸温，入肝、脾、肺、大肠经，功专敛肺生津，涩肠止泻，治久痢滑泻等。此七者清热、止血、散血、消瘀、涩肠、止泻，以治兼症，故为之佐。甘草味甘性平，调和诸药而和谐全方，故为之使。全方共奏疏肝健脾、清热消肿、化瘀止血之功。

二诊：2007年4月5日。服上方20剂，大便次数由一日15次减为一日8次，腹痛轻，仍有脓血黏液便，下坠减轻。脉象沉细，舌质红、薄白苔，有齿痕，舌脉瘀。药对病机，症有所减，继以上方加焦扁豆20 g。15剂，日1剂，用法同上。

结肠舒浓缩丸1袋，一次6 g，一日2次，早晚食前温开水送服。

胃康宝胶囊0.5 g × 60粒 × 6瓶，一次4粒，一日3次，每餐后 1~2小时服。

山药鸡子黄粥500 g，食疗做粥，一日2次，空腹吃。

综合为治，协同取效，是对复杂、疑难、慢性病症的有效措施，正是中医治疗的优势。

三诊：2007年4月22日。腹痛大减，仍有脓血黏液便，一日 5 ~ 6 次，下坠减轻。脉沉细无力，舌质淡红，舌体胖大、有齿痕，舌脉瘀。证属脾气不足，肠中余热未尽，继以初诊方加黄芪30 g、白头翁20 g、败酱草30 g、槟榔10 g、焦山楂20 g。15剂，日1剂，用法同上。

四诊：2007年5月13日。症状明显减轻，精神好，有力气，两腿酸软无力消失。大便一日 5 次，黏液少，无脓血，下坠亦轻。脉细，舌质淡红，舌体胖大，齿痕减轻，舌脉瘀减轻。证属脾气仍虚，邪气已减，余热未尽，拟补气健脾，活血止血兼清余热，调方：黄芪30 g，当归10 g，太子参20 g，白术30 g，茯苓20 g，吴茰连10 g，白头翁20 g，槟榔12 g，焦扁豆20 g，莲子15 g，血余炭15 g，三七粉8 g，甘草10g 。7剂，日1剂，水煎服。

五诊：2007年5月23日。上方服完，经某院肠镜复查示：距肛门15 cm直、乙结肠处黏膜弥漫性充血水肿，血管纹理模糊不清，并点片状糜烂、0.4～0.6 cm大小溃疡面，表面附白苔、伴渗血。活检病理片示：直肠黏膜慢性炎症伴急性炎症，并见炎性肉芽组织、炎性渗出物及少许坏死组织。诊断：溃疡性直肠炎。自觉症状大有好转，肠鸣轻，大便次数减为一日3～4次，下坠轻微，少有血便。自服山药鸡子黄粥后，饮食正常，胃肠舒适，有劲，体重增加，信心增强。继以四诊方巩固。12剂，日1剂，水煎服。

六诊：2007年6月20日。饮食规律、正常，大便成形，一日3～5次，因饮酒一次，偶有少量便血，但无下坠。脉沉细，舌质淡红，舌苔薄白，舌脉瘀大减。为方便患者，可停服汤剂，继以成药胃康宝胶囊、结肠舒浓缩丸、山药鸡子黄粥巩固。

七诊：2007年9月2日。近两个多月仅服胃康宝胶囊、结肠舒浓缩丸、山药鸡子黄粥，精神好，饮食正常，大便一日2～3次、成形、无下坠，体重62 kg，恢复至病前，半年长12 kg。脉沉缓较有力，舌质淡红、薄白苔、无齿痕，舌脉不瘀。正复七八，邪留一二，继以上药，小其量，善其后。

【按语】酒为湿热之物，伤肝害胃；肉乃高热之食，积而化热。本例患者“以酒为浆，以妄为常”的不健康生活方式，导致积热火毒内郁为患。伤脾损元，健运失司，而致泄痢频作；气虚血瘀，脓血黏液便俱下，循环障碍，病损组织细胞无力修复，故成缠绵难愈之顽症。盖久泻伤元气，气虚血必瘀，治必健脾补气，才能“气复帅血而行”，所以本例健脾补气是治本之策。但泄痢腹痛便血之标为急，急则治其标。鉴于积热火毒动血为患，又权变清热凉血、化瘀止血为先。按此标本缓急，有序辨治，以观后效。

溃疡性结肠炎属久痢范畴，多由饮食不节、烟酒无度、劳倦伤脾等不健康生活方式所致。正虚邪实，虚者，脾胃之元气亏；实者，寒热瘀滞、虚实夹杂之邪气实，故缠绵反复难愈。治疗以健脾补气、活血止血为大法。依标本虚实、补泻宣通，统筹兼顾，先后次第，有序治疗，权衡变通，加减灵活，圆机活法，无不愈者。切忌乱治：收涩止泻者，无功；抗菌消炎者，有害；利水止泻者，伤阴；苦寒败者，伤脾无益。食疗食养，必不可少。

12.结肠舒浓缩丸案：久泻伤元气血瘀 温中健脾化血瘀

符某，女，56岁。2005年8月9日初诊。主诉：腹泻10年，加重半年。10年前患结肠炎，未正规治疗，时轻时重，大便溏泄，一日1～2次，每食辣则加重，一日3～5次，夹脓血黏液便，便前肠鸣腹痛，便后即缓。纳差食少，身困乏力。脉沉细无力，舌质暗淡、苔白腻、边有齿痕，舌脉瘀。

论析：脾虚失运，故见舌质暗淡、苔白腻、边有齿痕，大便溏泄，纳差食少，身困乏力；气机阻滞，故见便前肠鸣、腹痛，便后即缓；久泻伤元气，气虚则血瘀，故见脉细、舌脉瘀。

证属：脾虚失运，气虚血瘀。

治法：益气健脾，活血化瘀。

方药：黄芪20 g，党参15 g，白术30 g，茯苓20 g，干姜10 g，柴胡10 g，枳壳15 g，粉葛15 g，三棱10g，莪术10 g，败酱草30 g，马齿苋30 g，炙甘草10 g。12剂。

用法：一日1剂，水煎2次，合并，分早晚食前服。

胃康宝胶囊6瓶，一日3次，一次4粒，饭后1～2小时温开水送服；结肠舒浓缩丸1袋，一日2次，一次6 g（60丸），饭前温开水送服。以验方制剂益气健脾、活血化瘀。

方解：脾乃元气之府，虚则不运，黄芪、党参为大补元气之要药，为之君。白术、茯苓、干姜，助君药温中健脾，为之臣。脾胃居中焦而主升降，柴胡、枳壳、粉葛，升脾之清阳而降胃之浊阴；气虚而血瘀，假君臣补气健运之力，借三棱、莪术破气活瘀之功，行气活血；败酱草、马齿苋清热化瘀。此三组药升降、活瘀、清热，为之佐。炙甘草益气和药，为之使。全方共奏益气健脾、活血化瘀之功。

二诊：2005年8月21日。服上药后症状明显减轻，每晨起床大便1次，溏便，无脓血、黏液，无腹痛、下坠，饮食增加，体力增强，家务、农活都能干了。脉沉缓无力，舌质暗淡、苔薄白，舌脉瘀。药证相符，证有所减，继以上方加吴萸连10 g。10剂，用法同上。

胃康宝胶囊6瓶，结肠舒浓缩丸1袋，用法同上。以巩固疗效。

三诊：2006年7月18日。去年服药已愈。今年夏季，天热饮食不当，加之农忙劳累，大便溏泄，一日1次，但无脓血、黏液。脉沉缓，舌质淡红、薄白苔，舌脉瘀减轻。证属饮食劳倦伤脾胃，继以胃康宝胶囊6瓶、结肠舒浓缩丸1袋巩固即可。

【按语】张锡纯《医学衷中参西录》云："久泻伤元气。"气虚则血瘀，故治必补气活血。本案属脾虚失运、气虚血瘀之慢性泄泻证（结肠炎）。治宜益气健脾、活血化瘀法。以汤剂、成药制剂配伍，皆以补气健脾、活血化瘀为功，故疗效好，又方便。

13.结肠舒浓缩丸案：脾肾虚寒结肠炎 温补涩肠兼化瘀

高某，男，43岁。2005年7月18日初诊。主诉：腹痛泄泻6年余。经结肠镜检查诊断为"慢性非特异性溃疡性结肠炎"，曾服用黄连素、氟哌酸等无效。症见：四肢不温，腹部隐痛，黎明腹痛即泻，泻后痛减，便溏、夹有胶冻黏液，伴腰膝酸软，脉细无力，舌质淡红、苔白腻，舌体胖大、边有齿痕，舌脉瘀。

论析：脾主四肢，脾肾阳虚，则腹痛，黎明泻，便溏、夹有胶冻黏液，伴腰膝酸软、脉细等一派虚寒征象；泻后痛减为虚中夹滞之征；舌质淡红、苔白腻、舌体胖大、边有齿痕，为脾虚湿阻；气虚则瘀，故见舌脉瘀。

证属：脾肾阳虚，寒湿夹滞。

治法：温补脾肾，涩肠消滞。

方药：四神丸合理中汤加味。黄芪30 g，白术15 g，党参15 g，煨肉蔻15 g，补骨脂12 g，干姜 12 g，吴茱萸连10 g，赤石脂12 g，禹余粮15 g，五味子15 g，焦山楂20 g，三七粉3 g，炙甘草10 g，大枣3枚。10剂，日1剂，水煎服。外用温脐贴，以温中健脾、理气止痛。

方解：脾主运化，故以理中汤理中焦温中健脾，复运化之职，为之君。肾主二便，寄命门之火，补火生土，故以四神丸、赤石脂、禹余粮助脾运而涩肠止泻，为之臣。久病多虚多瘀、虚实寒热夹杂，黄芪、三七粉、吴茱萸连、焦山楂，补气活血，疏肝清胃，为之佐，气足血活，阴阳调和则生机旺而促病损修复。炙甘草、大枣，补中益气、引诸药入脾胃，为之使。全方共奏健脾温肾、涩肠消滞而止泻之功。

复诊：2005年7月28日。泄泻、腹痛均止，改服结肠舒浓缩丸2袋，一次6 g，一日2次，嘱食疗食养，以固本防复。

【按语】慢性结肠炎，久病多虚多瘀、虚实寒热夹杂，首用辨证拟方，量身定做，最为恰当，因而疗效确切，病势稳定；再辨证拟方，以结肠舒浓缩丸小料制剂，方便节省，以固本防复。食疗食养，必不可少，这是中医治疗学的特色优势。

14.结肠舒浓缩丸案：便秘泄泻结肠炎 益气养阴补脾肾

李某，男，60岁。2004年7月20日初诊。主诉：腹泻、便秘交替20余年。20余年来，腹泻、便秘交替出现，时夹脓血黏液便，伴左下腹疼痛、神疲乏力、消瘦、咽干口燥、五心烦热。脉细弱，舌质暗红、无苔，舌脉瘀。肠镜检查示：直肠、乙状结肠黏膜充血水肿，部分苍白。

论析：久泻伤阴，则脉细弱、舌质暗红、无苔、咽干口燥、五心烦热；左下腹疼痛，腹泻、便秘交替，时夹脓血黏液便，直肠、乙状结肠黏膜充血水肿，部分苍白，舌脉瘀，为久泻气阴两伤，由气及血，气滞血瘀，与肠镜所示相吻合；脾虚则消瘦、神疲、乏力。

证属：气阴两虚，气滞血瘀。

治法：益气养阴，健脾活血。

方药：太子参30 g，当归10 g，白芍12 g，乌梅10 g，玄参15 g，黄芪20 g，辽沙参30 g，蒲公英30 g，马齿苋30 g，竹茹15 g，甘草5 g。10剂，日1剂，水煎服。

三七山药鸡子黄粥，一次30 g，空腹食之，一日2次。

方解：久泻气阴两伤，以辽沙参、太子参益气养阴，为之君。白芍、乌梅酸敛护阴，为之臣。气虚血瘀，黄芪、当归、玄参，补血散血；热伤气阴，以甘寒之蒲公英、马齿苋、竹茹清之。此六味，补气活血、清热益阴为之佐。甘草补中益气、调和诸药为之使。全方共奏益气养阴、健脾活血之功。

二诊：2004年7月30日。服10剂后，大便转调，不泻不秘，一日1次，脉沉缓无力，舌质淡红，薄白苔，舌脉瘀。热去阴复，上方去蒲公英、竹茹，加生白术30 g、怀山药30 g、山萸肉20 g以补脾肾固其根本。40剂，日1剂，水煎服。结肠舒浓缩丸2袋，每次服6 g，每日2次。

三诊：2004年9月15日。来郑出差，特告曰：回家服药后完全好了。随访1年无复发。

【按语】久泻气阴俱伤，养阴清热为先，阴生阳长。脾为后天之本，肾为先天之根、主二便，内寄元阳。温阳补肾，补火生土，补气健脾，以固脾肾之根本，而防复矣。气足则血和，生机盎然，这是治疗气阴两虚、气滞血瘀之慢性泄泻的程序。

15.柴胡疏肝散案：腹痛腹泻积热证 消积导滞清腑热

王某，男，54岁。2011年11月3日初诊。主诉：腹痛、腹泻1年余。辄因饮食不当、生冷肥甘而加重，伴腹痛、肠鸣、急迫欲泻，便后即止，黏液便，一日3～5次。频发口疮，15~20天复发一次。饮食尚好，肉食多，消谷善饥，口臭、口干、口苦。久服西药无效，慕名寻求中医治疗。脉弦细，舌质红、裂纹满布、花剥苔，舌脉瘀。

论析：饮食不节，屡伤脾胃，健运失司，积热耗津，久泻伤阴，故见脉弦细，舌质红、裂纹满布，舌脉瘀；胃火炽盛，则消谷善饥；食而不消，积滞化热，则口臭、口干、口苦、口疮、花剥苔。

证属：肝郁气滞，积热耗阴。

治法：疏肝清热，消积导滞。

方药：柴胡疏肝散化裁。柴胡12 g，枳壳15 g，赤芍、白芍各15 g，山楂20 g，三棱10 g，莪术10 g，吴萸连15 g，蒲公英30 g，马齿苋30 g，白头翁20 g，甘草10 g。7剂，日1剂，水煎服。

枳术消积浓缩丸一袋，一次6 g，一日2次，温开水送服。

方解：木郁克土，肝胃不和，则纳运失司，积滞化热。木郁达之，故以柴胡、枳壳疏肝理气，调畅气机，为之君。肝藏血，体阴用阳，赤芍、白芍凉血益阴，助君药以柔克刚，为之臣。积热已成，山楂、三棱、莪术消积导滞则积热除；吴萸连疏肝之郁、清胃之火；余热未去，以蒲公英、马齿苋、白头翁清之。此三组药消积导滞清胃火，为之佐。甘草调和诸药，为之使。全方共奏疏肝清热、消积导滞之功。

二诊：2011年11月11日。大便黑黏、甚多，一日2次，腹痛、急迫感消失。睡眠仍差，脉弦细，舌质红、有裂纹，舌脉瘀。邪去未尽，依上方加生白术30 g、夜交藤30 g、合欢花15 g，以健脾安神。7剂，日1剂，水煎服。

三诊：2011年11月18日。大便溏，不黑黏，一日1～2次，无腹痛、口臭，唯口鼻燥热。脉沉细，舌质红，花剥苔轻。积热去，阴未复，加之郑州初冬气候干燥，宜补气健脾、养阴益胃，固本防复，调方：太子参15 g，白术30 g，茯苓20 g，怀山药30 g，吴萸连10g，赤芍、白芍各15 g，辽沙参30 g，山楂20 g，三棱10 g，莪术10 g，马齿苋30 g，甘草10 g。10剂，日1剂，水煎服。

四诊：2011年11月27日。鼻燥热消失，饮食正常，大便成形，一日1次，睡眠好，脉沉缓，舌质淡红、裂纹浅，花剥苔消失。患者要求带药回家，以巩固疗效。

予结肠舒浓缩丸1袋，一次5 g，一日2次，饭前温开水送服。

枳术消积浓缩丸1袋，一次6 g，一日2次，温开水送服。

五诊：2012年1月20日。电话告知，饮食、二便正常，恐复发，要求寄药以继续巩固疗效。

【按语】饮食伤，积热成，宜“通因通用”，消积导滞、清胃肠积热，积去热除，正自复；气阴未复者，当益气养阴、固本防复；终以验方制剂巩固之。临证只要思路清晰，辨证准确，论治有道，步步为营，实施“辨证论治十法”，即使疑难杂症，亦总有法度。

16.理气活血丹案：脾肾虚寒痛经证 温补脾肾获痊愈

丁某，女，24岁。2010年5月21日初诊。主诉：痛经12年。月经周期准，经前乳房胀痛、心烦、易怒、失眠，小腹坠胀、凉，白带多，月经来当天腹痛、面色苍白、冷汗淋漓，月经量多、色暗，7天净，末次月经 4月28日。素常手足厥冷、泛恶、纳差食少、腹胀便溏。脉沉细，舌质淡、苔薄白，舌体胖大、边有齿痕，舌脉瘀。

论析：痛不通，气血壅。经欲行，气郁滞，故经前乳房胀痛、心烦、易怒、失眠、小腹坠胀、白带多等；经来腹痛、量多色暗，是血瘀气滞之故；脾胃虚弱，化源不足，故脉细、舌淡、舌体胖大；气虚血瘀，故见舌脉瘀。

病机：肝郁脾虚，气滞血瘀。

治法：疏肝健脾，理气活血。

方药：理气活血丹加减。柴胡15 g，香附20 g，鸡血藤30 g，三棱8 g，莪术8 g，枳壳15 g，白术30 g，茯苓30 g，玫瑰花10 g，代代花10 g，紫苏梗30 g，黄芪

30 g，吴茱萸10 g，乌药10 g，炙甘草10 g。5剂，日1剂，水煎服。

方解：痛经的病因很多，但气滞血瘀为本病主因。气为血之帅，血为气之母，气行则血行，气滞则血凝。调经先理气，柴胡辛苦微寒，升散疏泄，为疏肝解郁之要药；香附甘辛微苦而平，归肝、脾、三焦经，辛行苦泄，善于疏理肝气，调经止痛。现代药理研究表明，香附能降低子宫收缩力和张力，而有明显的调经止痛作用，故为调经之要药。二者疏肝理气、解郁止痛，为之君。气滞血瘀，活血行气则痛止，取痛不通，气血壅。三棱、莪术、鸡血藤行气活血、养血，为之臣。脾胃乃气血之源，以白术、黄芪、茯苓甘温补气健脾；寒性凝滞，吴茱萸辛温大热，温营血，暖厥阴，抵少腹治经寒；乌药辛温，理气散寒；枳壳、代代花、玫瑰花、紫苏梗理气解郁、活血止痛。此九味温经散寒、破瘀活血、理气止痛，为之佐。炙甘草补中益气、调和诸药，为之使。全方共奏理气开郁、养血活血、温经止痛之功。

二诊：2010年5月25日。服药后矢气多，腹胀消，睡眠好转。乳房开始胀痛，心烦，少腹阵发性下坠，白带多，大便溏、有恶臭，喜食肉类，脉细，舌质淡红、苔薄白，舌体胖大，舌脉瘀，以上征象为月经将至，顺势而为，上方加牡丹皮20 g、山楂30 g，3剂，日1剂，水煎服。以增活血消积之力。

鉴于崩漏，故备引血归经方。备用方：黄芪30 g，党参20 g，白术30 g，茜草15 g，香附15 g，黑荆芥20 g，藕节30 g，牡丹皮10 g，炙甘草10 g。月经来后煎服，引血归经，以行统摄，防出血过多，耗伤气血。

三诊：2010年6月18日。5月28日月经来，疼痛大减，服备用方2剂，月经量明显减少，少腹下坠胀轻，7天净。肢冷、困乏轻，睡眠好转，白带减少，矢气多，大便爽。脉细，舌质淡红、苔薄白，舌体胖大、边有齿痕。经后健脾养血，固本防复。处方：黄芪30 g，当归15 g，白术30 g，茯苓30 g，枳壳15 g，白芍20 g，鸡血藤30 g，党参20 g，香附20 g，熟地黄15 g，川芎15 g，炙甘草10 g。7剂，日1剂，水煎服。

四诊：2010年6月25日。月经今天来，经前紧张综合征均减轻，经来不痛。脉细，舌质淡红、苔薄白，舌体大、边有齿痕。服理气活血丹巩固。

【按语】赵师以三法调经，已是成熟经验：经前调气，气顺血活，以缓解经前紧张综合征；经期调血，引血归经，防崩漏之患；经后调养，补气健脾、养血固本以防复。

17.胃康宝胶囊案：胃痛闭经脾肾虚 健脾补肾化源足

薄某，女，46岁。2008年11月14日初诊。主诉：胃痛、饱胀、嗳气、纳差2年余，近日加重。素有饮食不节，屡屡伤胃，而致形体消瘦，面色萎黄、无光泽，便溏，白带多，腰痛畏寒，背沉痛，闭经半年。脉沉细，舌质淡、苔薄白，舌体胖大、边有齿痕，舌脉瘀。2007年胃镜检查示：红斑胃炎。2008年10月胃镜检查示：红斑渗出性胃窦、胃体炎。

论析：素体脾肾阳虚，失于温煦，中阳不健，故胃痛、纳差、饱胀、嗳气、畏寒、背沉痛；脾胃虚弱、化源不足则消瘦、面色萎黄；面无光泽、闭经、脉沉细、舌质淡等，皆为气血不足之征。

病机：脾肾阳虚，气血瘀滞。

治法：温中散寒，补气健脾。

方药：理中汤合良附丸加减。白术30 g，干姜10 g，茯苓20 g，芡实15 g，焦扁豆20 g，柴胡10 g，枳壳15 g，香附20 g，高良姜10 g，桂枝15 g，紫苏梗20 g，藿香梗20 g，炒莱菔子10 g，刀豆子10 g，厚朴15 g，生姜3片、大枣5枚为引。7剂，日1剂，水煎服。

院内制剂胃康宝胶囊3瓶，一次4粒，一日3次，饭后1～2小时服。

方解：白术甘苦而温，健脾益气；干姜辛热，入肺、脾、胃、肾经，温中回阳。术姜配伍取理中之义，温中健脾回阳，为之君。脾喜燥而恶湿，茯苓渗湿健脾；焦扁豆味甘温而气香，入脾、胃经，和中化湿，健脾止泻；芡实甘涩，健脾益肾而止泻；刀豆子甘平微温，入胃、肾经，能降气止呃，温肾助阳。此四者渗湿健脾，共助君药补气健脾之力，为之臣。寒为阴邪，易伤阳气，桂枝辛甘气温，透达营气而散风邪；良附丸温中行气、祛寒止痛，与补气健脾药配伍，则温补复阳，以理中焦；柴胡、枳壳一升一降，使清阳升浊阴降；藿香梗、紫苏梗芳香醒脾开胃，善理胃肠之滞气；炒莱菔子、厚朴消积下气。此九味温中健脾、理气宽中、调畅气机，为之佐。以姜枣和胃，引经报使也。全方共奏温中祛寒、健脾益气、行气止痛之功。

二诊：2008年11月21日。胃痛、饱胀、嗳气均止，知饥欲食，吃多则胀、嗳气、大便不爽，余症同前。上方去桂枝、刀豆子、芡实，加薏苡仁30 g，增淡渗健脾之力。7剂，日1剂，水煎服。

三诊：2008年11月28日。仍大便溏、不爽，背沉困痛。脉细，舌质淡红、苔薄白、边有齿痕，舌脉瘀。久痛必瘀，胃痛、闭经、背痛、舌脉瘀阻，显为气虚血瘀、气血大亏之征，故当大补脾肺之气，以资化源，使气旺血生而瘀化、痛止。调方：黄芪30 g，当归15 g，白术20 g，枳壳15 g，茯苓20 g，桂枝15 g，赤芍15 g，姜黄15 g，羌活15 g，独活15 g，槟榔15 g，甘草10 g。10剂，日1剂，水煎服。

四诊：2008年12月9日。月经复来，背困痛轻，有食欲，食量增加，大便利，一日2次，舌脉同前。药证合宜，已见成效，同上方14剂，日1剂，水煎服。

五诊：2010年1月3日。饮食好，体重增加3.5 kg。面色白皙、红润、光泽有神，饮食不当则便溏，时有口臭。舌质淡红、苔薄白、边有齿痕。脾虚多食，消化不良，嘱患者平素注意饮食调护，以粥养胃气。面穗蛋花汤尤宜，易于消化、营养丰富。治宜补气健脾扶其正，消积导滞祛其邪，配合食疗、食养以巩固之。调方：太子参30 g，白术20 g，茯苓20 g，枳壳15 g，炒莱菔子15 g，槟榔15 g，蒲公英30 g，白头翁30 g，马齿苋30 g，葛根20 g，焦三仙各15 g，甘草10 g。7剂，日1剂，水煎服。枳术消积丸1袋，一次6 g，一日3次。

【按语】脾胃一病，诸症丛生。本案患者素有饮食不节、暴饮暴食，屡伤脾胃，以致化源不足，见胃痛、消瘦、面色萎黄、闭经。欲复化源，首当健脾；欲祛其邪，尤先消积。故健脾消积，法贯始终。久病必瘀，气虚血瘀，虚实夹杂，治以补气活血、通经活络，气足血旺，月经复来。诸症渐消，体重增加，气色红润。因饮食不节而病情多次反复，故叮嘱患者饮食有节，食疗食养，以促康复，并备胃康宝胶囊益气健脾，活血消瘀。终以保和消积丸，以消积导滞、消补兼施之法调理。

18.枳术消积丸案：积热胃火成唇炎 消积导滞热毒清

韩某，女，12岁。2009年8月21日初诊。母代诉：口唇红肿、燥痛、发痒、干裂、溃烂、结痂、脱皮10余年。伴口角烂、痛不敢张口，特能吃肉，零食不断，口臭，胃痛，流涎，便秘，3～4天1次，痛经，月经量多，一周才净，身困乏力、汗出。曾到北京、上海、开封、南阳多方治疗无效。脉沉细无力，舌质淡、苔黄腻，舌体胖大、有齿痕，舌脉瘀阻。

论析：自幼零食不断、饮食无节、特能吃肉，能吃不能消，积滞化热，故见口臭、流涎、胃痛、便秘；内蕴积热火毒，外感风热燥邪，引热上蒸，灼伤口唇，故见口唇红肿、燥痛、发痒、干裂、溃烂、结痂、脱皮、口角烂、痛不敢张口；气虚血瘀，故见痛经、月经量多、舌脉瘀阻。

证属：脾虚湿阻、积滞火毒、气虚血瘀之唇风证（唇炎）、痛经。

治法：健脾化湿，消积导滞，清热通腑。内外合治，适时调经。

方药：枳术消积丸加减。白术15 g，茯苓20 g，薏苡仁30 g，焦三仙各15 g，槟榔15 g，枳壳15 g，炒莱菔子15 g，生首乌20 g，陈皮15 g，半夏15 g，牡丹皮15 g，赤芍15 g，蒲公英30 g，马齿苋30 g，连翘15 g，甘草10 g。7剂，日1剂，水煎服。

唇膏1瓶，外涂患处，一日3～5次。以润燥、清热、凉血、消肿、止痛、止痒、敛疮、生肌为功。

方解：饮食无节，伤脾害胃，首当健脾，白术甘苦温，入脾胃，健脾补气，为之君。脾为湿土，喜燥恶湿，茯苓、薏苡仁淡渗利湿，助君健脾之力增，为之臣。积不消，热不除，取焦三仙、槟榔、枳壳、炒莱菔子、生首乌消积导滞、下气通腑，以泄热排毒；陈皮、半夏、蒲公英、马齿苋、连翘和胃清热。此两组药消积去热，牡丹皮、赤芍清热祛瘀，共为之佐。甘草和诸药而解毒泻火，为之使。全方共奏健脾化湿、消积导滞、通腑泄热、清热解毒之功。

二诊：2009年8月28日。口角烂愈合，大便通畅、成形，一日1次。脘腹舒适，食量减少，亦不太饿，基本不吃零食。口唇干裂、痛、痒、起皮均减轻，脉细，舌质淡红、尖边赤、苔薄腻，舌体胖大、有齿痕，舌脉瘀阻。积热湿浊已减，血热犹存，同上方，加紫草10 g以凉血解毒。10剂，日1剂，水煎服。鉴于月经将至、腹痛、月经量多，当固统摄（气血）之权，备引血归经方：黄芪30 g，白术20 g，茯苓20 g，黑香附15 g，黑荆芥20 g，仙鹤草20 g，炙甘草10 g。3剂，日1剂，水煎服。嘱月经来时停服前药，仅服引血归经方1～2剂，视经量而酌用，经量明显减少可停，若淋漓不断，可再服即止。

三诊：2009年9月15日。除口唇干燥、结痂外，余症基本消失。此次月经来时，腹痛大减、量亦不多，5天干净。脉沉细，舌质淡红、苔薄腻，舌体胖大、有齿痕，舌脉瘀。积去热除，腑气通畅，拟益气健脾、养血润燥、固冲调经为法，以固本防复。处方：黄芪20 g，白术15 g，茯苓20 g，太子参15 g，薏苡仁20 g，枳壳10 g，当归15 g，炒白芍15 g，生首乌20 g，生甘草10 g，生姜、大枣为引。10剂，日1剂，水煎服。继用唇膏涂，直至口唇红润、光泽完全恢复正常。嘱饮食有节，生活规律。

月经期量多、淋漓时，服备用方。

四诊：2009年12月10日。汤药服完、膏涂完，口唇已不痛、不肿、不痒、平光、红润，唇炎已愈2个月。此次来诊治痛经。月经不调，周期不准，来时腹痛，量已正常。饮食复常、有节，不太易饥饿了，大便正常。予以理气活血丹，调经止痛。一次6 g，一日2次，经前2周开始服，经来停药，酌情治疗2～3个周期，直至痊愈。

【按语】慢性唇炎、剥脱性唇炎、脱屑性唇炎，属中医的“唇风”范畴。风可化燥，燥可生风，相互转移，久而多变，痛痒、脱屑、燥裂、结痂为之常见。“唇风”之名由此而来，命名确切、含义深广。唇风，多由胃经风火、热毒及脾虚血燥所致。本案由于幼儿脾胃发育尚未完善，饮食不节，零食不断，肉食过量，伤脾害胃，积热火毒于中，外感风热燥邪，引热上蒸，而成此症。治病必求于本，解铃还须系铃人。积滞为患者，积不消，热难除。首先消积导滞，通腑泄热，兼清胃火，祛其内邪，釜底抽薪也；健脾化湿，祛邪以扶正不可忽视；并外涂唇膏，以润燥、清热、凉血、消肿、止痛、敛疮、生肌之功，直达病所，内外合力，以收全功。邪去正未复，益气健脾、养血润燥、固本防复，兼顾调经。

19.枳术消积丸案：饮食不节积热证 消积导滞胃火清

杨某，男，29岁。2009年9月4日初诊。主诉：胃脘饱胀不舒、烧心半年余。嗜烟酒、肥甘，饮食不节、作息无常，致头昏、头晕、头重、身困、乏力、肥胖（体重100 kg）。大便溏、黑黏、不爽、恶臭，一日2～3次，便前腹痛，便后即止。有高脂血症、脂肪肝、胃溃疡病史。脉沉滑，舌质淡，舌体胖大、边有齿痕，舌苔白腻，舌脉瘀。

论析：饮食不节，劳倦伤脾，纳运失职，升降失司，气机逆乱，痰湿瘀浊阻滞化热，则胃脘饱胀，头昏，便溏、不爽、色褐、恶臭；头重、身困、乏力、肥胖，舌苔白腻，以及舌体胖大、边有齿痕为脾虚湿浊阻中、清阳不升之征。

证属：脾虚失运，升降失司，痰湿阻中。

治宜：健脾利湿，消积导滞，清热化湿。

方药：白术30 g，茯苓30 g，茵陈30 g，槟榔15 g，炒莱菔子20 g，枳实15 g，牵牛子10 g，连翘20 g，蒲公英30 g，马齿苋30 g，生首乌30 g，紫苏梗30 g。6剂，日1剂，水煎服。

方解：脾胃虚弱，纳运失司，积热阻中，是本病发生的关键，故治疗应从健脾消积、导滞清热着手。白术甘苦温，健脾益气，燥湿以复脾运，为之君。脾喜燥恶湿，茯苓甘淡渗湿以健脾；茵陈苦寒，利湿清热。二者共助君药利湿健脾，为之臣。积不去，热不除，槟榔、牵牛子、莱菔子、紫苏梗、枳实，消积导滞、理胃肠之气滞；湿郁化热，马齿苋、连翘、蒲公英、生首乌清热解毒、通腑排毒。此九者消积导滞、清热通腑，为之佐。全方共奏健脾利湿、消积导滞、清热通腑之功。

二诊：2009年9月11日。服6剂药后，大便黑黏、恶臭、不爽，便前仍腹痛，一日1次，脉细无力，舌质淡，舌体胖大，苔白腻。脾气不足，上方加太子参30 g、黄芪30 g、枳壳15 g，加强健脾益气之力，以恢复脾运。4剂，日1剂，水煎服。

三诊：2009年9月15日。大便一日1次，仍不爽、气味臭。晨起吐痰多，呈灰色，脉细无力，舌质暗红、边有齿痕，舌脉瘀。积滞郁热未除，注重消积导滞、清热化浊、通腑排毒，不急于补气。处方：白术30 g，茯苓30 g，厚朴15 g，槟榔15 g，牵牛子15 g，炒莱菔子20 g，白头翁30 g，生首乌30 g，枳实15 g，三棱10 g，莪术10 g，陈皮15 g，半夏15 g。3剂，日1剂，水煎服。

四诊：2009年9月18日。服上药后腹泻一日1～2次，排恶臭大便甚多，腹痛消失，轻松舒服，口臭大减，食欲亦好转。脉细，舌质淡、苔薄白腻、体胖、有齿痕。药证相符，邪犹未尽，同三诊方5剂，日1剂，水煎服。

五诊：2009年9月22日。大便爽利、量多，一日2次，胃胀轻，矢气减少，自感痛快，脉细无力，舌质淡红，薄白少腻，舌脉瘀。邪去大半，正气未复。同三诊方去牵牛子、白头翁，加太子参20 g、黄芪30 g，以增补气健脾之力。5剂，日1剂，水煎服。

六诊：2009年9月28日。大便通畅，一日1次，近几天劳累、困乏、痰多、头晕，脉沉细，舌质暗红、苔薄腻，舌脉瘀。证属痰浊上犯清窍，同三诊方加天麻15 g，葛根20 g。6剂，日1剂，水煎服。

七诊：2009年10月8日。大便正常，痞胀全消，精神好，无困乏，体重下降20 kg。鉴于常出差，带枳术消积丸，以健脾消积，保持胃肠通畅，免积滞痞满之患。嘱饮食有节，生活规律，勿过食肥甘。

【按语】饮食劳倦，脾胃乃伤。本案患者过食肥甘厚味、劳累过度，脾胃俱伤，积热于中，诸症丛生。初治以健脾消积，恐伤正气，而加参芪，姑息养奸，壅塞不效。改以消积导滞、清热通腑，积瘀浊毒通而泻之，邪去正安。正谓“积去热除”。复以健脾扶其正，化滞祛邪，促使康复。终以枳术消积丸巩固，消补兼施，方便节省。

20.枳术消积丸案：久积化热胃下垂 消积导滞渐康复

宋某，女，38岁。2005年8月16日初诊。主诉：胃痛7年余。胃痛饱胀、胁痛及背、嗳气吞酸、口苦口臭、齿痛龈肿，纳差食少，饮食不节，大便黑黏、恶臭灼肛，伴气短心慌，五心烦热，易上火，面黄肌瘦（体重40 kg），爪甲干枯凹陷等。反复发作，多与食伤有关。月经不调、量多，几年来多方求治不愈。脉象沉细弦数，舌质暗淡、尖红，舌胖、有齿痕、苔白腻，重舌、舌脉瘀阻。胃镜检查示：胃小弯溃疡、萎缩性胃炎、胃下垂。

论析：脾胃虚弱，纳运失司，饮食不节，致使虚实夹杂，气机不畅，故见胃痛、饱胀、嗳气、吞酸、纳差、食少，胁痛及背；伤食积滞，郁而化热，则口苦、口臭，大便黑黏、恶臭灼肛；气虚火不安位，谷气下流，阴火上乘，而牙痛、龈肿、舌尖红；脾主肌肉，乃气血之源、元气之府，虚则面黄肌瘦、爪甲干枯凹陷，脉细弦数，气短、心慌；脾虚失运，统摄无权，则崩漏，舌质暗淡，舌体胖大、有齿痕、苔腻。

证属：脾虚失运，积滞化热，气虚血瘀。

治法：补气健脾、养血活血，间以消积导滞、清热祛邪、统摄经血为手段。

方药：枳术丸加减。白术30 g，茯苓30 g，白扁豆15 g，太子参15 g，柴胡15 g，枳壳15 g，紫苏梗20 g，藿香梗20 g，陈皮15 g，焦三仙各15 g，当归10 g，白芍15 g，炙甘草10 g。3剂，日1剂，水煎服

方解：久病脾虚，纳运失司，饮食不节，虚实夹杂，故以消补兼施，白术苦甘温，苦甘能益气健脾，苦温能燥湿健脾，是补气健脾之要药，故为之君。脾喜燥恶湿，茯苓、白扁豆化湿，太子参补气，共助君药补气健脾之力大增，为之臣。脾胃居中焦而主升降，柴胡升脾之清阳，枳壳能降胃之浊阴；紫苏梗、藿香梗、陈皮、焦三仙，理胃肠之气滞，和胃消食；肝藏血、喜条达，木土得和而助纳运消化，故以当归、白芍合柴胡、枳壳养血疏肝。此三组药和中升降、养血疏

肝，为之佐。炙甘草，炙则温中益气，并调和诸药，为之使。全方共奏补气健脾、养血活血之功。

二诊：2005年8月19日。除腹胀稍轻外，余症同前。

三诊：2006年1月17日。曾常以补中益气汤（丸）加减治之，或六和正气丸、枳术消积丸、胃康宝胶囊等制剂调理渐好。当经期，急当益气健脾、统摄气血、引血归经等法调理，效果平平，终未痊愈。患者每多伤食积滞而加重，口苦、口臭、脉弦数、舌红、齿痛、龈肿等，反复出现，即为明证。故调方如下：柴胡10 g，枳实15 g，白头翁20 g，焦三仙各15 g，炒莱菔子15 g，槟榔15 g，三棱10 g，莪术10 g，香附15 g，白术30 g，茯苓30 g，连翘15 g，牡丹皮20 g，马齿苋20 g，蒲公英30 g，甘草10 g。5剂，日1剂，水煎服。

四诊：2006年2月28日。服上方5剂后，泻下黑黏、秽臭、量多大便，轻松舒服。积滞去，郁热清，牙痛、龈肿消失，胃痛止，腹胀消，食欲好，而又吃多了，食复也！又胃痛两天，饱胀、嗳气复作。脉细，舌淡、苔薄白，舌体胖大、有齿痕，舌脉瘀。同上方再服5剂，嘱食粥养胃，忌生冷、油腻、辛辣、难消食物。月经将至，以往量多、淋漓十余天。备引血归经方，以行统摄之权：黄芪30 g，党参20 g，白术30 g，黑荆芥30 g，仙鹤草20 g，茜草20 g，炙甘草10 g。3剂，日1剂，水煎服。月经来次日，煎服1剂。若出血量减少、至正常，即停；仍多，再服。

五诊：2006年6月6日。照上两个汤方及补中益气丸、胃康宝胶囊调治后，近4个月挺好，胃舒服，饮食正常，大便成形，一日1次，精神好，体重由40 kg增至47 kg。爪甲红白、光润。仍以补中益气丸固本防复。

【按语】基于初诊论析，认为患者体弱多病，虚实夹杂，而以“消补兼施”保守治法，在相当长一段时间，补气健脾多，间以清热、消食，畏以消积导滞、通腑祛邪。总以上方加减进退，疗效起伏不大，平稳而无大起色。经认真反思：积滞不除，郁热难消，邪不去，正难复。故改以“消积导滞清胃火、通腑泄热排肠毒，祛邪为主，佐健脾固本之法，大见成效：先泻下黑黏、秽臭、多量大便，邪去正安。积去胃空，嘴馋贪食，多次食复。照法跟进，并嘱食粥养胃、饮食宜忌。终以补中益气丸固本防复。本案教训：医生必须做到“胆宜大、心宜细，智宜方、用宜圆”，才不致犹豫、胆怯，贻误病机；患者必遵医嘱、忌口，谨防食复。

21.枳术消积丸案：饮食不节唇炎起 消积导滞清胃火

刘某，男，41岁。2014年3月1日初诊。主诉：唇炎18年，加重1周。曾到北京、上海等大医院诊治，时轻时重，终未痊愈。素有饮食不节、嗜食肥甘、劳累过度。近来口唇肿痛、干裂流血、流水结痂、脱皮奇痒，口角烂，口周痤疮、毒疖甚多，消谷善饥，口臭口苦，大便黑黏不爽，身困乏力，手足心热，自汗盗汗，阴汗多，体重85 kg，脉沉细数，舌红少苔，舌体胖、有齿痕，重舌。有脂肪肝、高脂血症、高尿酸血症。

论析：唇炎缠绵，脾胃积热，故见口角烂，口周痤疮、毒疖甚多，消谷善饥，口臭口苦，大便黑黏不爽；火毒循经外发而口唇肿痛、干裂流血、流水结痂、脱皮奇痒；火伤元气而身困乏力、自汗，舌体胖大、有齿痕；阴虚内热则手足心热、盗汗，脉沉细数，舌红少苔，重舌。

证属：脾胃积热，燥热生风。

治法：消积导滞，通腑泄热。

方药：消积方。枳壳15 g，生首乌30 g，白头翁30 g，连翘20 g，蒲公英30 g，大青叶30 g，黄芩15 g，金银花20 g，牡丹皮20 g，赤芍20 g，牵牛子10 g，甘草10 g。7剂，日1剂，水煎服。枳术丸20 g，吞服。

唇膏1盒，涂患处，一日3～4次。

方解：积热者，由积化热，积消则热除，枳术丸消积通腑，为之君。积热郁肠，腑气闭塞，取牵牛子、白头翁苦寒，入大肠走谷道，泻下消积，助君药清肠通腑泄热毒，为之臣。毒热既成，以连翘、蒲公英、黄芩、生首乌、金银花清热解毒；热毒入血，则以牡丹皮、赤芍、大青叶，凉血解毒，共为之佐。甘草解毒而调和诸药，为之使。全方共奏消积导滞、通腑泄热之功。

二诊：2014年3月8日。大便黑黏量多，一日4次，轻松舒服，饥饿感轻，食量减少，唇肿痛轻，脉细，舌红无苔。腑气通，邪有出路，症有所减，继上方加山楂30 g，加强消积导滞化瘀之力。14剂，日1剂，水煎服。

三诊：2014年3月31日。口唇红肿、干裂、痒及大便黑黏轻，唇流水、出血、鼻腔结痂出血均消失，脉细舌红、舌脉瘀。积去热未尽，症轻药亦减。处方：生白术30 g，枳壳15 g，茯苓20 g，连翘20 g，蒲公英30 g，败酱草30 g，生首乌30 g，生地黄15 g，玄参15 g，甘草10 g。14剂，日1剂，水煎服。枳术丸20 g，吞服。

四诊：2014年4月30日。口唇光平润泽，不痒不起皮，大便时有黑黏，饥饿感大减，饮食有节。脉沉缓，舌质淡红，舌边有齿痕，舌脉瘀轻。症状虽消，仍当健脾助运、通腑排毒，以资巩固。因常出差，汤剂不便，改服枳术丸，一次6～9 g，一日2～3次，随症增减药物，以大便通畅为准。

【按语】唇炎之发缘于脾胃积热火毒，本案患者嗜食肥甘厚味，积滞化热，久积成毒，循经上犯，而见口唇肿痛、干裂流血、流水结痂、脱皮奇痒，唇风成矣。此病是不良生活方式引起的疾病，必须戒烟酒，勿食肥甘，五谷为养，以复胃气，此为先决条件；再以消积导滞、通腑泄热，祛其邪，邪去正自复；唇膏外治，直达病所。内外合治，事半功倍矣！

22.枳术消积丸案：脾虚积热唇风症 消积清热兼凉血

代某，女，26岁。2013年2月6日初诊。主诉：唇炎8年，加重3年。口唇痛痒、溃烂、干裂、出血、流水、结痂、起皮，时轻时重，反复难愈。能吃、吃饭快、难忍饥饿，口臭，便秘，大便3～4天1次、黑黏不爽，身困乏力，虚汗多，脉沉细无力，舌质红、苔薄黄，舌体胖、有齿痕，舌脉瘀。

论析：饮食不节，暴食伤脾胃，积热胃肠而口臭、便秘、消谷善饥、舌质红、苔薄黄；唇属脾，脾胃积热化火、燥热生风而口唇痛痒、溃烂、干裂、出血、流水、结痂、起皮，唇风成矣；脾虚则身困乏力、汗多，舌体胖、有齿痕；脉沉细无力、舌脉瘀为气虚血瘀之征。

证属：脾虚失运，积热化火。

治法：健脾消积，清热凉血，内外合治。

方药：消积方。山楂30 g，牵牛子20 g，枳壳15 g，生白术30 g，牡丹皮20 g，连翘20 g，蒲公英30 g，马齿苋30 g，大青叶30 g，生首乌30 g，白头翁30 g，生地黄15 g，玄参20 g，甘草10 g。10剂，日1剂，水煎服。枳术丸20 g，吞服。

唇膏2盒，涂抹口唇，一日3～5次。

方解：胃肠积热证，积消则热除，故首以枳术丸、山楂消积化瘀祛其邪，为之君。脾虚失运而积滞，以枳壳、生白术消补兼施调脾胃，为之臣。血热火毒，以牡丹皮、连翘、蒲公英、马齿苋、大青叶、生地黄、玄参，清热解毒、凉血益阴；积热肠腑，以生首乌、牵牛子、白头翁清肠泄热排其毒。此两组药共为之佐。甘草甘缓补中又解毒，为之使。全方共奏消积导滞、清热凉血之功。

二诊：2013年2月18日。代诉服药后，大便连泻4天，一日3～4次，黑黏恶臭甚多，之后渐变黄色、爽利，一日2次。唇炎痛痒大轻，不裂、不烂，尤其涂唇膏后滋润舒适，饥饿感轻，食量减少，特来取药，以求根治。同上方去牵牛子，加黄芪20 g、当归12 g。7剂，日1剂，水煎服。

唇膏1盒。

三诊：2013年3月16日。代诉唇炎已好，口唇红润、光平，不痒了。停汤药后，大便稍干，一日1次，食欲又亢进。农村忙，不便服汤剂，改服枳术消积丸，一次6～9 g，一日2次。以上诸症消失，可减量继服。

【按语】本案属脾胃积热化火生风所致之唇炎。积热者，积为因，热为机，病为果，欲除热，先消积，积消则热除矣！由方解可知也。唇膏之用，清热凉血、益阴润燥、止血止痛、生肌敛疮、祛风止痒，外病外治，直达病所，径捷效速。标本兼顾，以求根除。

23.小柴胡汤案：口疮反复虚火盛 益气健脾阴火清

凡某，男，25岁。2012年10月20日初诊。主诉：反复口腔溃疡10年，加重2年。自幼脾胃不好，10年来口腔溃疡反复出现，近2年加重，隔3～5天即发，此起彼伏，连续不断。曾用抗生素，非但无效，反致加重，食少纳呆，胃痛吞酸，饱胀嗳气，口臭便秘，大便黑黏不爽，头昏眼花，身困乏力，自汗盗汗，五心烦热，劳累后更重，脉弦细数，舌质淡红、尖边赤、苔厚腻，舌体胖、有齿痕，舌脉瘀。

论析：口腔溃疡缘由素体脾胃虚弱，加之青年创业、打拼，饮食不节、劳累过度，过用抗生素，重伤脾胃，诸病由生。热积胃肠故食少纳呆、胃痛吞酸、饱胀嗳气、口臭便秘、大便黑黏不爽、头昏眼花、身困乏力；阴虚内热则自汗盗汗，五心烦热，遇劳加重，脉弦细数，舌质淡红、尖边赤；舌苔厚腻，舌体胖、有齿痕，舌脉瘀，为脾虚血瘀之象。

证属：肝郁脾虚，积热化火。

治法：疏肝健脾，消积清热。

方药：小柴胡汤加减。柴胡12 g，枳壳15 g，黄芩15 g，白头翁30 g，连翘20 g，蒲公英30 g，马齿苋30 g，吴茱连15 g，紫苏梗20 g，槟榔15 g，厚朴15 g，甘草10 g。7剂，日1剂，水煎服。枳术丸20 g，吞服。

方解：口疮之发，胃肠积热，首以枳术丸消积清热，为之君。柴胡、黄芩、吴萸连疏肝之郁，清胃之热，制吞酸，为之臣。积热胃肠，以白头翁、槟榔、厚朴、枳壳消积导滞、下气清热祛其邪；余热未清，以蒲公英、马齿苋、连翘清其热；紫苏梗善理胃肠之气滞，共为之佐。甘草调和诸药，为之使。全方共奏疏肝健脾、消积清热之功。

二诊：2012年10月28日。服药后大便先黑后黄、黏稠、甚多，轻松舒服，吞酸嗳气、口臭明显减轻，胃脘舒服，口疮不痛，仍自汗盗汗、五心烦热，脉细，舌红、苔薄腻，邪热去，阴液亏，上方加生地黄、玄参、牡丹皮、地骨皮各15 g，7剂，日1剂，水煎服。

三诊：2012年11月12日。口疮愈合，大便通畅，无自汗、盗汗、手足心热，余无不适，脉细，舌淡红、苔薄白、有齿痕，舌脉瘀。主症已愈，脾虚未复，鉴于患者要求带药回上海，予以补气健脾、养阴益胃。调方如下：黄芪20 g，党参15 g，生白术30 g，枳壳15 g，茯苓20 g，焦三仙各15 g，辽沙参20 g，连翘15 g，蒲公英30 g，牡丹皮20 g，赤芍20 g，甘草10 g。10剂，日1剂，水煎服。

四诊：2013年2月6日。近几个月一切都好，口疮未发，饮食、二便正常。刚由上海回来，有点劳累，腰酸腿沉，胃脘不舒，顺便复诊。嘱休息后会好的，注意饮食调养，服枳术消积丸即可。

【按语】口疮之发，胃肠积热者，最为多见。本案患者为农村小伙，年轻有为，独闯上海，劳累可知，加之自幼脾胃不好，胃病常犯，口疮复发，属肝郁脾虚、阴火上炎、积热胃肠之口疮，虚实夹杂，久治不愈。脾虚失运，积滞不化，郁久化热，而成本虚标实之“积热证”。急则治其标，火热虽盛，忌用苦寒败胃之药。缘热由积化，欲除热，先消积，积消则热除矣！余热未尽，辅以药食兼用甘寒凉润之品，清热益阴。缓则治其本，脾虚为本，终以补气健脾、养阴益胃为法，固本以防复。

24.麝珠消炎酊案：积热火毒发湿疹 凉血解毒固本防复

晁某，男，58岁。2012年12月27日初诊。主诉：湿疹4年。曾到北京等地治疗，内外用药，中毒伤肝，转氨酶升至2 000 U/L。刻诊：胸背、大腿内侧湿疹，奇痒欲搔，血痕满布，溃烂流水，心烦易怒，苦不堪言，头欲碰墙，便秘，3天1次，脉细弦数，舌质淡红、苔薄白腻，舌体胖大、边有齿痕，舌脉瘀阻。素有饮食不节，肥甘厚腻，积热火毒。

论析：舌质淡红、苔薄白腻，舌体胖大、边有齿痕，显为脾虚湿阻之象；心烦易怒，头欲碰墙，便秘，脉细弦数，实为肝郁化火之征；舌脉瘀阻为气虚血瘀所致；“诸痛痒疮，皆属于火”，湿疹奇痒，血痕满布，流水结痂，显为血热火毒外发之象。

病机：脾虚湿阻为本，血热火毒为标。

治法：先清热凉血、除风拔毒治其标；继以健脾利湿、固本防复。

方药：自拟方长卿饮。生地黄15 g，牡丹皮20 g，徐长卿30 g，生首乌30 g，山楂30 g，当归12 g，赤芍20 g，大青叶30 g，紫草15 g，白蒺藜15 g，地肤子30 g，甘草10 g。7剂。

麝珠消炎酊5支。擦患处，一日3次。

方解：“诸痛痒疮，皆属于火”，心主血而属火，血热而瘀、化热生风则痒。生地黄、牡丹皮凉血散瘀，为之君。赤芍、山楂活血化瘀，为之臣。大青叶、生首乌、紫草、白蒺藜、徐长卿、当归、甘草凉血解毒、清热除风为之佐。膀胱主一身之表，地肤子辛苦寒，入膀胱经，引诸药走表，利湿祛风止痒，为之使。全方共奏清热凉血、化瘀解毒之功。

二诊：2013年1月4日。初服药后泻下黑黏大便甚多，一日4次，连续2天，后几剂药后大便一日2次，诸症见轻。7剂药服完，基本不痒，湿疹脱痂，皮损恢复，留下色素沉着痕迹。腑气通、积毒去、气血活、热清风除痒止，宜将胜勇追穷寇，上方加川厚朴15 g、土茯苓20 g、薏苡仁30 g。20剂，日1剂，水煎服。化湿解毒，除恶务尽矣！

三诊：2013年1月24日。湿疹已愈，皮损修复，基本不痒，烦热轻，大便一日1次，时下坠，仍食欲亢进、嘴馋欲吃肉、失眠。脉细数，舌质淡红、尖边赤、苔黄腻，舌体胖大、边有齿痕，舌脉瘀。积热未尽，欲清热先消积，二诊方加牵牛子20 g、黄连12 g、玄参15 g，14剂，日1剂，水煎服。枳术丸20 g，吞服，以消积导滞、清胃火。

四诊：2013年2月28日。湿疹已愈，不痒，色素沉着痕迹消失，二便正常，活动多。脉左沉细无力，右细弦数。舌质淡红、薄腻苔，舌脉瘀。积去热减，阴液伤。三诊方去枳术丸、黄连、徐长卿、白蒺藜、地肤子，另加生地黄15 g、玄参15 g、连翘20 g以养阴清热。15剂，日1剂，水煎服。

【按语】湿疹之发，多由脾虚湿阻、积热火毒所致。本案患者嗜食肥甘厚腻，为湿热火毒所致湿疹重症，久治不愈，中毒伤肝，转求中医。首以清热凉血、除风拔毒治其标，虽取良效，又吃肉积热，有复发之象，再以凉血解毒而痊愈；继以健脾固本防其复。

四、单验方选

（一）方药分析

覆脐宝

【处方】

艾绒30 g，苍术10 g，高良姜10 g，公丁香4 g，肉桂4 g，砂仁4 g，藿香30 g。

【制法】

以上药物共为粗末，装入棉布袋（15 cm × 20 cm）中，摊平，纵横行纳，以固定之。外面并与塑料薄膜覆盖，以防药气散失。两端缝订腰系带以便敷脐固定。

【用法】

将覆脐宝的布面贴向脐部，用腰带固定。昼夜兼用。

【功能】

温中健脾，散寒止痛。

【主治】

本保健用品适用于中老年人及小儿，凡脾胃虚弱、消化不良、脘腹疼痛、久泻不愈、五更泄泻者均可用之。常与小儿厌食脐贴配伍应用，以增强疗效。

【方解】

老年人因脏腑功能减退，小儿因脏腑发育尚未完全，都常表现出脾胃虚弱、消化吸收功能不良之征象。里虚必生内寒，中虚不能御外寒，故常因内伤生冷、外感风寒而致胃肠功能紊乱，引起腹痛、痞胀、泄泻、消化不良，久病由脾及肾，火不生土，脾肾双亏，终必形成五更泄泻。中国民间老年人、小儿都有佩戴兜肚的御寒暖胃经验，借鉴于此，把温中暖胃、芳香醒脾类中药做填充料，制成“覆脐宝”用以覆脐护腹、温中止泻、醒脾暖胃。其中艾绒苦辛温，功能温经散寒，逐寒止痛，尤对下焦虚寒、少腹冷痛甚效，故为君。苍术辛苦温，芳香燥烈，功专燥湿健脾；砂仁辛温香窜，功擅温中行气醒脾。二者共助君药，温中健脾，故为臣。因中焦脾胃虚寒，故取丁香、高良姜、肉桂之辛香温热之性以散寒止痛而为佐。芳香药有走窜之性，故取藿香行散，和中正气，能引诸药透达于内，故为使。全方共奏温中健脾、散寒止痛、和中止泻之功。其外覆脐护腹，温中散寒透达于内，正是清代外治大师所论："外治之理即内治之理，外治之药即内治之药，所异者法耳。"

痞胀消胶囊

【处方】

太子参10 g，炒白术20 g，炒枳壳20 g，炒莱菔子20 g，紫苏梗30 g，槟榔片15 g，炒山楂20 g，炒神曲15 g，炒麦芽15 g，鸡内金15 g，炙甘草10 g。

【制法】

将上药提取浸膏粉，并收挥发油，制粒喷入挥发油，装0.5 g胶囊，60粒/瓶。阴凉干燥通风处贮存。

【用法】

一次4粒，一日3次，餐前温开水送服。

【功能】

补气健脾，行气宽中，升清降浊。

【主治】

由胃肠动力障碍所致胃脘痞满、饱胀嗳气等症。

【方解】

胃脘痞满、饱胀嗳气是气机升降逆乱所致。脾健则升，升清是降浊的前提，故当健脾。白术苦甘温，入脾、胃二经，功能补脾益胃，燥湿和中，为健脾之猛将，专治脾胃气弱，汗出倦怠，少气乏力，虚胀气逆，本方取其健脾益胃之功。太子参甘平，归脾、肺经，功似党参而力薄，专于补气生津，是补气药唯一一味清补之品，虚不受补者宜之。本方取其补气生津，最能补脾气益胃阴，合白术益气健脾而不燥，令脾清阳之气上升。故二者为君药。胃和则降，是升清的后续，清升则浊降。胃气不和多由食积、气滞、湿阻、阴伤、寒凝诸多因素所致，统归降浊为治。但细分消食、理气、化湿、益阴、散寒诸法。故治疗除健脾尤当和胃，胃和则浊降，促进胃肠动力是推动消化道内容物加速转运的关键。枳壳苦辛微寒，归脾、胃、大肠经，功专行气宽中，消积除痞。本方取其和缓之性行气宽中，又无伤胃气之弊。紫苏梗善理胃肠之气滞。槟榔辛苦温，入胃与大肠经，功专消积导滞行气。莱菔子，辛甘平，入脾、胃经，功专消食化积导滞，下气除胀满。在君药补气健脾、促进胃肠运动前提下，加此四味，以宽肠行气，化积消食导滞，共助君药推动消化道积滞、浊邪等肠内容物一泻而下，令脾胃升降机制恢复，痞胀自消。此四味为臣药。胃主受纳，脾主运化，大、小肠为吸收传导之官，共同完成水谷消化吸收，为五脏六腑、四肢百骸供给营养，故在消化道功能恢复过程中，助消化之品不可缺少。山楂、神曲、麦芽、鸡内金以消食和胃，促进脾胃功能康复，为之佐。甘草甘平，入脾、胃、心、肺经，功专补脾益气，调和诸药，为使药。全方共奏补气健脾、行气宽中、升清降浊之功，令胃肠气机调畅，升降有序，痞满自消。

【按语】

胃肠动力障碍性疾病是胃肠病中一类常见的综合征。包括食管动力障碍、反流性食管炎、非溃疡性消化不良、胃轻瘫、慢性胃炎、胃食管反流、胃下垂等。其共有症状是胃脘痞满、食少纳呆、饱胀嗳气、乏力、便秘等，中医主要病理机制是脾胃虚弱，健运失司，胃失和降，胃气上逆，中焦气机逆乱，与西医胃肠动力障碍这一病理机制相当。脾胃居中州，是中气之源、动力之本，升降之枢纽。清升浊降，二气均分，气机调畅，则胃肠消化吸收功能正常。脾主升清，胃主降浊，脾健则升，故治以益气健脾为重点。胃和则降，故以消积导滞、顺气和胃降逆为手段，以增强胃肠动力为目的，促进新陈代谢，痞胀自消。

解酒醒醒颗粒

【处方】

葛花3 kg，枳椇子3 kg，葛根4 kg，桑葚3 kg，山楂3 kg，人参0.5 kg，白糖2.5 kg，陈皮3 kg，砂仁0.3 kg。

【制法】

取葛花、枳椇子、葛根、陈皮、桑葚、山楂加水8倍浸泡1小时，煎煮2小时，并收集芳香水，滤过，滤液另置；药渣再加水6倍煎煮1.5小时，滤过，弃药渣。两次滤液合并沉淀，取上清液，浓缩至稠膏［1：1.35（热测）］，与砂仁粉、人参粉、白糖细粉混合，一步制颗粒，将芳香水重蒸馏，取挥发油加助溶剂喷入颗粒中，密封闷透，包装，10 g/袋。

【用法】

一次1袋，冲开水200 mL，酒前10分钟或佐酒饮之，可防醉酒，减轻醉意，酒醉饮之有解酒醒醒之功。

【功能】

清热生津，发汗利尿，解酒排毒，益胃保肝。

【主治】

酒积伤胃损肝，呕吐烦渴头晕，发热神昏乱语，二便异常。

【方解】

酒为湿热之物，其性剽悍，味苦辛甘，有毒，恣饮过量，伤肝害胃，久则湿热积于胃肠，烦渴，二便不利，甚则醉死，必当解救。及时发汗利尿，促其排泄，以降低血中乙醇浓度。葛花甘凉，入胃经，甘能益胃生津，凉能清热，善发散，功专解酒醒醒，专治伤酒烦渴、呕吐等症，故为君药。枳椇子味甘酸、性平，入心、脾经，利尿解酒，专治酒醉，烦热口渴，呕吐，二便不利。李东垣极为推崇“其叶入酒，酒化为水”，本方取其解酒利尿之功，以助君药发汗利尿，内外分消，促使酒毒排泄。葛根甘寒，甘能益胃生津止渴，寒能清阳明之热，又升脾中清阳之气，以保气阴而润胃液，胃得润则安。现代医学认为：葛根、葛花中的异黄酮和皂角苷，分别在内分泌系统和免疫系统发挥协同作用，可以改善乙醇引起的新陈代谢异常，解酒护肝功效显著。本方取其甘寒益胃、生津清热、解酒护肝之功，二者共助君药解酒益胃护肝，为臣药。酒性燥烈，耗气伤胃，人参味甘，大补元气，亦最能解酒；陈皮、砂仁理气和胃安中；桑葚、山楂甘酸益胃，解酒保肝。故五者为佐药。白糖甘凉，调和诸药为使药。全方共奏清热生津、发汗利尿、解酒排毒、益胃保肝之功。

【按语】

酒乃水谷之精，熟谷之液，性剽悍而善走，行药力而壮元阳，味苦甘辛而有毒，少饮有益，过则为害。恣饮不节，损骨灼精，动火生痰，发怒助欲，湿热病中，苦不堪言，醉饮就枕，热壅三焦，伤心损目，乱其神明，劳其脾胃，停湿动火，发病甚多。本该兴利避害，但嗜欲难改，伤风败俗，愈演愈烈，酗酒闹事，扰乱社会，醉死常见，妻离子散，呼吁大众，快快醒悟，自控有节，文明礼貌，益身健体，此为上策。亡羊补牢，是马后炮，甚是下策。下策有用，本剂虽能解酒醒酲，化害为利，但还要告诫诸君，不能有恃无恐。

理气化滞丸（新安县后峪陈家方）

【处方】

广木香12 g，公丁香9 g，姜黄连6 g，广陈皮15 g，青皮15 g，醋三棱15 g，醋莪术15 g，乌梅24 g，山楂15 g，醋香附12 g，炒神曲6 g，法半夏6 g，黑麦麸18 g，巴豆12 g。

【制法】

用等量柿子醋加水适量煮巴豆，至水尽、药呈深黄色，去其油取霜，与丁香、陈皮、香附、木香等药研细面混匀，用姜汁、米醋等量起胎，余药打细粉，水泛为丸，如油菜籽大小，低温烘干，薄膜包衣。包装，3 g/管，10管/盒。

【用法】

每次15丸，小儿3～5丸，每日3次，饭前服。量病服药，不可拘泥，实证以轻泻为度，虚证以消为补。如服药过量致泻，即饮凉米汤或冷醋水（醋水各半）即止。

【功能】

消积化痞，活瘀泻下，逐邪于外。

【主治】

胃肠积聚，癥瘕痃癖，脘腹硬痛。

【方解】

胃主受纳，脾主运化，脾胃合作，共同完成消化吸收输布任务。饮食自倍，肠胃乃伤。如饮食不节，暴饮暴食，或饥饱劳困，寒湿外侵，风冷突袭，导致食滞胃肠，积久脾胃受伤，纳运失司，胃气上逆而致饱胀、嗳气、胃痛、吞酸、嘈杂、泄泻诸症。治当理气消食化积。胃肠属腑，泻而不藏，以通为用，以消为补，消中兼下，邪去正复。山楂酸甘微温，入脾、胃、肝经，功专消积化痞，破气散瘀，对食积伤胃、脘腹胀痛最为对证；神曲辛甘温，入脾、胃经，功能消食化积，健脾和胃。二者为君药。胃中痞满多有无形之浊气，理气和胃降逆则消矣，香附辛苦甘平，入肝经，功擅理气解郁，气顺郁解，痞胀自消。广木香辛苦温，专行气止痛，导滞健胃。青皮、陈皮苦辛温，均能理气和胃，青皮性刚悍，入肝、胆经，偏于疏肝消积；陈皮性缓，入脾、胃经，偏于健脾，燥湿。四者为臣药。食积久郁，寒热错杂，公丁香辛苦温，亦入脾、胃经，辛温相合，能温中散寒，苦降逆气，而止呕逆，入脾胃暖中焦而降胃之逆气，故能治呕逆、胃痛、腹泻等症。黄连苦寒，清热燥湿，泻火解毒，本方少佐黄连意在清胃火，治痞满、呕吐。半夏辛温，入脾、胃经，降逆止呕，燥湿，亦泻心汤之义也。丁香、黄连专为寒热错杂而设。食积久郁，气滞血瘀，必破气活瘀，改善循环，令气血调和。三棱、莪术均能行气破血而活瘀，三棱还能消积止痛，莪术更削坚积而治癥瘕积聚。同中有异，治有轻重，临床每每相兼配伍，功效倍增。恐方药太峻，故取麦麸、乌梅酸敛益胃。本方公丁香、黄连、半夏、三棱、莪术、麦麸、乌梅合功以消痞满，破气活瘀消积滞，故为佐药。胃肠属腑，泻而不藏，以通为用。理气消积当适当泻下以攻积祛其邪。巴豆辛热有毒，入胃与大肠经，功专泻下祛积，主攻胃肠积聚、癥瘕痃癖、脘腹硬痛之邪。本方在消积理气活瘀前提下，借巴豆以泻下祛积，推陈致新，消上中下之积也，故巴豆为使药。全方共奏消积化痞、活瘀泻下、逐邪于外之功。正是攻下派代表、金元四大名医张子和所谓："夫病之一物，非人身素有之也。或自外而入，或由内而生，皆邪气也。邪气加诸身，速攻之可也，速去之可也，揽而留之，何也？"本方亦此意也。

【按语】

理气化滞丸也叫小丸药，取其丸小量少之义也。此为新安县陈家历史名药，享荣豫西、陕、甘、晋等地。高效、速效、量小、价廉为其特点，真乃民众百姓之良药也。因气异性烈致呕难服，赵师对炮制、制丸工艺进行改进，更换包装以稳定药效，服用方便、安全，如将巴豆去油取霜以缓其峻下猛攻之势；采用分层制丸包衣工艺以掩盖异常气味而利于服用，又能防潮隔气稳定药效；改纸包为玻璃管，是参照王氏保赤丸。

胃蒸丸

【处方】

当归10 g，川芎10 g，三棱10 g，莪术10 g，川乌10 g，草乌10 g，干姜10 g，高良姜10 g，小茴10 g，大茴15 g，川椒10 g，广木香15 g，巴豆100粒，荞麦面130 g，柿子醋500 mL。

【制法】

取巴豆，以醋煮成棕黄色后晾干，去油取霜，同余药共研细面。用柿子醋和荞麦面做薄饼，分包裹药面（用醋湿润成团），包成水饺形，再以麦秸火煨熟至黄焦。研极细面后，曲糊加醋、开水稀释，泛丸，如梧桐子大（0.006 5 g/丸），低温烘干，薄膜包衣。密封瓶装。

【用法】

每次服4～6丸，一日3次。食积伤胃，饱胀、疼痛者，一次6丸服之，即胀消痛止，吞酸、嘈杂皆已。如因过量而引起腹泻不适之症者，急饮冷开水或冷醋水即解，凉米汤更好。

【功能】

消积开胃，下气宽肠，理气活瘀，温中止痛，独具炼胃肠滓秽、污浊之邪而止胃痛、泄痢之功。

【主治】

食积胃痛、吞酸嘈杂、饱胀嗳气、泄痢腹痛、不思饮食之症，以及产后大虚，补之不当，食积伤胃之疾见上述诸症者。

【方解】

胃主纳谷，为水谷之海，脾主运化，乃气血生化之源，以养五脏六腑、四肢百骸，故为后天之本。脾胃和谐，共同完成消化吸收、输布供应任务。若饮食自倍，暴饮暴食，饥饱劳困，均可损伤脾胃功能而导致积滞不化，中阳愈伤，久则沉寒痼冷，积瘀胃肠，中气不通，则胃痛、吞酸、饱胀、嗳气、不思饮食。当温通泻下，调和脾胃，令其纳运之功恢复。巴豆辛热、大毒，入胃与大肠经，辛可散结聚之邪，热可化寒凝痼积，顺其势，复以峻下祛其积，故巴豆为之君药。荞麦面甘凉，入脾、胃、大肠经，甘能益脾，凉能益阴，而润胃肠，开胃宽肠，下气消积，善治肠胃积滞、慢性泄泻、绞肠痧等证，本品既助君药下气消积、宽肠、祛五脏滓秽浊邪，又能益脾润胃，防君药之峻下伤阴，故为之臣药。食滞积久，寒热错杂，有形结聚之积瘀与无形痞满之气郁交织互结。寒以温则散，积与瘀以行气活血则消。川乌、草乌有家种与野生之别，皆乌头也，大辛大热，散寒而止痛；干姜、高良姜皆辛热，入脾、胃经，是温中回阳、散寒止痛、止呕之专药；大茴、小茴、川椒、广木香皆辛温芳香，入脾、胃经，辛温散寒而止痛，芳香和胃而畅中，脾胃最喜，本方取其温中理气止痛、芳香和胃之功；食积胃痛，久而气滞血瘀，三棱、莪术行气破瘀，消积止痛；当归、川芎辛甘温、异香，为血中之气药，补血行气，气行则血活，血活则瘀化，邪去痛自止矣。故本方取对方配伍增效之妙，行气活血化瘀以消积导滞，温中散寒，令气行血和，积消寒散，而痛自止，故此十二味为之佐药。醋既能活血散瘀解毒，又能下气消食开胃，以醋和药制剂，而解诸药之毒，故醋为之使药。本方药虽峻，但配伍巧妙、工艺考究、服量甚微、备以解法，故安全有效。全方共奏消积开胃、下气宽肠、理气活瘀、温中止痛之功。

【按语】

本制剂系赵师家叔赵桂梧先生秘方，是他行医60余年临证经验之结晶。先生言传身教，从辨药、炮制、制丸、应用、禁忌、解法及注意事项一一教会赵师，嘱其认真细致，不得有半点马虎。赵师临床验证，确有良效。对其温中散寒、消积导滞、理气活血、调气宽中之功，有了进一步感悟、理解。赵师详论方解，再做调整，改进工艺精制后，使本方更加安全、方便、高效、速效，为消化系疾病、急症胃脘痛又添良药。尤其适宜妇女产后大虚，补之不当，饮食不节，生冷杂投，寒热失宜，损伤脾胃，气虚血瘀导致的消化不良、泄痢频作、积滞胃痛、饱胀嗳气、面黄肌瘦、骨蒸潮热、月经不调等症，适宜城乡大众常备。

药名含义，疏于请教，成为不解之谜。考《黄帝内经》云“胃为水谷之海”，有“腐熟”之功。古人把小儿在体格、脏腑、智能发育过程中的阶段性“发热现象”称为“变蒸”。蒸者，成熟、进展、完善、腐熟、消化之谓也。可见“蒸”有腐熟、消化、吸收之义。本方具温中散寒、理气活血、调气宽中之功，祛邪以扶正，令胃气恢复，重建消化吸收之功能，故名“胃蒸丸”。简而言之，治胃助消化之药也。

本方荞麦面加柿子醋有特殊作用和重大意义，历代本草多有评论。由方解可知，荞麦治肠胃诸疾，开胃宽肠，消积磨滞，确为良品，本方用之意义深远，真乃配伍之妙。剂量甚微，疗效极好，堪与新安理气化滞丸比美。赵师精心配制，又改进了工艺，调整了剂量比例，安全性更高，屡用辄效，优于“理气化滞丸”，口感较好，可能与荞麦面配伍有关。

推而广之，赵师曾用荞麦面炒熟做粥，治久泻羸弱、湿热泄痢、结肠炎等，效果明显。服之，先泻下黏液秽浊之大便，后大便逐渐成软条状，腹痛消失，验证了李时珍以荞麦面做粥治久泻羸弱的经验不讹。因而赵师创制“三七荞麦粥”（荞麦面、三七粉、红糖、焦山楂）与“三七山药鸡子黄粥”食疗新品，并称“姊妹粥”，治疗久泻甚效。

（二）验案举隅

1.胃蒸丸案：苦寒清凉伤中阳 饱胀厌食温通康

王某，男，44岁。2012年4月22日初诊。主诉：胃痛、饱胀3天。患者喝绿豆水月余，纳差食少，后又因餐后喝凉茶，胃痛饱胀，嗳气不畅，矢气不通，欲吐不吐，欲便不能，3天未食，难受至极。脉沉弦，舌质淡、苔白厚腻，舌体胖大，舌脉瘀。

论析：素脾虚失运，又喝绿豆水月余，更伤中阳，加之午餐不当、凉茶苦寒败胃，积冷不化，故见上症；舌质淡、苔白厚腻，舌体胖大，为脾虚湿阻之象；脉沉弦、舌脉瘀为气虚血瘀之征。

证属：脾胃虚寒，积冷胃肠。

治法：温中下气，消积导滞。

方药：胃蒸丸20丸。一次6丸（0.04 g/丸），一日2次。如因过量而腹泻甚者，急饮冷开水或冷醋水即解，凉米汤更好。

方解：见“方药分析”所述。

复诊：2012年4月23日。患者自主加量，上午10时服胃蒸丸7丸，至下午1时嗳气、矢气频作，肠鸣泄泻，遵医嘱多饮热水，15分钟后又泻如注，连泻3次甚多，气行胀消，胃肠舒服，饥渴欲食，3天未食，意欲补之，做面条等不及，即食烧饼1个，又吃面条1碗。

【按语】本案属脾失健运，寒伤中阳，寒凝气滞，积瘀不化之痞满证。胃蒸丸温中止痛、消积导滞、理气活血，药对病机，所以速效。

另附案例：路女士，过食肥甘厚腻，积热火毒，而痤疮蜂起、胸背疖肿、便秘腹胀、口臭齿痛，服枳术消积丸，力逊不及，改服胃蒸丸，常量6～8丸，毫无动静，增至42丸才通而泻下黑黏恶臭大便甚多，1小时内连泻3次，自觉轻松舒适，接服常量8丸亦能泻2次溏便。数服积去热除，毒有出路，疖肿、痤疮渐消，可见积重难返，非重剂不能克之。另有赵某，因胃肠积滞而服胃蒸丸9丸，饮大量茶水，以求大泻为快。不料过时无泻，思考是否与茶水有关。正在反思，稍有便意，时在药后4个半小时，缓缓溏泄较多，始终没有水泻如注，一次完成，积热诸症全消，轻松舒适。以往只服6丸，3小时即肠鸣水泻如注，间隔15～20分钟泻一次，连泻3～4次，轻松舒服，神清气爽，口臭、胀满俱消，好不惬意。此次量多、延时、缓泻的可能原因：一则积重药轻（已有路女士先例）；一则与饮茶有关，“茶不送药”之说，得以验证。特记于此，以备考察。

2.药粥疗法案：胃痛腹泻合并症 辨证抓纲综合治

贾某，女，40岁。2006年7月15日初诊。主诉：胃痛10年、腹泻6年。胃痛、嗳气，口苦、口热、不爽，大便溏、有黏液，下坠感，便前腹痛，便后缓解，一日4～5次，每遇饮食不当则加重。脉沉细无力，舌质暗红，舌体胖大、有齿痕，舌苔白腻、稍黄，舌脉瘀阻、迂曲。2006年6月4日胃镜检查示：胆汁反流性胃炎，贲门炎。2006年6月15日肠镜检查示：结肠炎（乙状结肠、直肠充血水肿）。

论析：久痛、久泻则气虚血瘀，故见舌质暗红，脉细，舌脉瘀阻、迂曲；舌体胖大、有齿痕，舌苔白腻、稍黄，胃痛、嗳气，口苦、口热、不爽，为脾虚失运、阴火上乘之征；便溏、有黏液为虚中夹滞之象。

证属：脾虚失运、气虚血瘀之胃脘痛、慢性腹泻症（胆汁反流性胃炎、结肠炎）。

治法：健脾补气、活血化瘀。

方药：自拟方。白术30 g，茯苓30 g，焦扁豆20 g，陈皮15 g，蒲公英30 g，半夏15 g，柴胡10 g，枳壳15 g，刀豆20 g，三棱10 g，莪术10 g，败酱草30 g，莲子20 g，芡实20 g，吴萸连10 g，生薏苡仁30 g，甘草6 g。7剂，日1剂，水煎服。

胃康宝胶囊3瓶，一次4粒，餐后1～2小时服，一日3次。

田七荞麦粥300 g，一次30 g，空腹食粥，一天2～3次。

方解：气虚血瘀，不通则痛。脾乃元气之府，补气健脾，则元气充、气血和。气足血和，痛何由生。白术苦甘温，甘温益脾之阳气，苦温燥脾之寒湿，为健脾补气之要药，为之君。茯苓淡渗利湿；焦扁豆、莲子、芡实、生薏苡仁和中化湿，健脾止泻。此五味共助君药健脾之力，为之臣。胃和则降，柴胡、枳壳升清降浊；陈皮、半夏、刀豆和中降逆；血瘀则气滞，郁而化热，三棱、莪术、败酱草、蒲公英、吴萸连破气活血、清热化瘀。此三组药升清降浊、和中降逆、破气活血，为之佐。甘草和诸药而解毒，为之使。全方共奏健脾补气、活血化瘀之功。另伍胃康宝胶囊补气健脾、活血消瘀，重在治胃；田七荞麦粥重在治肠。三者合力，增强健脾补气、活血化瘀之功，邪去正复矣！

二诊：2006年7月25日。胃痛减轻，口苦、嗳气消失，大便溏，一日1次，下坠减轻。脉沉细，舌质淡，舌体胖大、有齿痕，舌苔薄腻。药证相符，症有所减，照上方续服7剂。

三诊：2006年8月2日。大便溏，一日1次，微有下坠；胃稍疼。因常出差，不便服汤药，要求给成药制剂。

胃康宝胶囊12瓶，一次4粒，一日3次，饭后1～2小时服。

结肠舒浓缩丸2袋，一次6 g，一日2次，早晚餐前服。

四诊：2007年3月8日。因感冒来诊，告曰：去年服成药2个月，症状完全消失，怕再犯，又服2个月巩固，饮食、二便正常，体重增加5 kg以上。现外感内伤，予藿香正气水1盒，一次1支，一日2次。

【按语】胃炎、结肠炎多为慢性病，皆关脾胃，往往同病，或有先后。辨证多为脾虚失运，气虚血瘀之胃脘痛、慢性腹泻证。治疗必须兼顾，确立共用治法。经云：久痛（病）必瘀。本案“健脾补气、活血化瘀”为其治疗关键；食疗食养亦不可忽视。后改汤剂为成药，始终遵此治疗大法，取效尚快。显示验方制剂、专科专病专药、小料制剂、量身定做之优势。

3.药浴疗法案：胃痛风湿疑难症 内外分治无相碍

李某，女，54岁。2009年6月2日初诊。主诉：胃痛、饱胀、嗳气，纳差、时有恶心2年；周身关节痛10年，加重3年。1996年流产后受凉，致全身疼痛，腕、肘、腰、膝关节疼痛尤重，晨僵。曾遍服中西各类抗风湿药，风湿未愈，胃病又加。脉沉细，舌质暗红，舌体胖大、边有齿痕，舌苔白腻，舌脉瘀。类风湿因子（RF）：阳性。乙肝病毒携带者。

论析：产后气血大虚之体，复受风寒侵袭，致周身关节疼痛，正虚邪恋，缠绵不愈；连年屡服抗风湿、止痛类药物，损伤脾胃而致旧病未去，新病又加。其纳运、升降功能失常，而引起胃痛、饱胀、嗳气、纳差、时有恶心等消化不良症状；气虚血瘀、筋脉失养，则脉沉细、舌质暗红、舌脉瘀阻，周身关节疼痛，不通则痛矣；脾虚湿盛，则舌体胖大、边有齿痕，舌苔白腻。

证属：脾虚湿盛，气血亏损，筋脉失濡。

治法：内外结合，趋利避害。内以健脾渗湿、补气活血扶其正；外以除风胜湿、通络止痛祛其邪。

方药：

内服方：黄芪30 g，白术30 g，茯苓30 g，薏苡仁30 g，当归20 g，桑寄生30 g，鸡血藤30 g，高良姜10 g，香附20 g，甘草10 g，生姜5片，大枣3个。7剂，日1剂。用法：凉水浸泡60分钟，文火小沸30分钟，滤汁另置；再加开水煎煮40分钟，滤过，两汁合并，一日3～5次少量温服，以免药多伤胃损脾之弊，变生吐泻，更利于消化吸收。

药浴方：桂枝60 g，白芍30 g，秦艽30 g，桑枝60 g，威灵仙40 g，川乌、草乌各10 g，羌活、独活各20 g，忍冬藤60 g，络石藤30 g，川木瓜20 g。3剂，日1剂。用法：凉水浸泡60分钟，文火煎煮40分钟，滤汁另置；药渣加开水煎50分钟，滤汁，两煎合并加入特制浴盆中洗浴30分钟，以微汗出为宜，一日2次，勿令大汗淋漓，注意避风保暖。

方解：

内服方：脾胃为后天之本，气血生化之源。气足则运、以充化源，扶正气，气行则血行，筋脉得养，故首当补气健脾。白术甘苦温，补脾胃之药也，土旺则能健运而胜湿；黄芪甘温，入脾、胃经。《本草汇言》言黄芪“补肺健脾，实卫敛汗，驱风运毒之药也”。二者大补元气，为之君。茯苓味甘而淡，甘能补脾之气，淡能渗脾之湿；薏苡仁甘淡微寒，渗湿健脾，清热除痹。二者共助君药健脾益气之功，为之臣。祛风先活血，血行风自灭，当归、桑寄生、鸡血藤养血活血、除风胜湿、通经活络；良附丸理气温中止痛。此五者补血活血、祛风除湿、通经止痛，为之佐。甘草补中益气、调和诸药，与姜、枣共为之使。全方共奏健脾渗湿、补气活血之功。脾气复，气血充，则诸症悉除矣。

外用方：风寒湿杂至，合而为痹，痹者，闭也，不通则痛。治疗应调和营卫、温通经络。桂枝味辛甘而气温，辛甘发泄通阳，辛温散寒通络，故桂枝为之君。白芍养血敛阴，桂芍配，散敛合，解肌而发汗，调营而和卫，故白芍为之臣。秦艽、桑枝、羌活、独活、忍冬藤、络石藤、川乌、草乌、威灵仙、川木瓜祛风除湿、温通散寒，通痹而止痛，为之佐。全方共奏调和营卫、温通经络、祛风寒湿之功。

二诊：2009年6月12日。关节疼痛减轻，胃满不饥，时恶心，口干苦，脉细无力，舌质淡、苔薄白、边有齿痕，舌脉瘀。内服方去鸡血藤，加川厚朴、桂枝、赤芍各15 g。7剂，日1剂，用法同上。外用同上方3剂。

三诊：2009年6月23日。胃脘痛、饱胀、关节痛均较前减轻。仍便溏、时有恶心、嗳气。脉细，舌质淡、苔薄白、边有齿痕，舌脉瘀。药证相符，症有所减，慢病宜守，仍以内外合法治之，标本兼也。时值暑天，内服方加防风6 g、太子参20 g，玉屏风方全矣，补气固表以止汗。7剂，日1剂，用法同上。药浴温度降低，以免汗出过多。

四诊：2009年7月7日。胃痛、饱胀、易汗、下坠、乏力、关节痛、晨僵均明显减轻，但小关节仍痛。脉细，舌质淡，舌体胖、有齿痕，舌苔薄白。药证相符，疗效显著。四肢末端循环尚弱，正虚邪恋，继上方再服15剂，日1剂，用法同上。以资扶正祛邪，促进康复。

五诊：2009年8月14日。胃痛止，精神好，时有关节微痛，余无不适。脉沉缓，舌质淡红、苔薄白，稍有齿痕，舌脉不瘀。病已愈，天气热，可暂停治疗，嘱生活规律，食疗调养，以观后效。

【按语】赵师临床多见因治疗风湿痛，屡服抗炎、抗风湿类止痛药而致脾胃功能严重受损者，旧病未愈，新病又加。因而，他广开思路，寻求外治给药途径，独辟蹊径，继承传统药浴方法，内治外治有机结合，内以补气健脾、养血活血、滋补肝肾扶其正，外以祛风胜湿、通经活络、化瘀止痛祛其邪，开拓了治疗风湿病的新思路、新方法。

4.药浴合膏滋案：风湿胃病夹杂症 内服膏滋合药浴

张某，女，53岁。2010年5月20日就诊。主诉：风湿病5年。抗风湿类中西药服遍，故疾未去，又加新病，无奈住院，口干舌燥、食之无味、恶心干呕、饱胀不饥、食少瘦弱，坐轮椅到门诊。脉细数无力，舌质绛红、龟裂无苔，舌脉瘀。

证属：脾胃虚弱，气阴双虚，筋脉失养。

治法：内以滋膏养阴益胃、补气健脾、生血舒筋扶其正；外以药浴祛风活血、通络止痛驱其邪。

方药：膏滋方、药浴方同用。膏滋方：辽沙参30 g，麦冬20 g，生地黄、熟地黄各15 g，玉竹30 g，黄芪40 g，当归15 g，白芍20 g，党参20 g，生白术30 g，山楂30 g，山药30 g，鸡血藤40 g，炙甘草10 g。5剂。将中药快速清洗后，加冷水浸泡1小时，煎煮50分钟，滤汁另置；药渣加开水二煎60分钟，滤净；两煎合并，沉淀，取上清液，浓缩至1∶1，约1 500 mL，加阿胶粉100 g溶化、蜂蜜500 g收膏约

2 000 mL。一次30 mL冲服，一日2次（可服30天）。药浴方：忍冬藤50 g，鸡血藤50 g，海风藤30 g，威灵仙30 g，桂枝30 g，川乌、草乌各20 g。水煎2次，滤汁入"充气塑缸"加热水至50～60 ℃，露头密闭，浴洗20～30分钟，以全身微微汗出为度，勿令大汗淋漓伤阳气。10剂，一日1～2次。

二诊：2010年6月20日。治疗10天后，饮食有味，不恶心干呕，关节僵硬、疼痛稍轻；治疗1个月后诸症明显好转。慢病缓功，略显小效，继以上法治疗。

三诊：2010年9月5日。饮食、二便正常，体重增加4 kg，关节基本不痛，行动自如。仍需补气健脾、活血通络、固本防复。宜十全十美膏善后。

【按语】本案乃风湿缠绵，失治、误治、抗菌消炎，药伤也。凡抗风湿类中西药物，多损伤脾胃，以致脾胃虚弱，纳运失司，升降逆乱，化源不足，气阴亏虚，脏腑失养，因此重以补气健脾、养阴益胃复其正，固本而防复。若单一补中升阳，稍嫌温燥；若一味滋阴润燥，犹恐腻胃。李、叶之法，阳生阴长，气阴双补，最为合宜。风湿病本属免疫功能低下，正虚邪侵所致之慢性消耗性疾病，加之失治、误治，雪上加霜，再损脾胃，致气血双虚，筋脉失养，全身衰竭重症。所以采用内外分治、合功，扶正祛邪之法两全也。该病临证多见，此方案用之皆验。

5.鲜草药案：暑湿热毒天疱疮 简便廉验鲜药功

刘某，女，14岁。1999年7月15日初诊。主诉：感冒、发热3天，体温39 ℃，脸起脓疱，延及全身，有增无减，四周红润，界线分明，疱液初透明，渐变混浊，痛痒欲搔，伴咽痛，脉细数，舌质红、苔厚腻，舌体胖、有齿痕。白细胞计数13.5×10^9/L；中性粒细胞百分比84.7%。

论析：素脾虚湿盛，湿热蕴结，故舌质红、苔厚腻，舌体胖、有齿痕；时值暑天，暑湿热毒，充斥肺胃，外淫肌肤所致之脓疱疮遍布全身。

证属：暑湿热毒，充斥肺胃，外淫肌肤。

治宜：凉血解毒、化湿清热。

处方：鲜蒲公英100 g，鲜龙葵100 g，野菊花100 g，鲜芦根100 g，车前草100 g。水煎服，日1剂；并以脱脂棉蘸药液涂患处，频频涂擦，内外合攻，以求速效。

方解：暑湿热毒蕴结肺胃，充斥三焦，内郁外发，而成天疱疮，治以清暑解毒、利湿消肿。鲜蒲公英味甘苦而气寒，入肝、胃经，善清热解毒消痈肿，为之君。鲜龙葵甘苦寒，入肺、胃、大肠经，清热解毒消肿，治痈疽疔毒为长，为之臣。野菊花清热解毒、消肿散结；鲜芦根善清肺胃郁热而利湿透邪。二者为之佐。车前草甘淡寒，清热解毒，善治皮肤疮毒，利尿消肿，使毒有出路，为之使。全方共奏清热解毒、凉血透邪、利湿消肿之功。

复诊：1999年7月18日。照上法连用3天，体温正常，疱疮显消、收敛，食欲恢复，脉细，舌淡红、苔薄白腻，舌体胖、有齿痕。继用上法，直至痊愈。

【按语】天疱疮之成，不外暑湿热毒蕴结肺胃、外淫肌肤所致。治疗以清暑利湿、消肿解毒为主。本例属暑湿热毒，充斥三焦，外淫肌肤之天疱疮。暑期返里，于镇医院巧遇患者，农村家贫，时值暑天，草药遍地，教其家长就地取材，鲜药治病，内外合功，取效甚捷，再次证实鲜药神功，简便廉验，土法也能化险为夷，转危为安。

第四章 方药心悟

用药如用兵，技巧很重要。方药者，有方有药也。方，即方剂，如经方、时方等，是循中药理论，以君臣佐使配伍原则组合的方剂，非药物堆积；药，即处方组成中的每一味中药，符合患者个人，具针对性、专一性，并与此时、此地、此病、此证完全合宜，才会有好的疗效。所以，临证处方不完全是经方、时方、验方的全部，而是据证选方、权衡加减后的新方。配伍恰当与否，直接影响疗效，故精于方者，必先精于药。

一、最重汤剂

赵师学医行医，注重临证研究，尤重方药，积累半个世纪的临证用药经验，颇具特色，最重汤剂，辨证拟方以汤剂为先，是临证用药首选，以充分发挥其力大、功专、灵活、机变、速效优势。“汤者，荡也，如汤沃雪”，多用于初诊、急诊、疑难重症。赵师将汤剂配伍最常用中药饮片百余种，以“文献录要”“经验阐述”两项编成手册自用，作为临证、写医案的依据。康复、巩固期，赵师多用成药制剂，尤善用别样膏滋，四季调补，个性化养生，替代苦药汤。赵师尤擅炮制，把芳香、挥发、热敏、腐蚀、苦涩、名贵细品及小方，精制成丸、散、膏、丹，名曰“炮制精品”，作为辨证拟方、配伍加减的上好原材料，既方便临证配伍，又节省药材，免于苦口。

二、善用药对

药对又称对药，系相互依赖、相互制约、增效减毒的两味药。药对配伍能体现一个方剂组成的框架，若干个不同的药对框架组合在一起，可构成不同功效的诸多方剂。药味虽少，但往往可以起到事半功倍的效果。

药对是复方的主干，也是配伍的基础，在经典中药复方中，往往含有一组乃至数组药对，药对方是中药复方中最简单、最基本的形式，临床药对的配伍法则，归纳起来有以下几点：①同类相须，即两种药相配伍，可以增强原有药物的功效；②表里兼顾，即两种药相配伍，既能治表，又能治里，达到表里兼顾的目的；③相互辅佐，即两种药相配伍，一种药物辅佐另一种药物，提高主药的疗效；④补泻兼施，即两种药相配伍，一补一泻达到攻补兼施的功效；⑤寒热并用，即两种药相配伍，一寒一热，寒热并用，达到兼顾治疗寒热病症的功效；⑥升清降浊，即两种药相配伍，一升一降，使脏腑气机升降调畅；⑦开合并用，即两种药相配伍，一开一合，一收一散，相反相成，使两种药物更好地发挥其功效。现总结归纳常用药对，以资探讨。

1.藿香梗、紫苏梗

湿浊阻中，痞满不饥，嗳气不畅，肠鸣溏泄者，赵师常以藿香梗、紫苏梗制丸，免煎吞服，以理气和胃、芳香化湿，而获良效。

藿香梗辛微温，归脾、胃、肺经，化湿和胃、止呕解暑，常用于脘腹痞满、恶心呕吐、暑月感寒等。紫苏梗辛微温，归肺、脾、胃经，功能疏肝解郁、行气消胀，善治胃肠型感冒。两药相配，相得益彰，理气止痛、消胀除满、化湿止呕力彰。赵师常说："取其梗者，梗者空也，善理胃肠之气滞；取其芳香，化浊最速，煎汤，其气挥发耗散，故精制为丸，曰藿苏丸；免煎随汤剂吞服者，简捷方便，配伍者也。"实为小方制剂经验之谈。

2.柴胡、枳壳

胃脘痛属肝郁气滞或脾虚气陷而致胃痛、痞满、饱胀、嗳气者，赵师常以柴胡、枳壳组方，以疏肝理气、升清降浊，而获良效。柴胡苦辛微寒，入肝、胆经，解表退热、疏肝解郁、升阳举陷。枳壳味苦辛微温，入脾、胃、大肠经，行气消痞，宽胸快膈，常用于脘腹痞满、胁肋胀痛、胸痹等症。脾健则清阳升，胃和则浊阴降，二药相伍，一升一降，疏肝条达，则清升浊降，升降有序，二气均分，痞满疼痛何由不除？胃脘痛的发生与肝气关系最为密切。因肝属木，主疏泄，喜条达，恶抑郁。郁则横克脾土，而致木土失和，故调和肝脾，必先疏肝健脾。赵师常说："肝藏血，体阴用阳，凡欲疏肝理气，当加归芍，以养血柔肝；肝病欲传脾者，当先实脾，宜加白术，以防复传；至于用量，多则疏肝理气，少则升阳举陷，谨守病机，各司其属。"

3.白术、茯苓

脾为太阴湿土之脏，喜燥恶湿，主运化水谷、化生精微。虚则不运，湿浊内生，湿盛则濡泻，湿阻气机则痞满、饱胀、嗳气、纳呆食少，湿困脾阳则倦怠乏力、虚汗自出、脉濡缓、苔白腻。治当健脾渗湿。赵师常以白术、茯苓组方。白术甘苦温，入脾、胃经，甘能益脾，苦能燥湿而止泻，湿去脾健则虚汗止。

《本草通玄》云白术“土旺则能健运，故不能食者、食停滞者、有痞积者，皆用之也”。茯苓甘淡平，入心、脾、肾经，渗湿健脾。二药相伍为用，渗湿健脾力彰，独取健脾之功，以复脾运之常。赵师用白术之巧有三：便秘则用生；便溏则用炒；脾虚湿阻，重用苓术。渗湿、健脾、补气，以固后天之本。

4.陈皮、半夏

肝气犯胃，胃气上逆，脾虚生湿，湿聚成痰，痰气互结而见脘腹胀痛、恶心呕吐等症，赵师常以陈皮、半夏组方行气化痰。陈皮味辛苦、性温，归脾、肺经，理气健脾，燥湿化痰，用于脾胃气滞之脘腹胀痛、恶心呕吐、泄泻等症。半夏辛温，归脾、胃、肺经，燥湿化痰、降逆止呕、消痞散结，用于咳嗽咳痰、恶心呕吐、瘿瘤痰核等症。《名医别录》云半夏“消心腹胸膈痰热满结，咳嗽上气，心下急痛，坚痞”。

二药相伍，皆入脾经，相互促进，行气化痰，燥湿化饮，邪去正复，胃痛、痞满自除。以此对方治疗痰湿之标，合苓、术健脾、渗湿、补气之品，以治其本，标本兼治，祛邪扶正，固本以防复。

5.三棱、莪术

初病在气，久病入血，气滞则血瘀，症见脘腹胀痛、食滞胃痛，赵师常以三棱、莪术组方，以理气活血、消积止痛。三棱味辛苦平，归肝、脾经，功能破血行气、消积止痛，用于癥瘕积聚、心腹瘀痛、积滞胃痛等症。莪术辛苦温，归肝、脾经，行气破血、散瘀通经、消食化积。三棱入肝、脾、血分，为血中气药，长于破血中之气；莪术入肝、脾、气分，为气中血药，长于破气中之血。二者相伍为用，气血双调，理气活血，化瘀止痛。气滞胃脘痛者，气行则痛止；血瘀而痛者，瘀散则痛止；积滞而痛者，积消而痛止。对萎缩性胃炎，伴肠上皮化生者，以理气活血化瘀而改善循环、促使组织细胞修复，加速康复。化瘀必赖脾运，故与参、术、芪同用，相得益彰。

6.香附、高良姜

形寒肢冷，邪客胃脘，血气凝滞，卒然而痛者，赵师多用良附丸组方，温中散寒，理气而痛止。香附辛苦平，归肝、脾、三焦经，功能疏肝解郁、理气调中，用于胸腹胁痛等症。高良姜辛热，散寒止痛、温中止呕，用于胃寒冷痛、呕吐等症，《名医别录》云高良姜“主暴冷，胃中冷逆，霍乱腹痛”。高良姜偏于温胃散寒，香附重于疏肝理气。二者相伍为用，则寒疑气滞之胃脘疼痛立止者，缘温则流通、辛香走窜之故。赵师说："寒甚良姜多；气滞重香附。"他常制丸，随汤吞服，简捷省药，亦配伍用药之妙也。

7.三七、白及

久痛（病）入络必瘀，而溢于脉外，曰出血。欲止血，当化瘀，瘀化而归于经，则血止。赵师常说："胃脘久痛出血者，多为血瘀而痛之出血，治当化瘀止血。"他常以三七、白及组方，而获良效。三七甘微苦温，归肝、胃经，功能化瘀止血、活血定痛，用于各种内外出血。《本草新编》曰："三七根，止血之神药也。无论上中下之血，凡有外越者，一味独用亦效，加入于补血补气药中则更神。"白及苦甘涩寒，归肺、胃、肝经，收敛止血、消肿生肌，内外出血者多用之。

二药伍用，一散一收，相互为用，使止血、定痛之力倍增。溃疡病出血、疼痛常加此二味，为细末冲服，或用山药粥调服，直达病所，以活血止血、定痛生肌，促进溃疡愈合。

8.蒲公英、马齿苋

胃强脾弱，暴饮暴食，食而不消，积滞内停，郁而化热生火，而见消谷善饥、口舌生疮、龈肿齿痛，大便干结，或胶黏不爽、黑黏恶臭，口干苦臭，一派胃肠消化道积热症候。治当先消积导滞，积去热除，余热未清者，赵师常用蒲公英、马齿苋甘寒清热、益阴解毒，少用苦寒败胃、苦燥伤阴之药，免犯虚虚实实之弊。蒲公英苦甘寒，归肝、胃经，清热解毒、消肿散结、利湿通淋，用于痈肿疔毒及内痈等症。马齿苋味酸性寒，归肝、大肠经，功能清热解毒、凉血止血、止痢，用于热毒血痢、疮疡便血等证。二药合用，清热解毒、凉血消肿之功倍增，用于除胃肠积热之后，清其余热。

9.吴茱萸、黄连

肝经郁热，横逆犯胃，痰湿凝聚，寒热错杂，升降失司而致痞满呕逆、吞酸嘈杂者，赵师常用左金丸，疏肝之郁、清胃之热，辛开苦降，为泻子之法。吴茱萸味辛苦热，归肝、脾、胃、肾经，散中土之寒，疏肝之郁，降逆止呕。黄连苦寒，归心、脾、胃、胆、大肠经，清热燥湿，泻火解毒。用于湿热痞满、泄痢、呕吐、吞酸等症。吴茱萸辛热开肝气之郁结，黄连苦寒降胃腑之湿热。二药伍用，寒热并行，以吴茱萸之辛热佐制黄连之苦寒，同类相求，引热下行，对于肝火犯胃、湿热壅盛所致的胃痛、口苦、吞酸、嘈杂之症疗效确切。先生承其师意，又创新法，临证善用左金：二药等量，水浸共泡，水尽药透，炒七八成，热闷晾干，水泛丸，随汤吞服，既节省药材，又免苦口。

10.砂仁、白蔻仁

脾虚生湿，湿浊甚者，弥散三焦，治湿之法，上焦宜芳香化湿，中焦当苦温燥湿，下焦可淡渗利湿。砂仁辛温，归脾、胃、肾经，化湿行气、温中止泻，用于湿阻中焦、脾胃气滞之脘腹胀痛、恶心呕吐等症。白蔻仁辛温，归肺、脾、胃经，化湿行气、温中止呕，用于寒湿气滞之脘腹胀满、呕吐胸闷等症。砂仁香窜而气浊，专于中、下焦；白蔻仁芳香而气清，专于中、上焦。二药相伍为用，宣通上中下三焦之气机，芳香化浊，醒脾开胃，行气止痛。用于湿浊困脾之胃痛脘痞、纳呆食少、恶心呕吐等症。二者均为芳香之品，富含挥发油。赵师常说："凡芳香药煎煮耗散，研粉冲服，药尽其用。但粉亦耗散且易吸潮霉变，不宜久贮，精制为丸，名'砂蔻丸'，随汤剂服，则量少效优，既省药，免苦口，更方便，有利于汤丸配伍。"正如《本草通玄》所言："其功全在芳香之气，一经火炒，便减功力；即入汤液，但当研细，待诸药煎好，乘沸点服尤妙。"赵师继承创新，制丸随汤吞服。

11.瓜蒌子、蒲黄

瓜蒌子、蒲黄两药合用，活血止痛。赵师常用二者配伍治疗冠心病、心绞痛和一切因气滞或血瘀引起的胸痹、胸痛。瓜蒌子归肺、胃、大肠经，润肺化痰，滑肠通便。蒲黄归肝、心、脾经，止血、祛瘀、利尿。二者合用系赵师治疗胸痹（心绞痛）的有效方子。胸痹的病因很多，主要是气、血、痰、郁互结，脉络不通所致。方中用蒲黄活血止痛，瓜蒌子宽中理气、清热化痰，两者相伍，重行气，兼活瘀，气行则血行，气血通，痰热清，则胸痛自止。若重于气加降香，重于血加三七粉。

常用量：瓜蒌子15 g，蒲黄10 g。

12.白菊花、槐花

白菊花、槐花两药合用，清热凉血明目。赵师常用其治疗肝疗阳上亢型高血压（肝热）出现的头晕、眼昏、口干、便秘等症。白菊花归肺、肝经，疏散风热，平肝明目，清热解毒。槐花归肝、大肠经，凉血止血，清肝泻火。赵师临床常用白菊花10 g、槐花10 g配伍。若头痛重，加苦丁茶6 g、夏枯草12 g；四肢麻木，加鲜小蓟根20 g；失眠，加合欢花15 g；中风半身不遂，加浮萍9 g、豨荅草9 g。

13.佛手、陈皮

佛手、陈皮两者合用理气止痛。赵师常用其治胃脘胀痛，痛引两胁。佛手归肝、胃、脾、肺经。《滇南本草》云佛手“补肝暖胃，止呕吐，消胃家寒痰，治胃气疼，止面寒疼，和中行气”。《本草再新》云佛手“治气舒肝，和胃化痰，破积，治噎膈反胃，消癥瘕瘰疬”。陈皮归脾、胃经，理气健脾，燥湿化痰。佛手、陈皮调理肝胃之气，对肝气犯胃引起的胃脘痛效果良好。

常用量：佛手15 g，陈皮12 g。

14.芡实、石榴皮

芡实、石榴皮两者合用健脾利湿，涩肠止泻。赵师常用其治脾虚久泻不止。芡实归脾、肾、心、胃、肝经。《本草求真》云：“芡实如何补脾，以其味甘之故；芡实如何固肾，以其味涩之故。惟其味甘补脾，故能利湿，而泄泻腹痛可治；惟其味涩固肾，故能闭气，而使遗带小便不禁皆愈。”石榴皮归大肠经，《药性论》云石榴皮“治筋骨风，腰脚不遂，步行挛急疼痛。主涩肠，止赤白下痢。取汁止目泪下，治漏精”。

常用量：芡实30 g，石榴皮15 g。

15.白茯苓、车前子

白茯苓、车前子两者合用利水渗湿，健脾止泻。赵师常用其治疗大便清稀如水、脘腹胀闷、纳差食少等湿盛脾虚泄泻证。《药品化义》云：“白茯苓，味独甘淡，甘则能补，淡则能渗，甘淡属土，用补脾阴，土旺生金，兼益肺气。主治脾胃不和，泄泻腹胀，胸胁逆气，忧思烦满，胎气少安，魂魄惊跳，膈间痰气。盖甘补则脾脏受益，中气既和，则津液自生，口焦舌干烦渴亦解。”临证提示：脾喜燥恶湿，湿邪最易伤脾而发生泄泻。车前子能除湿利尿。两药合用针对病因，湿邪去，脾气升，大便传导功能恢复而病瘥。若湿盛脾虚甚，可加桂圆肉、炒山药、大枣以增强健脾之力。

常用量：茯苓10 g，车前子30 g。

16.荜茇、赤石脂

荜茇、赤石脂两药合用温中止痢。赵师常用其治疗虚寒痢疾，泄痢不止。荜茇归脾、胃、大肠、肺、膀胱、肝、肾经。《海药本草》云荜茇“主老冷心痛，水泻，虚痢，呕逆，醋心，产后泄痢”。《日华子本草》云荜茇“治霍乱，冷气，心痛血气”。赤石脂归脾、胃、心、大肠经。《日华子本草》云赤石脂“治泻痢，血崩带下，吐血衄血，并涩精淋沥，安心，镇五脏，除烦，疗惊悸，排脓，治疮疖痔瘘，养脾气，壮筋骨，补虚损”。

常用量：荜茇6 g，赤石脂20 g。

17.黑豆、羊肾

黑豆、羊肾两者合用温肾补阳。赵师常用其治疗肾阳虚腰痛，夜尿频数。黑豆归脾、肾、心经。《本草汇言》云黑豆“煮汁饮，能润肾燥，故止盗汗”。羊肾归肾经。《名医别录》云羊肾“补肾气，益精髓”。《日华子本草》云羊肾“补虚耳聋，阴弱，壮阳益胃，止小便。治虚损盗汗”。二者合用为强身保健方，补肾强腰，属于食补。俗话说，药补不如食补。此方可以常服，肾阴虚者忌用。

常用量：黑豆30 g，羊肾1对。

18.姜石、血竭

姜石、血竭合用止血止痛，生肌敛疮。赵师常用其治疗刀剪外伤，出血不止，疼痛难忍。用法：上药共为极细面，撒在伤口处。姜石归心、胃经，俗作礓砺，故又名礓砺石，主治疔疮痈肿、乳痈、瘰疬、豌豆疮。李时珍云：“姜石以形名，或作礓砾。”邵伯温云：“天有至戾，地有至幽，石类得之则为礓砾是也。”血竭归心、肝经。《海药本草》云血竭“主打伤折损，一切疼痛，补虚及血气搅刺，内伤血聚，并宜酒服”。

常用量：姜石∶血竭＝5∶1。

19.龙骨、牡蛎

龙骨配牡蛎治疗失眠。失眠的病机属肝火扰心，乃因肝失条达，气郁化火，扰及心神，症见不寐、性急易怒、头晕头痛、目赤口苦、口渴喜饮、小便黄、大便秘结、舌红苔黄、脉弦数，治以疏肝泻火，清心安神。将此药对用于兼有血压高、工作压力大等患者，有降血压、治头晕之效。

龙骨味甘涩、性微寒，入心、肝经，为化石之属，平肝潜阳，镇静安神，敛汗固精，止血涩肠，生肌敛疮；牡蛎入肝、肾经，质体沉重，为贝壳之类，善敛阴止汗、涩精止带、软坚化痰。两药配伍相互促进，镇静安神，育阴潜阳，软坚散结。龙骨养阴之中潜上越之浮阳，牡蛎滋阴之中摄下陷之沉阳。

20.远志、石菖蒲

远志配石菖蒲治疗失眠，其病机属痰热扰心。症见不寐、头昏目眩、胸闷痰多、吞酸恶心、心烦口苦、苔黄腻、脉滑数，治以化痰清热，和中安神。赵师将其用于喜食肥甘厚味、血脂高的肥胖患者，乃因中医认为鱼生火、肉生痰，肥甘厚味、饮食无度之人常为痰湿体质，易致肥胖。远志味苦辛、性温，入心、肺经，既能宁心安神治失眠惊悸，又可止咳去痰、化痰开窍，治神昏痰迷、咳嗽多痰等。石菖蒲味辛、性温，通九窍、明耳目，辟浊化痰，活血止痛。其作用有三：一是芳香化浊，醒脾开胃；二是行气化滞，消胀除满；三是疏肝解郁，宁心安神。远志配石菖蒲出自《圣济总录》远志汤，加入龟板、龙骨乃《备急千金要方》的孔圣枕中丹。赵师惯用焦远志，远志炒焦可减少皂苷成分，以避免刺激胃黏膜而引起的恶心。

21.白芍、乌梅

白芍、乌梅治疗甲亢。白芍味苦酸，性凉，入肝、脾经，有养血柔肝、缓中止痛、敛阴收汗之功。《滇南本草》谓其"收肝气逆痛，调养心肝脾经血，舒肝降气，止肝气痛"。成无己曰："芍药之酸，收敛津液而益荣，……酸，收也，泄也；芍药之酸，收阴气而泄邪气。"乌梅味酸涩，性平，归肝、脾、肺、大肠经，具敛肺、涩肠、生津之效。《本草求真》载："乌梅，酸涩而温，似有类于木瓜。"《本草经疏》云："梅实，即今之乌梅也，最酸。……肝主筋，酸入肝而养筋。"甲亢病位在肝，忧思恼怒，本病始生，治疗关键在调肝。赵师秉承《黄帝内经》"木位之主，其泻以酸"和"肝苦急，急食甘以缓之，……以酸泻之"明训，选白芍、乌梅相伍，取其味酸之性，皆入肝经，与治疗甲亢之根本法则"酸泻肝木"相合，共为治疗甲亢之君药。

22.丹参、莪术

丹参、莪术是赵师常用活血化瘀药对之一。丹参味苦，性微寒，入心、心包、肝经，走血分，可活血化瘀、行血止痛。《名医别录》曰丹参"去心腹痼疾结气"。莪术味苦、辛，性温，入肝、脾经，莪术作为活血药，破血行气，然却为赵教授临床常用活血之品。丹参与莪术相配，一寒一温，既可入络活血，软坚散结，又兼有养血益气之功；不仅活血化瘀之功倍增，而且又无耗伤正气之虑。对于慢性肝病所致的肝纤维化、肝硬化，症见胁肋刺痛，入夜为甚，肝脾大，肝回声增粗，肝掌，蜘蛛痣，面色晦暗或黧黑，口唇暗淡，舌质暗紫或有瘀点、瘀斑，舌下络脉瘀紫，脉弦涩不和或沉细弦涩者尤为适宜。

23.青蒿、茵陈蒿

青蒿疏肝，兼清肝火，平肝阳，脾胃患者见有头晕、头胀、耳鸣、目眩，属肝郁化火，肝阳偏亢者，非青蒿不可；肝胆湿热盛，脘腹胀满，口苦，呕恶，苔黄厚腻者，又非茵陈蒿化湿清热不可。另外，青蒿与茵陈蒿均具甲木生发之气，顺应肝木主升主疏之特性，为临床常用疏肝理气之佳品。青蒿擅长清透实热，茵陈蒿擅长清利湿热，对于脾胃湿热、肝胆湿热者，二者多配伍应用，使湿热两清，热祛湿化。

24.蒲公英、冬凌草

蒲公英利湿通淋、清热解毒、泄降滞气、健胃；冬凌草也有利湿、清热解毒、健胃之功。二药相伍，清热解毒除湿中寓有化滞健胃之功，相辅相成。二药为伍常治疗急慢性胃炎，胃食管反流病，消化性溃疡属湿热、热毒壅盛者。赵师认为，患者嗜食辛辣、恣啖厚味，致脾失健运，胃失和降，肥甘辛热蒸化为湿热、热毒，充斥中宫，阻碍气机。症见脘腹胀满拒按，口干苦，秽浊之气从口而出，便结，尿黄，舌红、苔黄腻，脉滑数。二药清热解毒除湿、散滞气，使湿浊得散、热毒得清，中州可复运。

25.威灵仙、葛根

威灵仙辛苦温，入膀胱、肝经。《本草正义》谓“威灵仙，以走窜消克为能事，积湿停痰，血凝气滞，诸实宜之。味有微辛，故亦谓祛风，然惟风寒湿三气之留凝隧络，关节不利诸病，尚为合宜，而性颇锐利，命名之义，可想而知”。葛根甘辛性平，入胃、脾经，能发汗解肌，是《伤寒论》中治疗项背强几几之要药。赵师常用此药对治疗颈椎病引起的颈项强痛，转侧不利，双手麻木，头晕头痛及痛风等。

26.青风藤、海风藤

青风藤辛苦温，长于祛风除湿，通络止痛。海风藤辛苦微温，长于“宣痹，化湿通络舒筋。治腿膝痿痹，关节疼痛”，因本品善治关节走窜性疼痛，故又被称为“截风要药”。赵师常用于治疗风寒湿痹，肢节酸痛、关节不利、筋脉拘挛等症。

27.南沙参、北沙参

南沙参、北沙参皆入肺、胃二经，相伍使用能增强润肺胃之阴、清肺胃之热的功效。北沙参清养肺胃之功效尤为显著。南沙参尚能补气化痰，适用于肺阴虚燥咳、痰少难咳之患者。两者相须为用，增强清养肺胃之阴的功效。二者多用于肿瘤后期以顾护患者阴津，或与放疗、化疗相伍，以减轻放疗、化疗后的阴津暗耗。

28.枸杞子、桑葚

对于肿瘤属肝肾阴虚的患者，赵师常常使用枸杞子和桑葚这一药对，以滋补肝肾之阴。《本草经集注》谓枸杞子“补益精气，强盛阴道”，现代药理研究也表明枸杞子可以增强免疫调节作用。桑葚能滋阴养血，生津润燥。二者相伍使用，共奏滋补肝肾、增强肝肾之阴的功效。

29.仙鹤草、白花蛇舌草

仙鹤草味苦、涩，性平，有收敛止血、补虚截疟的功效，赵师常常取其补虚的作用，以补养患者的正气；白花蛇舌草具有清热解毒、利湿通淋之功效，两药相配，既养正补虚，又祛邪解毒，使清中有补，养正与攻邪效果兼具。

30.合欢皮、夜交藤

对于有失眠症状的肿瘤患者，赵师以夜交藤和合欢皮配伍同用以养心安神。夜交藤尚有养血祛风通络的作用，对于血虚不能荣养筋脉的肿瘤患者，夜交藤作用显著；合欢皮能解郁，大多数肿瘤患者都会因担心病情而心烦郁怒、急躁不安，《神农本草经》谓合欢皮主“安五脏，和心志，令人欢乐无忧”。这一药对在共同起到安神作用的同时，尚能养血通络、疏肝解郁以治疗患者的兼证。

31.金荞麦、鱼腥草

金荞麦功能清热解毒，排脓祛痰，另外尚有健脾消食之功效，对于肺癌患者既能清热，解其癌毒，促进痰浊排出体外，又能补脾胃之气，养正以祛邪；鱼腥草为治痰热壅肺痈吐脓血之要药。赵师用这一药对治疗肺癌咳嗽、咳痰较重，甚至咯吐脓血等阴虚肺热的患者，与其他养正药物相伍使用，能促进痰浊热毒排出而不损伤正气。

32.鳖甲、莪术

鳖甲味甘咸、性寒，入肝、肾经，为鳖科动物鳖的背甲，长于软坚散结，临床上常用于治疗各种肿瘤、癥瘕积聚，还能滋阴潜阳，用于治疗肝肾阴虚所致的阴虚内热、阴虚风动、阳虚阳亢诸证，又能退虚热，除骨蒸，用于治疗阴血亏虚，骨蒸潮热。莪术味辛苦、性温，入肝、脾经；本品苦泻辛散温通，既入血分，又入气分，能破血散瘀，消癥化积，行气止痛，用于癥瘕积聚及气滞血瘀、寒凝所致的诸般痛证。二者配伍，寒温并用，能增强软坚散结、破血化瘀消癥之力，多用于治疗各种肿瘤。鳖甲（或龟板）配莪术，为“相使”，即在药物方面有某些共性而以一个药物为主，另一个药物为辅助，冀能提高主药的药效。对于气阴两虚，痰瘀交阻之病症，用鳖甲滋阴散结，莪术活血化瘀，增强了鳖甲的滋阴作用，而又发挥了散结化瘀功能。

33.冬凌草、猫爪草

冬凌草性寒，功能清热解毒，是河南民间用于治疗肿瘤的草药，具有清热解毒、消肿散结之功。现代药理研究，冬凌草提取物冬凌草甲素、乙素、丙素等化合物具有一定的抗癌活性，长期服用无毒副作用。猫爪草味甘辛、性微温，入肝、肺经，功能化痰散结，解毒消肿，多用于治疗痰失郁结之瘰疬痰核肿瘤。二者配伍能增强消肿散结之功，用于治疗各种肿瘤，特别是对肺癌术后的患者效果更佳。

34.生地黄、熟地黄

生地黄、熟地黄临证处方常书写为生熟地。生地黄味甘苦、性凉，入心、肝、肾经；本品味厚气薄，功专滋阴清热，养血润燥，凉血止血，生津止渴，用于治疗温病发热，舌绛口渴，阴虚发热，热性病后期低热不退，消渴，吐血，尿血，便血，崩漏下血，月经不调，胎动不安。熟地黄是地黄用酒、砂仁、陈皮为辅料，经反复蒸晒至内外色黑、油润、质体柔软、黏腻而得，味甘，性微温，入心、肝、肾经；本品味厚气薄，为补血生津、滋阴补肾、滋阴退热之要药，用于治疗血虚引起的诸症及肝肾阴虚之证。生地黄以养阴为主，熟地黄以滋阴为要；生地黄以凉血止血为主，熟地黄以补血为安。二药伍用相得益彰，赵师习以生熟地并书，临床上多用于辨证为肝肾阴虚的患者。对于肿瘤患者多用于肿瘤术后、化疗后阴虚的患者，配以消瘀散结、破血化瘀之品取得奇效。生地黄、熟地黄伍用，出自《景岳全书》二黄散。生地黄、熟地黄各等份，研为细末。临床等量应用。

35.百合、薏苡仁

百合味甘，微寒，归心、肺经，养阴润肺，清心安神；本品能补肺阴，兼能清肺热，用于阴虚燥咳，劳嗽久咳，痰中带血，还可用于阴虚有热之心神不安、失眠多梦及百合病。现代药理研究表明：百合所含秋水仙碱具有雌激素样作用，能抑制痛风的发作，抑制癌细胞的有丝分裂，阻止癌细胞的增殖。薏苡仁味甘淡，性凉，归脾、胃、肺经，利水渗湿，健脾益胃，除痹舒筋，排脓消肿，用于水肿、脚气、淋浊、泄泻、带下、湿温、风湿痹痛、筋脉拘挛等症。二者配伍，相得益彰，增强抗癌的作用，且既能养阴又能除湿，相辅相成，临床广泛用于阴虚兼湿邪的各种恶性肿瘤，尤其对肺癌的效果更为显著。

36.百合、桃仁

桃仁味苦甘、性平，小毒，归心、肝、大肠经。活血祛瘀，润肠通便，止咳平喘。本品味苦，入心、肝、血分，善泻血滞，祛瘀力强，又称破血药，为治疗多种瘀血阻滞病症的常用药，善治瘀血日久之癥瘕痞块；本品还可用于肺痈、肠痈、肠燥便秘、咳嗽气喘。百合配桃仁养阴活血祛瘀，多用于阴虚兼瘀血的各种肿瘤，临床可见舌红少苔、舌质紫暗、舌底脉络瘀紫患者，或肿瘤放疗、化疗后伴疼痛，或伴便秘，或伴咳嗽、气喘者。

37.黄精、合欢皮

黄精气味甘平，归脾、肺、肾经，功能补气养阴健脾，润肺益肾；合欢皮气味甘平，归心、肝、肺经，功能解郁安神，活血消肿。赵师常言：黄精、合欢皮合用能使人心情舒畅，和颜悦色，欢乐无忧，可用于中医的郁证和西医的更年期综合征、黄褐斑等与情志有关疾病的治疗。盖情志之病与五脏皆有密切的关系，黄精、合欢皮同用可入五脏以调五脏，且其气味甘平，药性平和，不必虑其过偏之弊。《本草求真》谓："黄精专入脾，兼入肺肾，书极称羡。谓其气平味甘，治能补中，益五脏，补脾胃，润心肺，填髓，补助筋骨，除风湿，下三虫且得坤土之精粹。久服不饥。"

38.杜仲、补骨脂

杜仲，性味甘温，归肝、肾经，功能补肝肾、强筋骨、安胎。《神农本草经》曰杜仲"味辛平。主腰膝痛，补中，益精气，坚筋骨，强志"。补骨脂性味辛苦温，归肾、脾经，功能温肾助阳，纳气平喘，温脾止泻。赵师常以杜仲、补骨脂同用治腰腿痛。盖腰腿痛以虚者、寒者为多，杜仲、补骨脂二者皆偏温，以温补肝肾为主。腰腿痛或为筋痛，或为肾亏而致骨痛，亦有筋痛和骨痛并见者，筋痛治在肝，用杜仲为佳；骨痛治在肾，以补骨脂为优。然补肝亦可补肾，子能令母实；补肾亦可补肝，水生木也。杜仲配补骨脂肝肾同补，则筋骨并强，腰痛可愈。然补骨脂有实大便之功，若大便干者用之，赵师每以续断代之，如此方为妥当。

39.川芎、当归

当归、川芎伍用，出自《普济本事方》佛手散，又名芎归散。当归补血，活血，调经，止痛，滑肠。《景岳全书·本草正》谓当归“其味甘而重，故专能补血；其气轻而辛，故又能行血。补中有动，行中有补，诚血中之气药，亦血中之圣药也。”川芎辛温香窜，活血行气，祛风止痛，为血中之气药，上行头目，下入血海。《医宗金鉴》言：“命名不曰归芎，而曰佛手者，谓此方治妇人胎前、产后诸疾，如佛手之神妙也。当归、川芎为血分之主药，性温而味甘、辛，以温能和血，甘能补血，辛能散血也。”当归以养血为主，川芎以行气为要。二药伍用，互相制约其短而共展其长，气血兼顾，养血调经、行气活血、散瘀止痛之力较单一药物增强。

40.乳香、没药

乳香、没药伍用，出自《证治准绳》乳香止痛散。赵师临床中以制乳、没并用。乳香性温，味辛苦，归肝、心、脾经。活血行气止痛，消肿生肌。没药味苦辛，入心、肝、脾经。活血止痛，消肿生肌。张锡纯在《医学衷中参西录》中谓乳香、没药：“二药并用，为宣通脏腑、流通经络之要药。故凡心胃胁腹肢体关节诸疼痛皆能治之。……其通气活血之力，又善治风寒湿痹、周身麻木、四肢不遂及一切疮疡肿疼，或其疮硬不疼。外用为粉以敷疮疡，能解毒消肿，生肌止疼。虽为开通之品，不至耗伤气血，诚良药也。”乳香主以行气活血，没药主以活血散瘀。二者伍用，气血兼顾，共奏行气活血化瘀、流通经络、消肿止痛之功。故张锡纯言：“乳香、没药不但流通经络之气血，诸凡脏腑中，有气血凝滞，二药皆能流通之。医者但知见其善入经络，用之以消疮疡，或外敷疮疡，而不知用之以调脏腑之气血，斯岂知乳香、没药者哉。”

41.露蜂房、重楼

露蜂房味甘性平，归胃经，具有攻毒杀虫、祛风止痛的功效。露蜂房不仅用于痈疽、瘰疬、癣疮，还常用于恶性肿瘤。重楼，又名草河车、七叶一枝花、蚤休，味苦微寒，入肝经血分，清热解毒，消肿止痛，息风定惊。露蜂房与重楼配伍，清热解毒力彰，治疗恶性肿瘤效果显著。

42.杏仁、川贝母

杏仁辛苦微温，善于宣肺止咳、降气平喘；现代药理研究证实，杏仁具有一定的抗肿瘤作用。川贝母性凉，甘平，长于润肺化痰、清热止咳。赵师认为杏仁侧重一个“降”字，川贝母突出一个“润”字。杏仁以宣降肺气为主，川贝母以化痰为主。二药配用，温凉润降，痰气并治，共奏润肺降气、化痰止咳之功。赵师临床上常用于肺癌肺虚久咳或痰热壅肺者，也可用于肝火上炎、肾水不足之证。

43.夏枯草、半夏

夏枯草味辛苦，性寒，长于清肝胆之火以解毒明目，畅利气机以散郁结，不仅善治痰火郁结之瘿瘤瘰疬，且能平肝阳上亢；半夏味辛性温，功效燥湿化痰、降逆止呕、消痞散结，常用于治疗痰湿内阻之梅核气、痈疽痰核等症。赵师认为“半夏得至阴之气而生，夏枯草得至阳之气而长”。二药合用，调和肝胆，平衡阴阳，交通季节，顺应平秘而治疗肿瘤患者之失眠。

44.半夏、天南星

赵师将胃癌归于“恶痰”范畴，认为该病乃体内水湿运化失调，津液受邪热灼炼而质稠黏腻成痰，痰、气、火三者夹杂而成癌肿，因此重用此两味消痰散结药物作为君药。半夏辛温，功能燥湿化痰、降逆止呕、消痞散结；天南星苦辛温，功能燥湿化痰、祛风止痉、散结消肿。痰者无论位居脾胃抑或入之经络，非此等辛温燥热之品而能除也，二药配伍，既可破已成之痰核，又可清入络之痰浊，相得益彰，功效倍增。二者亦常用于胃癌的治疗，盖因此二药既能清热又能利湿，从根本上解除痰结形成之病因，尤其对于临诊所见口中黏腻不爽、口苦咽干、舌苔黄腻的患者，更宜使用。

45.续断、桑寄生

续断味苦辛甘，性微温，可补肝肾、强腰膝、安胎、疗伤续折；桑寄生味苦甘，性微温，气平和，既能补肝肾、强筋骨，又可祛风湿、调血脉。痹证为风寒湿三邪杂至而成，疾病早期外邪多致营卫不和，筋脉拘急或经气不利，治疗以祛风、散寒、化湿等祛邪疗法为主，此为治标；其内在病因以肝、脾、肾三脏之虚为多，因肝藏血主筋，为罢极之本，肝虚则筋爪不荣，肾藏精生髓主骨，肾虚则骨弱、骨髓生化无源，故治疗当以补益肝肾为法，此为治本。两药相须为用，使补肾壮腰、强筋健骨之力大增，兼可祛邪通脉，无论病之急性期或缓解期均可使用，此即为审症求因之法。

46.黄芪、防己

黄芪、防己配伍，出自《金匮要略》之防己黄芪汤，原治风邪侵袭、肺失宣降之风水，赵师认为风邪为肾炎发病外因之一，故而亦常用此药对治疗肾炎诸症，且多选用生黄芪和汉防己。黄芪用量常增至60 g，乃缓图之意，所谓“邪之所凑，其气必虚”。见腰酸乏力、气短脉细的肾炎水肿患者辨证属气虚的，以大剂量黄芪投之，一可补气行水，二可固本祛邪，三可补涩收敛；若仅见其水肿势盛即妄用苦寒利水之品，初期也许可见水肿消退，久用则必伤脾阳，再投必无效力。另外，风邪“善行而数变”，患者就诊时初期风邪袭肺症状已多有进展，加之防己过于苦寒，故临证亦常单用黄芪，配伍淡渗利湿轻剂以便长期应用，此为该方变化所在。

47.羌活、独活

羌活味辛、苦，性温，归膀胱经。尤善治疗风湿在表之痹证，以除头项肩背之痛见长，适用于上半身风湿寒痹、肩背肢节疼痛者。独活辛、苦，微温，具有祛风湿、止痛之功，其性善下行，主入肝、肾经，尤为治疗下肢痹痛之妙品。《脾胃论》首创经典名方羌活胜湿汤，以羌活、独活共为君药，羌活善祛上部风湿，独活善祛下部风湿，两药相合，能散一身上下之风湿，通痹止痛。二药为对，可共除伏、游二风，对痹证日久、关节呈游走性疼痛的患者疗效甚好。另外，赵师在治疗痹证时，注重顾护脾胃、温肾健骨，而羌活性升，可增强健脾药物之效；独活性降，入肾经，能辅以温肾助阳。

48.香附、川芎

香附味辛、苦，性平，归肝、三焦经，具有理气解郁之功。痹证日久，患者常因疼痛、关节畸形导致情志障碍。痹证患者以中老年女性居多，女子属阴，阴性易于凝结经脉，常因情志异常致气机停滞，加之女子经、带、胎、产屡伤于血，存在“有余于气，不足于血”的特点，气血不调，则脉道不畅，易成气滞血瘀之弊，瘀血痹阻是痹证久病难愈之源。川芎辛、温，归肝、心经，具活血行气、祛风止痛之功，辛温升散，性善疏通，既能活血，又能止痛。《本草汇言》云：“芎䓖，上行头目，下调经水，中开郁结，血中气药，……气善走窜而无阴凝黏滞之态，虽入血分，又能去一切风，调一切气。”川芎走而不守，旁达四肢，能解一身之风湿痹痛。赵师治疗痹证日久，尤其针对女性患者，常选用偏于气之香附和偏于血之川芎配伍组方，调和气血。

49.柴胡、肿节风

柴胡味苦、辛，性微寒，是治疗少阳证的首选药。《灵枢·根结》认为：

"少阳为枢，……枢折，即骨摇而不安于地。故骨摇者，取之少阳，视有余、不足。骨摇者，节缓而不收也。所谓骨摇者，摇故也，当穷其本也。"和解少阳在痹证的治疗中占有重要地位。痹证久治不愈，邪居半表半里，阻滞气机出入，郁而化热，此类患者多表现为发热微恶寒，肢节烦痛，不思饮食，口苦咽干，舌边红、苔薄白，脉弦数。治疗时当重视《黄帝内经》"少阳主骨"的理论，疏少阳之郁滞，使气血和畅，收效极佳。肿节风又名草珊瑚，味辛、苦，性平，入肝经，具有祛风除湿、清热解毒之功。在风湿热痹的治疗中，多辅以肿节风入药。两者同为辛、苦之品，能行散筋脉之风湿热邪。另取肿节风清热解毒之功，缓解邪郁化热引起的关节红肿疼痛，对于痹证急性期郁热较重关节疼烦者，具有良好疗效。

50.桑枝、木瓜

桑枝味辛、微苦，性平，归肝经，临床取其祛风湿、舒筋活络之功，用于治疗痹证关节拘挛、肢体麻木等症。《素问·六节脏象论篇》曰："肝者……其充在筋。"赵师认为，痹证常因肝肾亏虚、湿热之邪，侵及筋脉致气血瘀滞、关节不利。桑枝专入肝经，调肝利湿，擅治痹证日久，筋脉挛急、关节不利之症。木瓜味辛、酸，性温，归肝、脾、胃经，能入肝养筋，是治疗筋脉拘挛、关节不利之要药。桑枝、木瓜相须为用，益筋和血，筋急者能缓、筋缓者能利，共奏舒筋活络止痛之效。

51.紫贝齿、青龙齿

紫贝齿为贝壳之类，味咸、性平，入肝、脾经，既能清热平肝，又可镇惊安神，是去怯之佳品。青龙齿是化石之辈，质重味涩，是安魂定魄之良剂，治惊痫癫狂，烦热不安，失眠多梦等病症，《药性论》谓其"镇心，安魂魄"。《圣济总录》载有龙齿丸、《小儿卫生总微论方》载有龙齿散、《裘笑梅妇科临床经验选》中的二齿安神汤中，均有清肝镇惊安神之妙用。现代社会人们工作和生活节奏日益加快，大部分人都存在不同程度的焦虑。赵师治疗此类疾病时，往往至意深心，详察形候，常以紫贝齿、青龙齿相配。两者相伍为用，镇肝潜阳、收敛魂魄之力益彰。同时可配以生龙齿–生牡蛎、珍珠母–磁石等药对，兼以治疗自汗、盗汗、阳不入阴之不寐等。

52.蜈蚣、全蝎

虫类药物是动物类药物的一部分，其药力峻猛且为血肉有情之品，具善行走窜之性，可深入髓络，攻剔痼结之痰瘀之邪，具有独特的生物活性。蜈蚣味辛，性温，有毒，张锡纯谓之“走窜之力最速，内而脏腑，外而经络，……凡一切疮疡诸毒皆能消之。其性尤善搜风，内治肝风萌动，癫痫眩晕，抽掣瘛疭”。全蝎味咸辛，平，有毒，《开宝本草》记载其“疗诸风瘾疹，及中风半身不遂，口眼㖞斜，语涩，手足抽掣”。《本草图经》亦云其“治小儿惊搐”。赵师常以全蝎和蜈蚣相须为用，治疗久病入络之顽固性头痛、动脉血管硬化、癫痫等病症。两药合用，擅搜剔留滞经络间之风邪，功以平肝息风镇痉为主，均用于实证。全蝎长于止痛，蜈蚣善于息风。虫蚁之药，大多行走攻窜，故中病即止。蜈蚣、全蝎等虫类药，通经活络，功专平肝息风而止痉，可做汤剂、散剂、丸剂和酒剂使用。入药时不去头足，否则反损药力。做丸散内服，较汤剂之功为强。但临床应用时不可久用，体质虚者宜合补益之品同用，以免耗伤阴血。

53.女贞子、旱莲草

二至丸是新安医家汪昂《医方集解》中的补益之剂，为赵师滋水柔肝法的常用方。女贞子味甘、苦，性凉，采收时恰逢冬至，以农历十月为佳，其色青黑，补少阴之精。《神农本草经》将其列为上品，谓之“味苦平，主补中，安五脏，养精神，除百疾”。《本草经疏》载：“女贞子，气味俱阴，正入肾除热补精之要品，肾得补，则五脏自安，精神自足，百病去而身肥健矣。”旱莲草味甘酸，性寒，养肝益肾，凉血止血，采集时正逢夏至，以农历五月为佳，生血止血，益下而荣上。赵师临床上常将二药合用，交通心肾，共奏补益肝肾、滋阴养血之效，用于治疗肝肾阴虚所致的心脑系统疾病，此类疾病多伴有心烦失眠、头晕耳鸣、腰膝酸软等症。

54.紫苏梗、砂仁

二者均为辛温之品，临床多用于行气温中，调和脾胃。《本草汇言》记载砂仁：“然古方多用以安胎，何也？盖气结则痛，气逆则胎动不安，此药辛香而窜，温而不烈，利而不削，和而不争，通畅三焦，温行六腑，暖肺醒脾，养胃益肾，舒达肝胆不顺不平之气，所以善安胎也。”《药品化义》谓：“苏梗，能使郁滞上下宣行，凡顺气诸品惟此纯良。”赵师认为，对于胎漏、胎动不安的患者，尤其合并滑胎者，多谨慎保胎而卧床休息，其活动偏少，加之腹中胎体渐大，或有情志不遂，易致气机失调，阻滞中下二焦，出现恶心、呕吐、肢体肿胀等症，故每于安胎处方中加入紫苏梗和砂仁，使得气顺胎安，并能减轻早孕反应。

55.黄连、紫苏梗

黄连苦寒，归心、脾、胃、胆、大肠经，功用清热燥湿，泻火解毒。《珍珠囊》曰："其用有六：泻心火，一也；去中焦湿热，二也；诸疮必用，三也；去风湿，四也；治赤眼暴发，五也；止中部见血，六也。"《神农本草经》曰黄连"主热气目痛，眦伤泣出，明目，肠澼腹痛下利，妇人阴中肿痛。"《本草正义》曰："黄连大苦大寒，苦燥湿，寒胜热，……上以清风火之目病，中以平肝胃之呕吐，下以通腹痛之滞下，皆燥湿清热之效也。"徐灵胎亦曰："苦属火性宜热，此常理也。黄连至苦而反至寒，则得火之味与水之性，故能除水火相乱之病，水火相乱者，湿热是也。"

紫苏梗乃紫苏的茎，味辛甘，性微温，入脾、胃、肺经，功擅宽胸利膈，理气安胎。《本草汇言》云："气郁结而中满痞塞，胸膈不利，或胎气上逼，腹胁胀痛者，苏梗可以顺气而宽中。"赵师认为脾胃属中焦，为调节气机升降之枢纽，脾胃病者在气机升降失常的同时常兼夹湿、热、郁，导致诸邪交错，蕴结为患，缠绵难愈。此时黄连与紫苏梗合用，一取黄连清热燥湿之功，二取紫苏梗行气解郁之效，以达湿热去则气机自顺，气机调则湿热自消之效。二药相伍，辛开苦降，平调寒热，既助脾喜燥恶湿之性，又利胃通降泻浊之功，二者相辅相成，共同调节中焦之气、热、湿。

56.香附、蒲公英

香附味辛、微苦、微甘，性平，功擅疏肝解郁，调经止痛，理气调中，历代医家对此药论述颇多。如《本草述》曰："香附，主治诸证，当审为血中之气病，乃中肯綮，不漫同于诸治气之味也。……中焦脾胃所生病，如霍乱吐逆及饮食积聚、痰饮痞满能畅之，以胃生血，脾统血也。"《本草正义》曰："香附，辛味甚烈，香气颇浓，皆以气用事，故专治气结为病。"由此可以认为在脾胃病治疗中，香附在调节气机，尤其是疏肝气以和胃气方面功效显著。蒲公英味苦、甘，性寒，归肝、胃经，有清热解毒、消肿散结、利湿通淋之功。前辈医家对蒲公英治疗脾胃病早有认识。如《本草新编》曰："蒲公英，……至贱而有大功，惜世人不知用之。阳明之火，每至燎原，用白虎汤以泻火，未免太伤胃气。盖胃中之火盛，由于胃中之土衰也，泻火而土愈衰矣。故用白虎汤以泻胃火，乃一时之权宜，而不可恃之为经久也。"蒲公英亦泻胃火之药，但其气甚平，既能泻火，又不损土，可以长服久服而无碍。清代王洪绪《外科证治全生集》载本品“炙脆存性，火酒送服，疗胃脘痛”。赵师认为胃属阳明，为多气多血之经，香附乃气中之血药，既有疏肝解郁之功，又有理气活血之效，气调血畅则肝气条达，脾气健运。而蒲公英泻胃火、清湿热，肝郁而热者，宜用也。脾胃病患者常表现为胃中灼热嘈杂、口腔溃疡、舌体有热辣感。诸症皆为湿热夹郁为患，即湿阻气机，热郁化火，导致湿、热、气、火蕴结中焦。此时二者相伍，苦辛并用，既能疏肝气、清郁热，又能泻胃火、化湿热，让诸邪无处遁形。然二者合用一无苦寒败胃之虞，二无温燥伤阴之患。

57.百合、乌药

陈修园在论治胃脘痛的“百合汤”时指出：“久病郁气凝，若投辛热痛频增。”百合味甘性微寒，功擅养阴润肺，清心安神，亦有养胃阴、清胃热之效。服之令人心气欢和，安神益志，调养五脏，补脾清肺，使邪热去而脾胃安。《本草经疏》云：“百合，主邪气腹胀，所谓邪气者，即邪热也。邪热在腹，故腹胀，清其邪热则胀消矣；解利心家之邪热，则心痛自瘳；……甘能补中，热清则气生，故补中益气。”乌药辛散温通，《日华子本草》云其“治一切气，除一切冷，霍乱及反胃吐食，泻痢，痈疖疥癞，并解冷热”。《药品化义》曰其“外解表而理肌，内宽中而顺气；……开郁气则中恶腹痛、胸膈胀满顿然可减”。故乌药最擅行气止痛，散寒开郁，擅疗寒凝气滞胸腹诸痛。赵师常将二者合用于脾胃病治疗方中，谓：“百合甘凉濡润，滋脾养胃而生津；乌药辛开温通，行气开郁而止痛。两药合用使得百合养润不碍滞，乌药开郁不伤阴，寒温共使，刚柔并济，一阴一阳，一寒一温，一补一泻，补泻兼施，阴阳相调。”临床对于肝胃不和兼夹郁热，或阴虚气滞导致胃痛腹胀日久迁延不愈者，用之常获奇效。

58.桑叶、牡丹皮

肝胆属木，脾胃属土，由于五行的生克制化的关系，肝胆之病最易侵犯脾胃。古云：“肝为起病之源，胃为传病之所。”肝失疏泄，肝郁气滞，气郁化火，产生肝火犯胃、胃气受损等一系列病理演变。其中脾胃之阴最易伤及。《临证指南医案》云：“木火无制，都系胃汁之枯。”故临证在滋养脾胃之阴的同时常可配泻肝胆火、平肝胆气之药。即所谓“克脾者少阳胆木，以养脾泄胆治”。桑叶甘苦寒，苦能清，甘能和，本品有平抑肝阳、清泻肝热之功效。《本草分经》曰：“桑叶，苦甘而凉，滋燥凉血，止血去风，清泄少阳之气热。”牡丹皮苦甘微寒，归心、肝、肾经，有清热凉血、活血祛瘀之功。《神农本草经》曰其"主寒热中风，瘈疭，痉，惊痫邪气，除癥坚瘀血留舍肠胃，安五脏，疗痈疮。"赵师认为桑叶和牡丹皮为微苦之品，无凝滞碍气之弊，更不会损伤脾胃，药性轻灵平和。将两药合用于脾胃病的诊治中乃遵叶天士之法，即桑叶轻清，可清泻少阳之气热；牡丹皮苦辛，擅清泻肝胆之血热。临证时若患者出现肝经郁热侵犯脾胃，导致少阳木火犯太阴脾土之证，皆可在治疗方中配伍两药，使得气血两热皆能通泄，以利肝胆疏泄条达，脾胃气机通调。

59.槟榔、莱菔子

槟榔味苦、辛、涩，性温，归脾、胃、大肠经，辛散苦泄，杀虫消积，擅行胃肠之气，消积导滞，兼能缓泻通便。李中梓曰："（槟榔）味辛甘涩，性温无毒，入胃、大肠二经，主消谷逐水，宣脏利腑，攻坚行滞。"莱菔子味辛、甘，性平，归肺、脾、胃经，有消食除胀、降气化痰之功，尤擅消食行气消胀。二药合用，治食积气滞、腹胀便秘之证。

第五章

诊余随笔

随笔者，随笔一记，是散文的分支、议论文的变体，兼议论、叙事、抒情之短文及其他逸闻掌故的著述。内容广泛，形式不拘，凡读书、临证、议论、闲聊，欲表达己见者，有感而发，随手笔录，语言灵动，婉而多讽。赵师诊疗之余，常撰写文章，无论长短，都能完整表达一个故事或透析一个问题，令读者耳目一新、豁然开朗。现从赵师文集中挑选若干篇，可窥一斑。

一、雾露三人行，结果各不同

《本草纲目》引《博物志》：“……三人冒雾晨行，一人饮酒，一人饱食，一人空腹。空腹者死，饱食者病，饮酒者健。此酒势辟恶，胜于作食之效也。”

这则有趣案例的作者试图通过不同体质的三个人应对雾露、阴霾、瘴岚之毒的不同结果，证明“邪之所凑，其气必虚”“卒然逢疾风暴雨而不病者，盖无虚”“正气存内，邪不可干”的医学道理。三人体质虽未明言，但可从“空腹”“饱食”“饮酒”来推知三人体质差异、正气抗病能力。诚然体质有不同，正气有差异，感染有轻重，结果就不同，这是中医以人为本的疾病观、正邪论。盖脾胃乃元气之府，卫气出焉！卫气皆水谷所化，胃气所滋。故空腹者，胃中空，元气乏，卫气虚，正邪殊，感邪而病笃；饱食者，胃气充，元气盛，正抗邪，虽病而不重；饮酒者，酒乃谷蘖之精，性剽悍而速行，辟恶而杀毒，正气抗邪，邪不能侵，故不病矣！《北山酒经》云：“御魑魅于烟岚，转炎荒为净土，酒之功力，其近于道耶？”故《临证指南医案》云：“有胃气则生，无胃气则死。”东垣曰：“人以胃气为本。”胃气者，水谷之气也，是化生营气、卫气、清气、阳气、运气、生气的物质基础，与上中下三焦之气相通，故诸气之名异实同，皆水谷之气所化，胃气之异名耳！真气乃先身之精气，亦名元气，非胃气不能滋之。故胃气者，后天之本也，五脏六腑、四肢百骸，皆禀气于胃。疾病的发生、发展、康复皆以胃气为本。该病案之不同结果，皆取决于胃气、酒力辟恶之功。

所以，疾病的预防、治疗、康复过程，保护胃气，要贯穿始终，亦是养生保健治未病之关键。

二、第一次给人书写序言

侯勇谋教授主编《张仲景方剂现代临床应用》一书，邀我写序，我本一片茫然，拜读之后，豁然开朗。张仲景乃医方之鼻祖，仅《伤寒论》中载方113首，记录398条条文，可见其用药之少、组方之精、施治之广、功夫之深。《金匮要略》载方262首，广泛应用于临床各科。仲景遵理法方药之旨，以君臣佐使之理，组方严谨，丝丝入扣，为后世医家之楷模、经方之典范。近2 000年来，医学界广泛应用，深入研究，尤其近20年来，国内外学者应用现代科技手段，进行药理、病理等实验研究，大大推动了仲景方剂的临床研究，涌现了大量文献报道，但缺乏全面、系统、综合、分类的文献研究。

庆幸有傅延龄、王希浩、侯勇谋诸有识之士，运用计算机检索、查阅、摘抄文献，在全面的相关文献资料基础上，以方为纲、病为目，类分其详，编成《张仲景方剂现代临床应用》一书，采用现代病名，合时合宜，方便读者。此属二次文献研究成果，为进一步研究运用仲景方剂的思路方法提供了有益借鉴，相信此书的出版将会大大促进仲景方剂的临床应用与研究。予有幸先睹，深有感触，受益匪浅，故乐之为序。

三、急火顿生咽痛症，自救有法火渐熄

小孙女从日本回来，乖巧可爱，惹人疼爱。2005年7月一天中午，老伴带她在床上玩，因闹瞌睡，午餐端来，她举手打翻撒了一床，突发此况，不知所措。孙女才1岁零3个月，老伴对她疼爱有加，怒不欲发，强压急火，一手抱孩子，一手折起有饭污的新床单，立感口干、咽燥、左侧上腭至咽喉热辣干痛、左内耳疼痛，急不可耐，把小孙女托于保姆。庆幸老伴心中明白，头脑清醒，有点自救卫生知识，随即含化“柿霜含片”，以甘寒咸凉之功，折其火，润其燥，并以静制动，静卧哈气，降气即降火，由于措施得当，由急而缓，转危为安，未生他变。如此解读此案发生的因果关系和自救措施，前后一贯，理明、法宜，透彻明了。

老伴刚烈、敏感、易激动，急则气机逆乱，变证百出。突发意外，既不能以暴治暴，又不能强压硬忍，压而不伏，必生他变，这是教训。遇事平常心，以常

应变，沉着面对，冷静处理，以静制动，缓一缓，“以柔克刚之谓也。”

气有余，便是火，降气即降火。既已气极化火，哈气、调息，即为降气，气降火熄，医之理也。立即含化“柿霜含片”，以润燥、清热，直折其火，相助也。纵观本案全过程，合情、合理、合法，是为经验之谈。

四、文题新式，耳目一新

写文章，确定选题后，就要有好的命题。文章的题名是文章的总纲，对全文起到画龙点睛、引人注目、启迪读者兴趣、帮助读者确定是否要阅读全文的作用。故应以最恰当、最简明的词语，反映文章最重要的内容，高度概括全文主旨。从文摘、索引或题录等检索中，最先查到的是文题，从文题中可以窥见全篇论文的实质和精华所在，所以文题必须直接、简明、醒目、确切，反映论文最实际的内容，提供最准确的信息。文题应言简意赅，概括全文，能直接揭示文章论点，突出主题，并具检索性。文题精练，但不是越短越好，一般20个字内为宜。

把文章标题中并列结构的关键词，用间隔号标示，作为文题，是近现代出现的一种新的文题形式。这种标题，更加新颖、醒目、大气、含蓄，使读者一目了然，耐人寻味，给读者无限的想象空间。这种标题形式，令人耳目一新。先辈早有垂范，如鲁迅先生的《狗·猫·鼠》、沈从文先生的《泸溪·浦市·箱子岩》、钱锺书先生的《人·兽·鬼》等。我也学着试写《饮食·脾胃·营养·健康·健美·长寿》《汤·粥·羹·糊·茶·酒》《便秘·概念·成因·危害·对策·预防》《上火·误区·概念·病因·病机·治法·预防》等中医科普文章，渐成习惯，将尝试下去。

五、容颜不佳，当调脾胃

气色者，容颜之色彩、精力之状态、神情之表现，实质乃气血之和谐也，可谓“望而知之谓之神”矣！气为血之帅，帅血而行；血为气之母，滋气循行。二者相辅相成，相互为用。气色白，血色赤；气为神，血为姿。气旺血足，自然和颜悦色，神清气爽，体态丰腴光泽，靓丽有加，气色红润，白里透红，如帛裹朱，容光焕发。此言道破容颜、气色、姿色与气血之关系密切，这是内因。当然与气候、水土、环境等外因亦有关系。但内因是基础，外因是条件。脾胃乃元气之府、气血之化源，故脾健胃和、纳运协调、营养均衡，自然气足旺，容光焕发，是内因在起决定作用。故有言“涂在脸上，不如吃到肚里”，强调了内因之重要、健美之内涵。当前临证常见中青年妇女容颜不佳，气色萎黄，皮肤灰暗失泽、无靓丽之光，或有痤疮，或眼袋黧黑，或月经失调，或多囊卵巢、难孕、流产、孕而不长、胎死腹中，多与饮食不节（如嗜食肥甘、辛辣刺激性食物）有关。饮食不节导致脾胃损伤，纳运失司，痰湿由生，浊毒热瘀，内郁外发，百病丛生。故当首调脾胃，遵东垣“补脾胃泻阴火”补其不足，泻其有余。首以消积导滞清胃火，胃火清，则十二经之火熄，热去而不贪吃矣！把住了进口关，继以通腑泄热排肠毒，釜底抽薪，事半功倍矣！邪去正自复，再以补气健脾、滋阴补血、固本防复，令生理平衡而无病矣。

盖胃主受纳，脾主运化，脾胃是纳运之总司、升降之枢纽，气血化源，元气之府也。五脏六腑皆禀气于胃，故称后天之本。生理如此，病理关系同样密切。脾为中州，心肺肝肾分立四旁。《脾胃总论》云：“中州之病，必殃四邻，四旁之疾，必趋中州。”若四旁之疾影响脾胃，先治其主病，次病自愈。若是脾胃自病，脾失健运，纳运失司，化源不足，而致气色失和、容颜不佳、月经失调、赤白带症者，则调脾胃，如孙思邈《备急千金要方》云：“五脏不和调于胃，胃和则五脏安。”故脾胃和，则诸症除，开源堵漏、治本之法也。

另有外治法：古之涂、今之膜，“珍珠面膜”是也，美白、祛斑、养颜、除痘为之功。肺合皮毛，脾主肌肉，脾胃失和，湿热蕴蒸，外出皮肉，毛囊感染，发为痤疮。当内以消积导滞，积去热除，健脾化湿，清热泻火；外以擦剂，清热解毒、凉血化瘀、生肌敛疮、软坚祛疤，“麝珠消炎酊”是也，凸显外科外治、内外合功之优势。眼袋黧黑、双目失神、面如土色者，亦脾肾之疾、劳倦之患也。盖眼胞属脾、主土，其色黄；肾主水，其色黑，胞黑为土虚不能制水，水反侮土。故当健脾培土以制水，以充气血生化之源，固本防复。五行之法、治本之策矣。正本清源，则“气血调和，百病不生”“正气存内，邪不可干”，抓住这个关键，调理脾胃，自然气色好转，痤疮不见，当无黑眼圈之患。

六、心动过缓缘阳虚

心脏之所以有节律地跳动，泵血输布周身，赖阴阳相济，心肌鼓动给力；而周围静脉血液回心，则靠肌肉收缩发力，故下肢肌肉发达的小腿肚称“第二心脏”，所谓“四肢为诸阳之本，动则以阳生”，阳气鼓动促血回心，借此全身血液循环无端。人活一点阳气，经云：“阳气者，若天与日……”阳主动，阴主静，心动过缓缘元阳大虚，鼓动无力所致。2017年农历二月十五返里祭祖，见族内一兄长，虚胖，周身冰冷、纳差食少、声怯气短、下肢肿甚、便溏不爽，脉沉迟无力（脉搏40次/分，心律失常），舌质暗淡，舌体胖大、边有齿痕，舌苔白腻，舌脉瘀阻。证属心脾肾阳虚、痰湿阻滞、元气欲脱之厥逆。告诉侄子（医生）停止输液，急以回阳救逆法，参附汤合桂枝龙骨牡蛎汤加减：红参20 g，制附子15 g，桂枝15 g，白术30 g，干姜15 g，生黄芪30 g，炙黄芪30 g，龙骨、牡蛎各30 g，麦冬20 g，五味子10 g，炙甘草12 g。3剂，日1剂，水煎服。电话反馈：3剂后明显好转，有食欲，可进粥一碗，继服10剂，肿消，有力气了，脉搏54次/分，心律齐，小商店又开门营业了。嘱侄子莫大意，应继续温中健脾、化浊祛瘀，可以黄芪健中汤、参芪六君丸化裁。饮食应以清淡富营养、好消化易吸收之品为主，少食肥甘厚味。

高龄人元气不足，多由脾失健运，痰湿内生而成虚胖之体。虚者，气也；湿者，痰湿浊瘀，邪也。兄长实为正虚邪实、元气欲脱之急危重症，扶正固脱为急，故急以回阳救逆法取效。阴寒凝滞，更伤阳气，邪不去正难复，故缓则治其本，补气健脾、温阳化气、化浊活瘀，扶正祛邪。老年人生理功能逐渐下降，元气不足，脾胃功能退化，消化吸收不良，饮食调护特别重要。少则不足以滋养胃气；多则食而不消，积滞伤胃，化热、生火、成毒，毒生百病，亦能形成实中夹虚、虚中夹实之证。

七、慢病微调，轻舟速行

许多慢性病，更多的是脾胃病，医患皆须理解“耐心”二字，急不得，欲速则不达矣。治当从缓，药当从轻、小量频服，免伤胃气，不求速效，但求缓功。

正谓“王道无近功”，这是我拜而求师的收获。《景岳全书·神气存亡论》云：“凡药食入胃，所以能胜邪者，必赖胃气施布药力，始能温吐汗下以逐其邪。”也就是说靠脾胃吸收、输送、布施，药力才能直达病所，资其所需、去其所害。否则，上下不运行，表里不通达，或涌吐于上，或停蓄于中，或泻注于下，皆脾虚胃弱、不胜药力之故。我曾用补气健脾药治脾胃虚弱、湿浊阻中者，反致泄泻、饱胀加剧。于是从相关文献中找答案：叶天士《临证指南医案》云，“夫脾胃为病，最详东垣”“历举益气法，无出东垣范围，俾清阳旋转，脾胃自强”。细度补中益气汤之用量，参、芪、升、柴用量都很轻，一帖药不过10 g左右。叶氏独创养胃阴法，治数年不复，不饥不纳，仅用麦冬3 g、大麻仁5 g、甘草3 g、生白芍6 g、蔗汁1杯。故徐灵胎赞曰：“独得真传。”岳美中说：“久病胃气本弱，又以旷日持久，尽管辨证、用药无误，但剂量太重，则不能取效，还可能因重伤胃气，反添枝蔓。”蒲辅周推崇煮散，善用玉屏风散（白术120 g、炙黄芪75 g、防风25 g。研粗末，一日2次，每次仅用5 g，文火煮10分钟，去渣顿服100 mL，连用 1 个月可愈）治频频伤风感冒者，效果很好。其剂量小，不伤胃，效果好，他喻之为“轻舟速行”。有人学得此方，以大剂量黄芪为君，改散作汤，服两三剂后，症状不但依然如故，反添胸闷、腹胀。蒲老告之“慢病轻治”之理，脾为肺之母，故玉屏风散是以白术为君，培土生金，虚则补其母也。若反以黄芪为君，难免有壅塞之弊。纵观诸名医大家经验之谈，茅塞顿开，答案是剂量大、服不得法。当频而少服，一日3～4次为宜，免伤胃气，徐徐生效，待胃气来复，正胜邪却。从此明白了蒲老“慢病轻治”的道理与内涵。近与王希浩会诊一八旬老人，其素有冠心病、瘿瘤等多种疑难杂症，近半年来虚汗淋漓，动则益甚，瘿肿甚，呼吸吞咽有碍，伴头晕、失眠、纳差、食少，脉缓而结，舌淡苔厚腻，舌体胖大，舌脉瘀阻，显属脾虚失运、痰湿瘀浊证。用健脾补气、化痰软坚方，煮散，每日12 g，头煎文火密闭煮6分钟，二煎煮10分钟，滤渣，分早晚餐前温服，共服42日。7日后虚汗止，1 个月后瘿肿软、小，口腔软腭肿大渐消，吞咽、呼吸顺畅无碍。饮食消化、睡眠正常，体力增强。再次证明：慢病轻治、微药轻投，免伤胃气，粥养食疗，待胃气来复，才能食化药布，药借食力，食助药威，充分发挥治疗功效。

八、炮制精品，配伍应用

炮制精品，即小方制剂，专指历代名医经验结晶之单方、对方、角方、具配伍功能的小方。在恩师张海岑左金丸等验方应用体会、启发下，收集历代医家小方应用经验，发现凡方中芳香、名贵、细品、热敏、有毒、苦涩药物，研碎另包，皆为另煎、另炖、烊化、冲服、先煎、后下之用法，其目的都是节省资源，提高疗效，服用便捷。如《炮炙大法》说，凡用砂仁、豆蔻、丁香皆须打碎，迟后入药。受此启发，按临床需要、用药习惯，选取其中具配伍优势的小方，以及芳香挥发、传统冲服、名贵细品、参胶蒸炖、味苦难服、热敏、有毒、刺激、腐蚀性药物，结合现代科技，遵古炮制，精心制成丸、散、膏、丹、颗粒、胶囊及酊、贴、膜等内服或外用制剂，名曰“炮制精品”，大大方便了临床用药，广泛应用于以下方面。

（1）与汤剂配伍。精品作为汤剂辨证配伍加减的单元材料，可免煎随汤剂吞服或外用。其优点：①免煎吞服，免除煎煮过程中的损耗和不便；②炮制精品服用便捷；③服用剂量减少，节省资源，降低成本；④具配伍功能的小方制剂，可减毒增效；⑤味苦、热敏药物精制吞服，免煎吞服、不苦口；⑥便于内外合治。

（2）精品相互配伍。可满足某些不便或不愿服汤剂者，可辨证优选一两种或两三种合服，可充分体现中成药既简捷方便，又具辨证加减、配伍的灵活性。

（3）与中成药配伍。中成药虽简捷方便，但机械局限，不便辨证加减，利用炮制精品“船小好调头”的优势，在辨证应用中成药时，可选择性配伍，弥补了中成药辨证应用的缺憾和不足。

（4）炮制精品方便中医药的临床应用，节省资源，方便患者，突显中医药辨证论治用药特色。我著述《赵法新小方验方应用实录》一书，突出小方验方配伍应用特色及其临证用药经验。

九、煮散、服散具大优势

煮散、服散是汤剂发展的必然，反过来汤剂又代替煮散、服散。煮散是将如法炮制的饮片粉碎为粗粉，浸泡煎煮两遍，去渣服汤的用药方法；或研为细粉，轻煮连渣服用，称为服散。秦汉以前中药大块入煎，有效成分溶出极不充分，因而弄碎煎煮，所以煮散萌芽于汉，形成于唐，盛行于宋，至明清刀具进步、饮片形成，入煎清汤、质浓而盛行，以代之。煮散、服散之所以由萌芽、发展到盛行300多年，至今仍保留着这种用药特色，自有其道理。唐宋社会繁荣，人口增长，医学发达，用药量剧增，产、供、销矛盾突出。因而煮散、服散盛行，以充分发挥省药、节时、高效、速效、方便、简单之优势，既含科学内涵，又符合当时社会发展和医疗需求。当今中医药大发展的黄金时期，中药多种剂型涌现，但也不可忽视煮散、服散优势，百家争鸣，百花齐放，优胜劣汰嘛！当代名医李兴培教授大声疾呼："应当尽快推广煮散法。"我非常赞成，并受此启发，扩大应用。

（1）智能煮散，将饮片粉碎为粗粒入煎。编写《现代中药煎煮工艺流程》，并研发、获国家专利的"一种密闭冷却回流智能煎药锅"，像煮咖啡一样煎服中药，方便快捷、省时节药、随煎随喝，免去贮存、保鲜、运输、包装之不便，适用于出差、旅游、家庭个人煎药。

（2）玉屏风散变通应用。临证学得蒲辅周先生"玉屏风散用法"，用于气虚外感反复、免疫力低、虚汗淋漓之症。并加减变通创制系列新方，应用广泛。

（3）散剂适于小儿。鉴于小儿脏腑娇嫩、清灵，随拨随应，用药轻灵，服散最宜。精制服散，微量精准，散者，散也，高效速效。临证除常用参苓白术散、三甲散、杏苏散等外，验方制剂不少。小儿怕打针、难服药，可轻煎成汤，肛注给药。为贮存、服用、调配方便，特制成颗粒、微丸、细散等炮制精品。

（4）胃肠病适宜散剂。散者，散也，弥散快，起效速，易吸收，最适用于胃肠和小儿。如溃疡散、乌贝散、止痛散、止泻散、吞酸散。

十、病案与按语

病案即医案，是医者临证经验之总结、理论与实践完美结合的典范、文献学术经验之载体。所以，写好医案很重要。其中论析、方解、按语是医案的三大核心要素（内涵）。论析就是辨证，方解就是论治，二者合为辨证论治；按语评点辨证论治的过程与结果。病案的按语分三层不同内容，初诊按语，是根据"治病必求于本""急则治其标、缓则治其本"的原则，点评辨证、标本、缓急、次第有序的治疗计划，以及注意事项、预后、转归等；实践是检验真理的唯一标准，预言在先，结果在后，放在临证实践去检验，故复诊按语，是点评、论证上次治疗成功、失败之处，或药证相符、效不更方，或改弦更辄，或依方加减的理由，提出调整治疗措施的意见；终结按语，是针对本病案，总结性分析、评论成功经验和失败教训。综观全局，实事求是，真实而合理，给人有益借鉴。亦可由感而发，触类旁通，浮想联翩，记录特别有意义者（如在吐泻脱水案中忆起邻居老太太，因急性胃肠炎脱水、失治，而致脑血栓形成），以作警示；类同有别者，罗列、排比、鉴别，以广其法、增其识，温故而知新矣（如在泄泻案中，列急泻、慢泻、暴泻、菌痢、久痢、溃疡性结肠炎等类病症的比较、分析、鉴别）。有话则长，无话则短，灵活自便，抒发已见。

十一、读章太炎“读医不如读案”有感

病案是医学理论、临证经验的载体，完整病案“辨证论治十法”贯穿辨证论治全过程，令读者有理论实践双获、鱼与熊掌兼得之感，所以，一个好的病案，就是一本书。临床医家辨证论治水平的高低，病案是最好的见证，故章太炎说：“读医不如读案。”二者同中有异，读医者，读医学理论书也，以医学理论为主；读案者，读病案也，病案是医学理论与临证实践紧密结合、理法方药环环相扣且一一阐明，并经实践检验过的鲜活实例，体现了辨证论治的全过程。所以，读案是看得见、摸得着、理论与实践俱备、鱼与熊掌兼得的学习途径。所以要重视、完善、发展中医诊籍，写好现代中医病案，记录中医辨证论治的全过程，总结经验，寻找规律，继承创新，积累翔实资料，使璀璨的中医文献宝库更添新彩。

十二、中药怎样煎服更有效

中药汤剂是中医治病普遍常用剂型，利于辨证加减，犹如量身定做，最能对证下药，因而疗效最好。但因煎煮麻烦，苦汤难咽，某些患者不易接受。传统敞口砂锅煎法，设备简陋，芳香物质易挥发；机器煎药又不完全符合中医药理论，

直接影响汤剂质量和疗效。有人比喻看病煎药就像“千锤打锣，一锤定音”，一言道破煎中药是治病吃药的关键环节之一。为此，我院特立“中药现代煎服方法研究”课题。根据研究结论，规范了煎中药的程序：调剂处方中凡子必捣、凡仁捣泥；芳香、名贵、蒸炖、烊化之品及热敏、腐蚀、味苦难咽药物，预先精制成丸、散、膏、丹，随汤剂吞服，既方便，又节省，免苦口；余药饮片快速清洗甩干，以除去灰尘、异味和重金属（可除去药材表面90%重金属），使药物变得清洁卫生，味道纯正；立即将饮片粉碎为颗粒，扩大与溶媒接触总面积，利于浸泡和煎煮（根据物质扩散原理，扩散物质的量与颗粒直径成反比，故饮片粉碎好）。加入另包者浸泡30分钟；用密闭冷却回流陶瓷（或不锈钢、紫砂）煎药壶煎药，第一煎煎煮30分钟，并用冷却回流法，第二煎煎煮40分钟，必要者可有第三煎煎煮30分钟，称之为“三四三”煎药法（根据物质扩散原理，扩散物质总是由高浓度流向低浓度，煎液达到饱和时，就不再释出转移，故必须二、三煎）；滤净合并，按医嘱服量袋装，冷藏。煎中药并不简单，采用现代科学方法，要把握好每一个环节，药尽其用，确保汤剂质量，提高疗效，降低医疗成本。若大量煎药，一锅煎5～10剂，则用“密闭蒸馏电煎药锅”，第一煎回收芳香水（芳香挥发成分多集中于沸腾头20分钟），第二、三煎用冷却回流法即可。三煎混合、沉淀、浓缩控量，按医嘱服量袋装，冷藏，方便携带、贮存、保鲜、服用。

十三、内伤·外感·体验·教训

郑州入冬，少雪多风，寒气袭人。吾近积热，外感风寒，表证俱现，急以柴葛解肌汤，一汗俱了；但口鼻火热、烦渴引饮、龈肿口疮、咽痒欲咳、口臭便秘，脉沉细数，舌红唇赤，低热犹存，内热突显。故以白萝卜煮水喝润燥下气，以枳术消积丸数下积热，釜底抽薪，则积去热除火毒清，1周后，方告痊愈，事半功倍矣！

外邪外解，内积内消，分先后，莫如分主次，相兼为上；分而治之，莫如一举全胜。本案若以柴葛解肌汤宣散外邪为主，同时以枳术消积丸消积导滞清胃火，胃火清则十二经之火皆熄；通腑泄热排肠毒，釜底抽薪，积热俱了。此相兼而行，攘外安内之法也。痛定思痛，留此言，明教训。

第六章

谈治未病

《素问·四气调神大论篇》“从阴阳则生，逆之则死；从之则治，逆之则乱。……是故圣人不治已病治未病，不治已乱治未乱，此之谓也。夫病已成而后药之，乱已成而后治之，譬犹渴而穿井，斗而铸锥，不亦晚乎？”这段经文，阐述治未病思想，顺时养生，预防疾病，并贯穿于临证始终：未病先防，筑城御敌；已病早治，防变之谓；重病重拳，稳准狠祛邪扶正；病愈防复，益气养阴，固其本元也。赵师也提出过很多治未病的学说、方法和具体措施。

一、未病先防

（一）饮食有节

赵师的“疾病观”告诉我们，从“相对论”来说，疾病是正邪力量对比的结果，邪盛则病，正盛则不病。《黄帝内经》云：“正气存内，邪不可干。”正气，即元气、胃气、谷气。所以，治病大法始终是“祛邪扶正、护卫元气”。常谓“病从口入”，主要是饮食不节、嗜食肥甘、烟酒无度。自《黄帝内经》倡导“饮食有节……度百岁乃去”“饮食不节……半百而衰”，几千年来人们仍屡犯不改，尤其改革开放以来，生产发展，物资丰富。饮食伤胃，百病由生。为防病于未然，赵师总结出“饮膳四要”讲解吃什么、喝什么、怎么吃喝及常排毒四个方面。这一进一出是个系统工程，必须常态化，才能护卫脾胃，少生病、不生病。除嘱咐患者，赵师还将此收入《健康人生》印成小册子，宣传科普知识。

（二）起居有常

起居有常是生活规律的重要内容，亦是《黄帝内经》的倡导。《素问·上古天真论篇》云：“食饮有节，起居有常，不妄作劳，……度百岁乃去。今时之人不然也，以酒为浆，以妄为常，醉以入房，以欲竭其精，以耗散其真，不知持满，不时御神，务快其心，逆于生乐，起居无节，故半百而衰也。”这都是违背了生活规律，损伤了真元之气，则百病由生也。故赵师在以“中医与生活”为题的科普讲座中总结归纳了“十二个养生方法”：精神养生、顺时养生、环境养生、起居养生、睡眠养生、房事养生、休逸养生、劳动养生、运动养生、饮食养生、排毒养生、药物养生。以此来指导生活，预防疾病。如睡眠养生：阴阳交泰人自眠，水火既济人自安。睡眠是最理想、最完整的休息，是天然补药。人卧血归于肝，各种代谢、生命活动减少，机体得以休息，增强抗病能力。

二、既病防变

（一）已病早治

《医学源流论》云:“病之始生浅，则易治；久而深入，则难治。”早发现，早治疗是临证工作的原则，初病邪胜、正气未衰，祛邪为主，邪去正自复，若外感热病，以卫气营血辨治，“在卫汗之可也”，一汗了之，及早驱邪外出而愈，阻断发展，终止病程，事半功倍。若内伤杂病，尤其积热病，初以饮食伤胃，邪浅正未衰，假体壮邪实，及早消而导之即愈，防变之谓也。若失治、误治，邪进正退，步步深入，乃至积热火毒，内郁外发，百病由生，复杂多变，治之尤难。故以“积热论”所创主方之一“枳术消积浓缩丸”巧用治未病。

（二）已病防变

在诊治疾病时，仅对已发生病变的部位进行治疗是不够的，还必须掌握疾病发展传变的规律，准确预测病邪传变趋向，对可能被影响的部位采取预防措施，以阻止疾病传至深处，终止其发展、传变。如清代温病学家叶天士根据温病的发展规律，热邪伤及胃阴，进一步发展，可损及肾阴，主张在甘寒养胃的同时加入咸寒滋肾之品，以防肾阴被损，并提出了“先安未受邪之地”的防治原则，可谓既病防变原则具体应用的典范。

三、病愈防复

病之生，是邪正斗争的结果，诊治过程始终以祛邪扶正，正胜邪却病向愈，固本以防复矣！本者，天地、阴阳、气血、津液之和谐也，谓之正气。经云：“正气存内，邪不可干。”病愈后应及时采用食养以养胃气，调护有道，药补以增免疫。

（一）食养胃气

病之初愈，胃气尚弱，消化吸收功能未完全康复。脾胃属土，故健脾养胃，以复中州戊己土，土旺生万物，固后天之本为基础，最为重要。胃为燥土，喜润恶燥，故应适时生津益胃、滋阴润燥，胃得润而降；脾为湿土，喜燥恶湿，故应益气健脾、淡渗利湿，脾得补而运。诚此，胃和脾运，纳运复常，气血之源足矣！气血调和，百病不生。经云：“有胃气则生，无胃气则亡。”粥为天下第一补物，最能健脾养胃气。故赵师选用汤粥之饮，好消化、易吸收、富营养、补脾胃、生津液、益气血，任选合宜者以养胃气。

（二）调护有道

赵师说：“调护包括心理调适与饮食调护，无论治疗、康复都很重要。”人以食为天，饮食是气血之源，是患者康复必不可少的物质需求，应视患者具体情况，给予流质、半流质、普食等清淡而富营养的饮食。护理是精神心理的调适与满足及生活起居、饮食宜忌、劳逸活动的看护。本着不违病机、有利于康复的原则，除医护本身做到外，还要一一嘱咐患者或其家属，以期配合医疗，促进康复。相传明代御医刘纯享年126岁，他总结的“养生十大要诀”很有实用价值。其中提到肉有毒，汤无害，吃肉配点粗粮小菜，以裹肉毒，喝“保元汤”最好。现代研究认为，大块吃肉70%不能消化吸收，化为毒素，导致虚胖。广州人“煲汤”的饮食习惯很好，近期全国公布胖人比例，排行前十名多在北方，河南第九、人数最多，广州最少，与饮食习惯不无关系。

赵师说：“心理障碍危害不可忽视，临证常见慢性、久病、疑难患者，多有心理障碍。”多方求医无果而抱怨：“辗转求医路，漫漫无断头。名医看遍，好药吃完。初服神效，再服不然。另请高明，如此循环。跑不少路，花许多钱。病总不好，真是苦恼。越是苦恼，病更不好。”对此，有人称是“嬉医、嬉药症”。赵师认为，不尽然也。他说：“此类疾患，多由忧思抑郁、志意不遂、久治不愈、心急乱求医、精神负担过重等心理因素所致，常法确难奏效。盖心主血脉、脾主思虑，思虑过度，则心脾两伤。心伤则血虚不能养心，神不守舍，魂魄不定；脾伤则化源不足，元气亏损，脏腑失养。故治疗首先应从心理调适入手，以尊重、理解、关心、爱护、安慰患者，恰当解析，冰释疑虑，缓解情绪，树立治疗信心；其次，认真辨证论治，尤重心脾。”心理调适对有心理障碍类疾病的患者，尤为重要。即使是普通患者，亦不可忽视。

（三）药补正气

病之初愈，正气尚虚，故当甘以缓之，补中益气，滋阴养血，活血通络，令气足血畅、元气大旺，缓则治其本也。固本能防复，为此，赵师以六君子汤，补气健脾、理气和胃，固后天之本；开胃口、增食欲、活气血，路通功成，而加焦山楂以助之；合当归补血汤，补气生血，阳生阴长也。陈嘉谟云："参芪甘温，俱能补益。……但人参惟补元气调中，黄芪兼补卫气实表。"门纯德说："人参补真虚之功，党参莫能及也。仲景治中虚者常用人参，是取其天地阴阳气血之全意。"故党参易人参，大补真元之气；滋阴血之亏，必用九蒸熟地，故加之；血贵流通，滋气循行，又加鸡血藤养血活血、通络止痛，改善循环。综合组方制丸，名曰"参芪六君浓缩丸"，常用于康复期增强免疫力，屡屡见功。若脾胃太虚，丸药崩解慢，难吸收，胃不适者，改变剂型：全方提取、浓缩，加饴糖、炼蜜收膏，名曰"补中饴糖膏"，滋膏也。滋者，益也；膏者，剂也。滋膏最能滋养胃气。饴糖甘温，补中益气，最养胃气。一日多次、少量分服，以利于消化吸收。

（四）气血双补

病之过程，邪正斗争，如一场战斗。医生是和平使者、维和之军，肩负重任。战斗平息，元气大伤，转入和平建设，医生成了工程师。赵师说："气血大伤，取十全大补之义，四君补气；四物补血，再加黄芪以补血汤助之，气血双补力雄，阳生阴长，功莫大矣！川芎易香附，理血中之气，免香燥之弊，加鸡血藤，补血养血、活血通络力增；加枳实取枳术消补兼施之功而免壅补之嫌。趋利除弊加减新方，名曰'十全十美汤（膏）'，病愈康复甚为合宜。"若脾胃太虚，可改汤为膏。浓缩加饴糖、炼蜜收膏，名曰"饴糖大补膏"，口感好，方便服用，很受欢迎。饴糖甘温，补中益气，最养胃气，临证验证，疗效确切，应用广泛。

方解：病后气血大虚，虚则当补，补血汤，补气生血，阳生阴长，《景岳全书》曰："善补阳者，必于阴中求阳，则阳得阴助而生化无穷；善补阴者，必于阳中求阴，则阴得阳升而泉源不竭。"取自"孤阳不生，独阴不长，阳生阴长"之哲理，寓意深刻。故以四君补气健脾，以旺气血之源，为之君。四物合补血汤直补气血，为之臣。川芎易为香附、鸡血藤者，免香燥耗气之弊，取补血养血通络之功；九补必有一泻，加枳实，取枳术之义，消补兼施，补无壅滞。此三味为之佐。甘草益气补中、调和诸药，为之使。全方共奏补气生血、养血通络之功，契合康复之机。

（五）膏滋保健

一年四季，春夏秋冬，春暖夏热，秋凉冬寒。气候有别，生杀迥异，人在其中，适者生存。春生夏长，秋收冬藏，顺时养生，适时进补。《黄帝内经》云："正气存内，邪不可干。"只有增强免疫，才能防病于未然。赵师认为，四季进补各有不同，膏滋合宜。膏滋者，滋养补益之剂也。膏滋剂独具营养脏腑、增强体能、促进健康、抗衰延寿的功能，寓治于补之法。中医最擅进补调理之法，因人、因时、因地而异，以辨证论治、量身定做为原则。赵师一年四季为患者优选四季不同进补验方，区分阴阳虚实寒热、峻补平补温补清补，各有章法，惠及患者，充分发挥祖国医学特色优势。

为什么冬补最为重要？有谚语："三九补一冬，来年无病痛。"《素问·四气调神大论篇》云："冬三月，此为闭藏。……勿扰乎阳。"又曰："夫四时阴阳者，万物之根本也。"也就是说：四时阴阳变化是万物生长收藏的基本规律，人在其中，也必须遵此规律养生。冬季阳气闭藏，勿使外泄，应当"补充、加油、充电"，是休养生息、养精蓄锐的佳期，补充营养，增强体质，为来年能精力充沛地工作做好准备。中国民间有句俗语："冬令进补，春天打虎。"亦正如当代大家、上海名医张云鹏所说："冬三月，乃膏方调理佳期。"故每年立冬开始，赵师都为患者辨证拟方，提供膏滋剂服务。下面仅选冬季进补常用成熟经验四则，可见一斑。

1.补气和血膏

配方：黄芪300 g，当归100 g，人参50 g，白术150 g，山楂200 g，鸡血藤100 g，核桃仁400 g，松子仁100 g，桂圆肉200 g，枸杞子100 g，大枣300 g，鹿角胶60 g，阿胶60 g，蜂蜜500 g。

制法：人参蒸炖取汁，黄芪、当归、白术、山楂、鸡血藤五味中药煎煮2次（头煎同时回收芳香水），滤液合并另置；核桃仁等坚果仁捣碎；枣肉及桂圆肉切碎；阿胶等胶类烊化或冷冻高速粉碎。将药汁取上清液，浓缩控量

（1 200 mL），加入枣肉、桂圆肉、枸杞子、坚果颗粒等煮沸15分钟后，加入芳香水、蜂蜜、胶类搅拌至均匀熔化，离火降温变稠，再搅拌至固体物均匀悬浮、不沉淀时即可分装（冷却后呈胶状为佳），不加任何防腐添加剂，密封，5～8 ℃冷藏。保鲜期2～3个月。

用法：每次1～2汤勺（30～50 g），开水150 mL冲调，空腹温服，一日2次。

功能：补气健脾，益气和血，滋肾养脑。

主治：脾肾不足、脏腑功能失调所导致的少气懒言、虚汗自出、身体困倦、面色不华、蝴蝶斑、头昏健忘、心悸失眠、精力不充、腰酸腿软、遗精阳痿、月经失调等症。

【按语】脾为后天之本，肾为先天之根，生命之根本在脾与肾。胃主受纳，脾主运化，为气血生化之源，元气之由生。五脏六腑皆禀气于此，故脾胃为后天之本。脾胃虚弱，元气不充，生机不旺，各脏腑器官失养而功能低下，抗病能力减弱；肾为作强之官，封藏之本，内寄元阴元阳，为生命之原动力，故为先天之根。肾气虚，精不足，力不强，根不固。因而脾肾不足，气血不和，整个机体处于亚健康状态。为防病于未然，充分发挥中医治未病之长，积极干预亚健康。首当健脾补肾，益气养血，以使生机旺盛。黄芪甘温，归脾、肺经，功擅补气升阳，益卫固表，无汗能发，多汗能止，有温三焦、益元气之功，故为之君。盖脾为元气之府，欲补气必健脾。白术甘苦温，归脾、胃经，甘温能益脾胃之阳，苦温能燥脾胃之湿，脾乃喜燥恶湿，白术正合脾意，为健脾益气之要药；人参味甘，大补元气。参术二者相须配伍，共助君药增强补气健脾之力而为之臣。脾气虚则化源不足而气血必虚，更因气虚运血无力，血行不畅而血瘀，正谓之“气虚则血瘀”之理也。故以当归善补阴血之长，合君药巧为“补血汤”，补气生血，亦阳生阴长之义也。鸡血藤、枸杞子苦甘温，归肝、肾经，功专补血行血，通经活络。山楂甘酸微温，入脾、胃、肝经，消积化痞，开胃进食，破气散瘀。气血虚则心血失养，桂圆甘平，归心、脾经，有养血安神、补益心脾、宁神聪智之功。阿胶、鹿角胶乃血肉有情之品，皆入肝、肾，可补血滋阴润燥、温命门、调冲任、健脑髓、生精血。核桃仁、松子仁亦补肾健脑之妙品，二者相须配伍，滋肾补脑力彰。故此九者养血和血，益心气之不足，补肾生精，健脑髓，为之佐。蜂蜜、大枣甘平，补中润燥，调味合剂，为之使。全方补脾肾以固其根本，补气血以旺盛生机之源，调冲任、和阴阳以平衡机体，而达到未病先防、已病防变、病愈防复之目的。这正是祖国医学善治未病之具体体现。临证常见不健康生活方式导致中青年人体力透支、精力不足等亚健康状态，以及老年人体虚感冒、咳喘反复发作等症，用此膏方皆能提高免疫力，防病于未然。辨证拟方，小料加工，熬制膏滋，以纠偏祛病，扶正祛邪，调和阴阳，往往能事半功倍，使人体恢复到最佳状态，突显膏滋剂营养调补之长。

2.新加琼玉膏

配方：人参75 g，鲜地黄800 g，白茯苓150 g，生山楂100 g，白蜜500 g。

制法：参苓打细粉，备用。鲜地黄榨取自然汁，与参苓细粉搅拌均匀呈糊状。地黄渣与山楂煎煮2次，滤过取汁200 mL，与白蜜混合，文火熬炼5分钟，加入药糊搅匀，煮沸10分钟，约1 200 mL，分装300 mL/瓶，冷藏。

用法：每次服30 mL，一日2次，米酒或开水调化，饭前温服。

功能：滋阴润肺，生津止咳，益气健脾，开胃消食。

主治：肺阴亏损，虚劳干咳，咽燥咯血，纳呆食少，厌食干呕，消瘦乏力，心悸气短，脉细，舌红少苔等。

【按语】肺属金，为华盖娇脏，寒热不受，主清肃下降，以生肾水。当燥邪犯肺，金不生水，肺肾阴亏，元气不足，虚火灼津，肺失清肃，故见气逆干咳、咽燥咯血等症。初始清燥救肺可也，久则燥热伤阴，阴虚火旺，灼津耗气，必当滋阴润燥，益气生津。鲜地黄甘苦寒，归肝、肾、心经，功专清热润燥，滋阴养血，“壮水之主，以制阳光”，故为之君。燥热伤阴、化燥，气逆而干咳。盖“气上呛，咳嗽生，肺最重，胃非轻”，故润则降肺胃之逆而咳止。白蜜，甘平，归肺、脾、大肠经，功擅清热补中，润燥滑肠，益肺宁嗽，解毒止痛，为内外治之要药，本方取其益肺润燥之功而为臣。君臣合力，“金水相生”，良性互动，肺肾得益。脾胃属土，主肌肉，为气血生化之源，元气之由生。土旺生金，肉厚生肺，“培土生金”之谓也，故当益气健脾。人参味甘，大补元气，止渴生津，调荣养卫；茯苓，味淡而平，归心、肺、脾、胃、肾经，功专健脾补中，宁心安神，渗湿健脾。二者相须配伍，益气健脾力彰，培土生金，故为之佐。胃为燥土，喜润恶燥，得阴则安，生山楂甘酸化阴，生津开胃，活血化瘀，促进消化，引药入胃，以保中土，为之使。诸药相合，共奏滋阴润肺、益气健脾、开胃消瘀之功。水盛制火，土旺生金，肺得濡润，治节有权，其咳自愈，元气来复，精神自振，诸症自除，“阴平阳秘，精神乃治”。

“琼玉膏”有琼浆玉液之美名，滋阴润肺，益气补脾。临床用之得当，每获良效。但遇胃阴虚，胃液分泌不足，消化不良者，加入生山楂，甘酸化阴，开胃进食，消积化瘀，更为完善，故名“新加琼玉膏”。临床常见各种阴虚病证，辨证施治，每获良效。若肺胃阴虚而气逆低热、呕恶不食、干咳无痰，用沙参麦冬汤以滋养肺胃，润而降逆而收全功；若肺肾阴虚，虚火上炎，咳嗽有痰，痰中带血，用百合固金汤宁嗽止血；若肺肾阴虚，元气不足之虚劳干咳吐血，用琼玉膏标本兼治。

3.二至桑杞膏

配方：女贞子500 g，墨旱莲500 g，桑葚300 g，枸杞子200 g，炒枣仁300 g，合欢花100 g，蜂蜜500 mL。

制法：将上药除蜂蜜外清洗后，加8倍量水浸泡1小时，煎煮2小时，滤汁另置；药渣加4倍量水，煎煮1小时，滤过。两汁合并，自然沉淀，取上清液浓缩至1500 mL，加蜂蜜500 mL，煮5分钟即可，约2 000 mL，包装，400 mL/瓶，冷藏，保鲜3个月。

用法：1次30 ~ 50 mL，一日2次，空腹开水冲服。

功能：滋补肝肾，养血安神。

主治：头昏眼花，失眠多梦，腰膝酸软，须发早白，口干口苦，舌红脉细，以及高血压、糖尿病眼底出血等。

【按语】肝肾阴虚，髓海不足，精血亏损，上不能荣，下不能滋，故见头昏眼花、腰膝酸软，治当补肾养肝。女贞子禀春夏之阳，受秋冬之阴，历四季之气，隆冬不凋，冬至日采收，味甘苦性凉，少阴之精，故能滋肾养肝；墨旱莲春生夏长，禀升发之性，夏至日采收，甘酸性寒，养阴益精，凉血止血。二者相须配伍，补肝肾、养阴血力增，滋而不腻，平补肝肾，故为之君。名曰“二至”者缘此。五脏之精，皆上注于目，目为肝窍，瞳孔属肾，补肝肾而能益精明目。枸杞子甘平，入肝、肾经，擅补肝肾。目得血而能视；桑葚，甘寒，入肝、脾经，功擅滋阴补血安神。二者相须配伍，补阴血而明目安神之力倍加，故为之臣。君臣合力，其补肝肾之阴，益髓填精，突显配伍之妙。二至丸为经典名药，一方加桑葚干为丸或熬膏和入，补肾养肝平剂，肝肾阴虚者常服多益，但临证复杂，不但肝肾阴虚，还常兼有精血不足、心不藏神、肝不藏魂、失眠而多梦者；一方加桑葚、枸杞子、炒枣仁、合欢花等，改丸为膏，名曰“二至桑杞膏”，补肝肾，益精血，安心神，定魂魄，熟眠而无梦矣。若肝肾阴虚，须发早白，原方加蒸首乌、桑葚等熬膏，名曰“二至乌葚膏”，常服有良效。临床常见之糖尿病实乃“糖络病”，有研究证实此病为痰浊淤积络脉。由于血糖升高，反射性利尿，尿多失水而血液黏稠阻络，循环障碍，血管损伤，常并发眼底出血、心脑血管病，二至丸可用，加枸杞子更好。有研究发现枸杞子中的活性成分枸杞多糖，对血清胰岛素水平有升高趋势，并有修复受损胰岛细胞和促进胰岛细胞再生的功能，枸杞多糖对α-葡萄糖苷酶具有较强的抑制作用。

4.龟鹿二仙膏

配方：鹿角胶300 g，龟板胶300 g，枸杞子1 000 g，人参500 g，蜂蜜500 g。

制法：参杞煎煮三次（头煎并回收芳香水），合并浓缩至1 500 mL，加入二胶（冷冻粉碎或烊化）、蜂蜜收膏，煮沸5分钟，最后加入芳香水至3 000 mL，搅令匀，分装400 mL/瓶，密封，冷藏，保鲜3个月。

用法：一次20 ~ 30 mL，一日2次，开水冲化，空腹温服。

功能：温补脾肾，填精养血。

主治：消瘦羸弱，面黄无华，容颜憔悴，少气懒言，梦遗泄精，目视不明，精极之证。

【按语】人生之根本，全赖脾与肾。肾者，先天之根，藏五脏六腑之精，内寄元阴元阳。精极者，精竭而惫矣。盖精生气，气生神，精极则无以生气，故瘦弱少气；气弱则不能生神，故目视不明；精气不固，水火不济，故遗泄而精愈耗，恶性循环，气血精神，愈加之虚，何患无穷。盖“孤阳不生，独阴不长”，故首当滋肾之阴，温肾之阳，意在阳生阴长。龟为介虫之长，得阴气最全，能通任脉，功专补心、滋肾之阴以养阴血也；鹿角禀纯阳之性，能通督脉，功专补气、益精、温命门之火，以养阳也。本方取血肉有情之品，峻补气血，滋阴助阳，故为之君。脾胃者，后天之本，气血生化之源，元气之府也。人参味甘，大补元气之长，益气健脾，固后天之本；枸杞子甘平，滋肾阴而助肾阳，益先天之根，共助君药大补气血阴阳之功。方精力专，君臣合力，气血精髓、阴阳脏腑、先天后天，俱补无遗，真乃固生命之根本也。用膏滋剂者，易吸收，多补益，利于久服增寿。汪昂说：“风湿去则筋骨强，精髓充则容颜泽。”本方俱补阴阳气血精髓，自然容颜润泽，和颜悦色。经云：“女子……二七，而天癸至，任脉通，……月事以时下，故有子。……五七，阳明脉衰，面始焦。”盖阳明经多气多血，循行于面。气色白，血色赤，气足血旺，则和颜悦色、如帛裹朱、白里透红、靓丽有加。正是精血足于内，而容颜佳于外。常言道：“涂在脸上，不如吃到肚里。”内因才是根本。赵师临证常以调脾胃增进饮食，补气血之源，滋肾精之根，益命门之火，填精血之泉，只要重视脾肾调理，就抓住了生命之根本。以此方为基础，辨证加减，因人而异，因证制宜，拟方熬膏，惠及民众，功莫大焉！膏滋剂，泥膈恋胃，故运脾行气、和中开胃之品必不可少，如白术、茯苓、太子参、玉竹、枳壳、山楂、麦芽、神曲等，可随症选用，合宜者，才有殊功。

结语

赵师指出，中医“治未病思想”与现代三级预防措施相吻合。第一级预防亦称为病因预防；第二级预防亦称“三早”预防，早期发现、早期诊断、早期治疗；第三级预防亦称康复治疗。“治未病”思想充分体现了预防、治疗疾病观，是传统中医健康文化的核心理念，成为构建具有中国特色的养生、医疗、保健、预防服务体系不可或缺的组成部分，在保障国民健康方面发挥着日益重要的作用。

附一 弟子感悟

“弟子”分两种：其一，嫡传弟子，长期跟师临证，言传身教，耳濡目染，授之以渔，久久入心也；其二，私淑弟子，从未谋面，仅读其书文而有收获者。两者俱可有感悟，收获多少，取决于悟性和治学态度：是敷衍了事、有名无实，还是认真挖掘性整理，差别大矣！

感悟者，由感而悟，感了什么？而又悟出了什么？其中一个核心内涵是继承创新。赵师常以哲学家冯友兰“照着讲与接着讲”的哲理，阐述感悟。他说：“照着讲是重复老师的话，机械照搬，顶多算是继承；接着讲是有感而发，悟出新知，把老师的观点向前推进，上个新台阶，达到一个新境界，创造一个新东西，才叫继承创新。”他是这样说的，也是这样做的。他对王孟英“卫气营血”有感而发，悟出“卫前”新知，提出“卫前学说”并创系列方药治未病；从李东垣《脾胃论·脾胃胜衰论》元气盛衰而发病演变规律，悟出“元气盛衰六论”，从而提出“脾胃六提纲”及不同治法、方药，拟撰《脾胃病论治》；从临证实践“积热病”中总结、升华，悟出病因、病机、治法、方药，而创“积热论”，并撰写《赵法新积热病论治》专著；从临证多见风湿病未愈，胃病又加，药伤也，而悟出内外分治，并阐明药浴原理，改进药浴器具，研发浴剂，创新浴法，用于临证实践，长期观察，效果良好，总结撰著了《现代药浴疗法》。

赵师的“感悟”思路与方法，为我们指出了方向，树立了典范，下面展现弟子们的感悟成果。

一、脾胃理论、积热理论在儿科的应用

赵晓东

我先是学习中药，毕业于河南省卫生厅中药学徒班（1984年）、河南中医学院中药系（1988年），后工作于河南省人民医院、河南省医药保健品进出口有限公司。我跟师临证学习分三个阶段：2000年到河南省中医药研究院进修中医内科、儿科，第一次跟父亲临证，后晋升主治中医师，到美国从事中医针灸工作10年。第二次跟父亲临证是2011年郑州市金水区政府批准建立“金水赵法新中医诊所”，以脾胃消化系病为主，侧重小儿，基本掌握三五七消饮、十个“消食饮”等小方、验方运用及针四缝、肛注、捏脊、按摩、推拿等技能，治疗小儿常见多

发消化道疾病。第三次跟师是作为全国名老中医药专家赵法新传承工作室团队成员，全面学习。

平时生活、临证中聆听多为只言片语、画龙点睛式教诲或对某一主题阐释。自传承工作室成立以来，双周讲座，定时、定点、正式系统讲一个专题，通过学习很有启发，收获颇丰，第一堂课“积热论”讲罢，我结合临证整理成文——《赵法新应用枳术消积丸治疗积热证临证经验》，发表于《中医药临床杂志》2015年第7期。之后每次都做笔记，以备进一步理解、消化、吸收，整理成文。

因为与父母共同生活，生活中潜移默化，天天听到生活中的中医知识，吃饭也按中医养生，吃什么、喝什么、怎么吃喝、细嚼慢咽、五谷为养、五菜为充、吃全和全吃、饮食七分饱、无病活到老等等，潜移默化记心间。

（一）治未病理念的深化

未病先防，对儿科尤为重要。小儿脏腑娇嫩，气血未充，牙齿未全，脾胃功能不完善，消化吸收功能较差。所以，倡导母乳喂养，及时添加谷物养胃气，饮食有节，不可过早、过多吃肉，民俗说“小儿要得安，三分饥和寒”是有道理的，父亲强调“三分”这个度要把握好。诚能如此，即可保护脾胃，预防厌食、积滞、疳积、贪食无度等内伤四证的发生发展；小儿为稚阳之体，藩篱不固，免疫力低下，难以抗拒六淫时邪，加之“小儿吃饭不知饥饱，睡觉不知颠倒”，多有内伤脾胃，兼夹积滞，故预防小儿外感四证，除御寒、保温、饮食有节外，勿积热于内很重要。正所谓没有内邪，不遭外患。“无积不感”，此之谓也。这是小儿外感病的特点。做到这两点，就能防病于未然，达到治未病之目的。

（二）小儿病尤重脾胃

父亲重脾胃的学术思想与临证经验，对我影响至深，他说“人之所以生，全赖胃气养”，胃气、元气、一切生发之气，皆水谷之气所化，其实一也，即正气。“正气存内，邪不可干。”脾胃乃元气之府，百病皆因元气虚而生，这就是重脾胃治未病的道理。从治未病的理念出发，首先阐述“育婴养儿有真道，把握小儿生长发育的三个时期，调好脾胃，奠定基础，终身受益”。

（三）执简驭繁

小儿病比较单纯，无非外感、内伤两大类。但是小儿脏腑娇嫩，易虚易实，病机转化迅速，证候复杂多变，必随机应变，辨证论治，及时控制，转危为安。只有执简驭繁，将外感四证、内伤四证，统筹兼顾，提纲挈领，做好诊疗方案，才能及早阻断病情发展，不至坏证出现，这就是执简驭繁治未病。

我在父亲脾胃理论、积热论学术思想和临证经验的启发、指导下，在继承“万修堂儿科”经验基础上，吸收历代前贤的部分简便廉验经验，临证已掌握三五七消饮、十个“消食饮”、敷脐、膏贴、疳积消等验方和小方应用，以及非药物、外治法、刺四缝、捏脊、按摩 、推拿、肛注等诊疗技能，常施治于小儿外感四证、内伤四证等常见病、多发病。由于采用纯中医药疗法，得到患儿及其家长的广泛欢迎和信赖。

二、脾胃理论在骨伤科的运用

赵军

我1997年毕业于北京针灸骨伤学院，入伍武警河南总队医院任中医师3年期间，正巧父亲被邀坐诊部队，我侍诊在侧，聆听教诲，结合部队特点，强调利用中医更好地服务军人。父亲说：“骨伤病多有肿痛，痛不通，气血壅。”诊疗时，注重活血化瘀、通经活络、消肿止痛，新伤止血，旧损化瘀，以通为用。并阐述脾胃理论与气血、针灸、骨伤之间的关系，引导我在诊疗时，注重调理脾胃。军人吃饭快，伤脾胃，胃病多，应注意消积健脾、和胃助消化。后来体会的确如此，我很受启发，临床创新多种手法、方药、疗法。

2000年，我转业后被安置于河南省中医药研究院，有了更多学习时间，除跟师临证，生活中也无处不是中医。2003年到日本行医，学习方式有了改变，工作中的问题，通过网络沟通、请教，进行学术探讨，交流心得体会，写感悟文章，每年暑假回家，集中学习，解决所积问题。2011年郑州市金水区政府批准成立“金水赵法新中医诊所”，父亲带领我和兄长晓东开展中医诊疗业务，跟师临证增多。2014年全国名老中医药专家传承工作室创建以来，我作为传承团队成员，按计划要求正规学习，除跟师临证外，学术讲座视频全都反复研究、写心得，并撰写专题论文发表。

骨伤病多有肿痛，父亲强调“痛不通，气血壅；通不痛，调和奉”的道理。

受此启发创展筋活血丹和活络效灵酊：①展筋活血丹。以七厘散加减（制乳没、血竭、红参、三七、冰片、麝香、儿茶、三棱、莪术、制马前子。超微粉碎，手法透皮吸收）以活血化瘀、通经活络、消肿止痛，用于伤科病，显著提高手法效果。②活络效灵酊（威灵仙、制马前子、鸡血藤、黄芪、当归、川芎、赤芍、香附、乳香、没药、三七、米醋、黄酒。前八味碎为粗末，以渗漉法提取滤液，乳没、三七加前药药渣加水以密闭冷却回流法，文火微沸10分钟，滤汁另置；药渣再加开水煎煮20分钟，收滤液。三次滤液合并，冷沉，取上清液加米醋、黄酒即成）。用法：以粒子透入法，作用于患处，功能活血止痛。其中威灵仙、马前子辛散温通，咸软削坚，搜风通络、化瘀散结、止痛之功更雄，凡风湿拘挛之麻木、疼痛尤具功力。主治软组织挫伤、跌打损伤、风湿骨痛、颈腰椎痛之气血壅滞诸痛之患。

三、临证诊疗重辨证

张杭洲

辨证论治是中医学的精髓和规矩、治疗学的准绳与核心。故临证诊疗应重视辨证论治，运用“辨证论治十法”，四诊合参，检验参考，才能做出正确诊断，立法遣药，详论方义，诠释论治，合宜十法，定能提高疗效。所以，疗效是检验辨证论治的唯一标准，能否准确、完善地将“辨证论治十法”落实到每一个病案中，是诊疗成败的关键。这是赵师临证必须遵循的原则，习惯成自然。

临证曾见一患者，纳差、身困、乏力、心慌、气短、胸闷、虚汗，前医按心肌缺血而扩管通脉，愈治愈重，久治未愈，于是患者来求调脾胃。诊见六脉沉细无力，舌质淡、苔白腻，舌体胖大、有齿痕，舌脉瘀。显为脾虚失运、气虚血瘀之证，属元气大虚，循环障碍。治宜补气健脾，活血化瘀，用补中益气汤加味，调理月余而愈。盖脾胃乃气血之源、元气之府，气为血之帅，血为气之母。气血相互为用，气足血旺，循环无端，则五脏六腑、四肢百骸皆得其营养而功能如常。今因脾虚而纳运失司，断气血之源，绝元气之府，造成气虚血瘀，循环障碍，脏腑皆失其营养供给，故俱病矣！前医扩管通脉、活血化瘀之法，有犯虚虚实实之嫌，故而不愈。而补中益气则正治之法也。中气足，纳运复，开源也；心主血脉，气足则血旺，血液循行，如环无端，皆得充足营养供给而功能恢复，诸症何有不消之理乎？这正是辨证论治、治病必求其本的道理，亦含“五脏不足调于胃”“胃和五脏安”之义。证实常以调理脾胃法而广泛应用于多种病症之理。

近代名医张锡纯《医学衷中参西录》有久泻脾气大伤、气虚血瘀之论。说明其病因病机为久泻元气大伤，无力帅血运行，各组织器官因缺血失养而有碍修复，故缠绵不愈也。习以利水收涩止泻者，罔效；清热燥湿者，无功；抗菌消炎者，更伤脾害胃，故久治不愈。又说“补气活血”是治疗大法，故重用黄芪、三七。读至此处，恍然大悟，忆起早年见赵师用桃仁治久泻疑虑顿消，此乃久泻损元气，气虚而血瘀。受此启发，赵师修订了治疗结肠炎的“结肠舒浓缩丸”，大大缩短疗程。久泻如此，胃脘痛亦然，因“久痛必瘀”。多因脾虚元气不足，而致血瘀气滞、寒热错杂等多因素并存，故治疗除理气化瘀、益气活血外，更需补气健脾以复元气，元气复则诸症除。赵师研制的“胃康宝胶囊”即遵此组方，以求治其本，复其元，乃标本兼顾之法也。凡气虚血瘀、气滞血瘀之胃脘痛、久泻、痛经、崩漏者均有良效，乃“异病同治”之理也。

四、赵师重视心理调适之感悟

马斌

赵师提出的“辨证论治十法”中，第九法便是心理调适。赵师临证，多见久病、疑难病患者。这些患者往往是求医路漫漫、大夫看个遍，但病总不好。久治不愈，身心俱疲，压力愈来愈大，精神不免低沉脆弱。赵师强调，对于这些患者用常法往往难以显效，须委之以恰切的心理调适，以尊重、理解、爱护的态度，及时予以疏导，尽可能使患者树立起信心，缓解其低迷且易波动的情绪，以期冰释愁绪。

侍诊期间，多见辗转求医之久病、疑难病患者面色憔悴、神情倦怠低落，言语之间有气无力。赵师每于详加辨证施方之后，常辅以亲切之语勉之，旨在去其心中顾虑，促疾病早愈。宽慰之语短则十句、二十句，长则不拘，遇郁结深积于心者，必动之以情，晓之以理，时延甚至二三刻。劝勉之言，常令患者郁气长舒、锁眉骤展，有如醍醐灌顶，豁然开朗。赵师幼学于私塾，崇古圣之经义，尚先贤之景行，故济世仁心，侍诊在侧，耳濡目染，深为仰服。

常慕赵师医人之法，然又思之，虽医者调适十分重要，倘能自我调适，当会更有裨益。其由有三：一者，仁医如赵师者虽多，然于众生之患者又居于寡位。于此，又不免使医者陷于心有余而力不足之境，若能自我调适，于己则更易配合医者，于医者则更易辨证施方。二者，医者调适虽为救人之渔，而修身之法则为自强不息之道。内心强大之人遭遇不济时，看得通透，不容易心生愤懑，能以理智与修为战胜惶恐，即使偶有疾病，也能不治而愈，故腹有诗书洞悉世事之人可安于所遇、成于所念。三者，于己修身，身修心平，心平气定，气定心静，心静方可释然，释然方可免于诸多俗世烦忧。若能做到释然，在困境中才可免于起落不定、患得患失，而能宠辱不惊、去留无意。

欲能自我调适，首推读书。古人常以文会友，以友辅仁；今人应以书为友，以友修为。书不厌读，食不厌细，读书能使人博学，博学能使人视野开阔，开阔视野能助人心态端正；读书能使人明辨是非，明辨是非能使人的困惑止于萌芽。心态得正、困惑得解，心清气爽，繁芜之愁绪或无或自消。挽弓当挽强，用箭当用长，读书读经典。读经典不仅可感圣贤之德行，悟先人之哲思，更可于无形中消解无谓之忧愁。读书之趣，关键是主动，过程是坚持与反思，目的是学以致用、洞明豁达。胸怀博大，方能之至，遇难克难，遇惑解惑，郁结无有，病自少矣。

心理调适，医者疏导，患者自调，皆十分重要。赵师恒重视之，并将其列入“辨证论治十法”调护之中来指导临证，愈疾之良途也。我辈后学，倘能运用于临证，疗效或可增益，其可自知。

五、关于中医药与急症的思考

朱岩洁

近现代西方医学传入中国，急救医学具有诸多优势，不可否认。但中医传统急救法成功救治的案例甚多，彰显中医急救方法之丰富多彩、简捷易行、高效速效。1993年，赵师筹备河南省中医药研究院附属医院中医急诊科，亲身体会多年，现代中医院急诊科，基本是按西医院急诊科配备，这显然是替代。国家为扭转局面，规定了几十种急诊科必备中成药，很有必要，但还很不够，赵师认为中医药工作者应从文献整理挖掘古今急救方法和有效方药，继承创新，借“他山之石”，“攻我之玉”，创出诸多急救技术、给药途径、简便方法，筛选研发多种高效、速效、方便、快捷的中药制剂，丰富急救手段。

赵师在急诊科工作的几年中，针对常见多发外感热病的发热、咽喉肿痛主症，研发“柿霜含片”和“肛注退热速”等新制剂、新的给药途径，老少皆宜，尤宜于怕打针、难服药的小儿；“脐贴剂”治急性胃痛、小儿腹泻、便秘、痞满、厌食等；穴位拔火罐治喘咳；还有藿香正气水肛注、敷脐治吐泻，轻者立竿见影，极危重者缓解症状，为治疗赢得时间，以便输液。这仅是给药途径的改变。中医急救，内涵丰富，思路宽广，方法多种多样，要有“有志者，事竟成”的决心和信心，继承创新中医急救新方法。如邪干胃肠、吐泻并作、徒手急救案：1963年暑假，赵师返乡省亲，乡邻小伙赵某夜卧露宿，受凉伤食，吐泻昏不知人，为急性胃肠炎。时间就是生命，赵师除急令家人速请乡医院医生来输液外，用缝衣针刺其金津、玉液、尺泽、内关、足三里诸穴，只见针孔，不见血流，挤压才出紫黑稠膏样血点，足见脱水之重、循环障碍之险。同时又用煤炭火淬生姜水，撬开口，以棉蘸水试滴入咽，患者初不知咽，良久微有吞咽动作，继以勺频频而服，吐泻均止，渐呻吟苏醒。乃就地取材，改用藿香紫苏生姜汤、绿豆汤、糖盐水补液，交替频饮。经过3个多小时，约进水6 000 mL。在乡卫生院医生还未到时，患者基本恢复如常，但觉身困乏力。嘱用粥养，乃至康复。因天热劳累，生冷杂投，露宿受凉，邪干胃肠，吐泻并作，脱水严重。急当止呕、止泻、补液，以纠正电解质失衡。徒手抢救，乃无奈之举。除针刺急救常法，因紧急不便，速取煤炭火淬生姜水代伏龙肝补土安胃，及时灌入，救急于瞬息，并就地取材，以藿香、紫苏、生姜和中理气，安胃畅中。此案例是中医传统急救法的再现。现代医学急救有很多优势，而目前中医急救很少能借鉴创新，加之其他诸多因素，严重冲击了中医急救方法，使得过去曾有的辉煌，今已暗淡许多。

附二

年谱

1937年6月15日，赵法新出生于河南省新安县五头镇尤庄村一个农民家庭。青少年时期，直接受爷、叔两代人行医的影响，立志学中医。

1945—1949年在本村私塾学习。

1955—1958年在新安高中学习。

1958年9月参加工作，任当地卫生院秘书，并由赵氏“万修堂中医”第四代传人赵桂梧叔父主持拜院长、老中医袁志明先生为师，初入医门。

1959年12月4日，参加新安县卫生先进工作者表彰大会，获新安县消灭疾病指挥部嘉奖。12月5日，参加河南省卫生工作现场会（登封卢店）参观学习。

1960年3月5日，被派到河南中医学院师承班学习中医，拜河南省干部保健局“特诊室”专职中医张海岑、袁子震为师，常请李振华等名医会诊，有机会聆听多位老师教诲，受益良多。

1962年3月5日，《河南日报》刊登赵法新撰写的《怎样煎服中药》的科普短文，激发写作热情。习作兴趣愈浓，影响一生。

1963年8月2日黎明，邻里小伙赵法洋严重吐泻脱水休克，赵法新就地取材，用中医方法徒手施治，多法交替，连续施治4个小时急救成功。有感而发，撰写文章《夏季三防暑湿寒》，阐述“天暑地蒸，人在其中，因热贪凉、寒邪直中的发病机制与防治方法”。先后又写《人体内的旅行家——蛔虫》《溃疡病证治》，均刊于《河南科技报》，更加激发了写作兴趣。

1965年7月，毕业留校工作，任河南中医学院第一附属医院内科中医师。

1965年9月—1966年9月，加入河南南阳农村医疗队，带领中西医结合小分队深入山区巡回医疗，获医疗队好评。

1965年12月10日，河南省卫生厅颁发“中医学徒出师证书”。

1973—1974年，被派往禹县中医门诊部，李振华任主任，赵法新为急救室住院医师，实行医护合一，共同查房、治疗。当时禹县乙型脑炎流行，病房不足，李振华开辟临时病房，急救室住院医师协助医疗，学得李老师颇多乙型脑炎抢救经验。

1975年3月—1976年7月，下乡加入禹县顺店公社卫生院医疗队，与河南中医学院李修伍、王现图老中医一起工作，受益匪浅。

1976年3月—1976年6月，加入禹县神垕公社卫生院医疗队，工作中采访学到当地民间验方消积散、梅杏的制作方法。

1976年6月—1976年9月，在江苏新医学院（南京中医药大学前身）“全国温病师资班”进修。其附属医院中药房“小制剂”使用灵活，配伍方便，弥补中成药的局限，引起赵师关注，成为赵师创新、应用小方制剂的开始。

1977年，担任河南中医学院一附院“中医班”温病学讲师。

1978年3月，受郑州市卫生局邀请，担任郑州市“西医学中班”内科讲师。

1979年9月—1980年6月，河南中医学院“中医主治医师进修班”进修期间，参与河南省卫生厅抢救、继承名老中医经验工作，全省跟师临证，整理其学术思想和临证经验，汇总编写《河南省名老中医经验集锦》一书，于1983年7月由河南科学技术出版社出版发行。

1980年，与好友曹健生等合作编写《医案丛刊·肝病》，由河南人民出版社出版发行。

1981年1月，河南省卫生干部学校颁发“西医内科医师进修班结业证书”。

1981年12月，河南中医学院颁发“中医主治医师进修班结业证书”。

1982年9月—1982年12月，被临时抽调到河南省卫生厅中医处协助招收学徒（名老中医子弟500名）工作。

1983年9月，徐元贞、曹健生、赵法新、屈良田合作编撰《中医词释》，由河南科学技术出版社出版。传至日本，日本《新中医研究》称：“由河南科学技术出版社出版的这部词典，不仅有中医学基础及临床用语、针灸用语、气功用语等的词义，而且还有关于历代医家、古医书的解说，……对中医研究者来说是简便合宜的中医辞书。”

1983年，于中国中医研究院（现中国中医科学院）“全国首届中医文献研究班”进修。师从全国著名中医文献学家马继兴、余瀛鳌，并参与中国中医研究院古籍整理项目，点校《太平圣惠方》。并参与由学友陆拯教授策划主编的“近代中医珍本集”的点校工作，该丛书由浙江科学技术出版社出版。

1984年8月7日，获紫珍中药香皂技术鉴定证书。

1984年11月，参与校注的《〈儒门事亲〉校注》，由河南科学技术出版社出版。

1984年，参与李振华教授领衔的《圣济总录》点校工作，到北京、天津等地图书馆调研版本，遂撰《〈圣济总录〉版本流传及考证》一文，于1985年2月刊于《中医研究》。

1984年，光明中医函授大学成立，张海岑任河南分校校长，赵法新任副校长。赵法新参编的光明中医函授大学教材《中医内科学》《中医眼科学》，分别于1988年、1989年由光明日报出版社出版。

1985年4月7日，加入河南省酿酒行业管理协会，负责咨询、研发保健药酒，为第一届理事会常务理事。

1985年4月27日，河南省中医药研究院（赵法新参与）与郑州酒厂合作研制成功新型饮料——“醒酒乐”。

1986年1月，撰《中医历代方书剂量考释》，发表于《中医研究》。

1986年3月17日，参加国家中医药管理局中医古籍整理出版办公室在北京召开的“全国中医古籍文献整理研究座谈会”。

1986年8月30日，《河南日报》三版科普廊：最近“冷凝式煎药锅”由河南省中医药研究院赵法新研制成功。

1988年4月26日，吕炳奎校长对赵师在老少边穷地区办中医院的建议给予了很高的评价，认为老区科技扶贫与中医教育融合，培养基层中医人才，符合光明中医函授大学办学宗旨。

1988年8月25日，《中国医药报》报道：一种密闭冷却回流式成套煎药设备由河南省中医药研究院赵法新研制成功，获国家专利。

1988年8月，赵法新主编的《乡村中医临证大全》工具书由中医古籍出版社出版，后又修订重印，作为基层中医培训教材。

1988年12月，“新型药锅的研制”获河南省医药卫生科技成果奖三等奖，由河南省卫生厅颁发证书。

1989年8月28日，“全国张子和学术研讨会暨内蒙古自治区中医药学会中药分会学术交流会”在内蒙古二连浩特市举办，赵法新以“子和汗法与现代药浴”为题的大会宣讲引起强烈反响。

1989年10月18日，中华人民共和国专利局颁发“密闭冷却回流陶瓷煎药壶”实用新型专利证书。设计人：赵法新。专利权人：赵法新。

1991年5月13日，《新型煎药成套设备的构思、设计与试验》一文被评为1990年度优秀学术论文一等奖，由郑州市科学技术协会颁发证书。

1992年12月，中华医学会郑州分会举办“敷脐疗法学习班”，邀请河南省中医药研究院赵法新副主任主讲。

1993年9月11日，在中华中医药学会举办的“黄河中医药国际学术研讨会（93郑州）”上宣读论文《胃康宝胶囊治疗慢性胃炎、胃溃疡140例临床研究》。

1994年3月25日，中华人民共和国专利局颁发“医用小儿肛注器”实用新型专利证书。设计人：赵法新、赵晓东、赵军、余永乐。专利权人：赵法新、赵晓东、赵军、余永乐。

1994年7月5日，中华人民共和国专利局颁发“医用点穴助压器”实用新型专利证书。设计人：赵法新、赵晓东、赵军。专利权人：赵法新、赵晓东、赵军。

1994年，参编《河南省当代名医内科学术经验精华》，编写其中《脾胃病治疗琐谈》等，于1994年10月由河南科学技术出版社出版。

1995年5月，撰写《含化柿霜糖治疗急性咽炎40例临床观察——附草珊瑚含片治疗20例对照》一文，刊于《浙江中医杂志》。

1995年8月，文献综述《幽门杆菌（Hp）相关胃病的研究近况》一文，刊于《河南中医药学刊》。

1996年6月，《张海岑研究员炮制吴萸连经验》一文刊于《中医研究》。

1996年7月，“孕早安营养液的开发研究”项目，获河南省轻工业科学技术进步奖二等奖。“中老康口服液的研究”项目，获河南省轻工业科学技术进步奖二等奖。

1996年7月25日，论文《中老康抗高脂血症的实验研究》《直肠给药途径初探》经专家评审，被“全国中医药理论与临床学术研讨会”列为大会宣读文章。中华中医药学会学术部颁发证书。

1996年8月，《直肠给药方法的临床应用探讨》一文刊于《浙江中医杂志》。《〈圣济总录〉版本流传及考证》一文，收入《中医药文献研究论丛》，由中医古籍出版社出版。

1996年10月，“胃康宝胶囊治疗胃脘痛的临床与实验研究”获河南省中医药科学技术进步奖二等奖。

1998年5月，在江西省九江市参加“国家中医药管理局医政司痛证协作组成立暨学术交流大会”并做学术交流。回河南后撰写《中医痛证研究的历史、现状、展望、思路与方法》。

1998年10月，在洛阳市参加中华中医药学会医史文献分会第三届学术研讨会。

1999年3月，编写《国家基本药物·中成药的辨证应用》，2003年1月由中医古籍出版社出版。

1999年7月，被国家中医药管理局特聘为国家中医药管理局医政司“痛证协作组”成员，并担任河南省分组负责人。

1999年11月8日，“退热速肛注剂治疗外感高热症的临床与实验研究”获河南省中医药科学技术进步奖二等奖。

2000年1月，修订《乡村中医临证大全》作为基层中医的培训教材，于2001年1月由中医古籍出版社再版。

2000年4月，主编的《中医文献学辞典》由中医古籍出版社出版。

2001年2月9日，河南省卫生厅成立河南省艾滋病防治专家组，中医组成员：张磊、赵法新、王哲、李发枝、田圣志。

2001年2月22日—2001年2月25日，参加在百泉举办的全省艾滋病医护及检验师资培训班。

2001年3月22日，当选首届河南省老年学学会老年保健专业委员会理事。

2001年3月27日，河南省艾滋病防治专家组中医药专业组在河南省奥林特制药厂召开了首次研讨会。由张磊主持，制订中医药防治艾滋病方案。

2001年4月2日，当选河南省艾滋病防治专家组中医药专业组副组长，协助张磊教授做好中医药专业组有关工作。

2001年，参与《神州秘方》编写工作，该书由河南科学技术出版社出版。

2002年7月24日，“医用药浴衣”获实用新型专利。设计人：赵法新、赵晓东、赵军、任建军。专利权人：赵晓东、赵军、任建军。

2002年8月，《小儿厌食积滞疳积论治经验》一文刊于《中医药通报》。

2003年12月19日，吴仪副总理在河南省新蔡县文楼村考察艾滋病情况后，召开省领导及专家座谈会。会上，赵法新汇报三个问题：①2001年2月9日成立河南省艾滋病防治专家组。②专家组到新蔡县文楼村开展艾滋病防治工作的情况。③中医防治艾滋病的思路、方法和措施：从提高免疫力、重脾胃、扶正气出发，研制出一主二副3个中药制剂，主方为“复尔康胶囊”，可扶正气；两个副方为“清金宝”“上清丹”，“清金宝”治咳嗽，“上清丹”治头痛、神经痛。同时，还汇报了之前召开两个座谈会的情况：①12月18日上午在文楼村召开艾滋病患者及感染者座谈会；②12月18日下午在驻马店市召开有关干部座谈会。

2005年1月31日，被河南省卫生厅聘为全球基金河南省艾滋病项目专家组成员。

2007年，编写《秘验单方集锦》，分内、外、妇、儿、五官、男科进行总结，同年4月由河南省科学技术出版社出版。

2008年，参加2008年河南省“银龄行动”，5月15日，河南省老龄工作委员会、河南省老年福利基金会颁发荣誉证书。

2008年8月，被确定为第四批全国老中医药专家学术经验传承工作指导老师，并成为硕士生导师。著《中医师承心悟》作为教材，2011年9月由中原农民出版社出版。

2009年10月24日，参加“中医中药中国行”河南站活动，河南省中医管理局颁发证书。

2009年12月29日，河南省中医内科会诊中心成立，赵法新被聘为该中心专家。

2010年12月31日，《把“辨证论治十法”融入中医病案》一文刊于《中国中医药报》的《岐黄论坛》栏目。

2011年1月10日，《论辨证论治十法》刊于《中国中医药报》，《学术与临床》栏目分5次连载。

2011年1月26日，《药浴治病原理初探》一文刊于《中国中医药报》。

2012年1月，主审《河南名老中医临证经验丛书·赵法新脾胃病临证经验》一书，由人民军医出版社出版。

2012年5月3日，《赵法新五字诀防治小儿厌食积滞疳积》一文，刊于《中国中医药报》的《学术与临床》栏目。

2012年5月10日，《赵法新：4招防流感》刊于《中国中医药报》的《学术与临床》栏目。

2012年6月4日，《学习〈脾胃论〉要有重点》一文刊于《中国中医药报》的《学术与临床》栏目。

2012年7月5日，《名医名方·嗣育丹》一文刊于《中国中医药报》的《学术与临床》栏目。

2012年10月，赵法新根据《赵氏族谱》、现存实物、资料，调查研究，五年三易其稿编撰《万修堂中医八代传承》一书。于2012年10月由人民军医出版社出版，半年后重印。

2012年11月7日，被河南省中医药研究院聘为河南省中医药研究院带徒传承特聘导师。

2013年1月6日、5月6日、6月27日，分别向新安县图书馆、河南省中医药研究院、河南中医学院图书馆捐赠图书5种，共计150册，包括《中医师承心悟》《河南名老中医临证经验丛书·赵法新脾胃病临证经验》《中医文献学辞典》《乡村中医临证大全》《万修堂中医八代传承》。

2013年2月26日，参加在河南省卫生厅召开的名老中医座谈会，被河南张仲景大药房股份有限公司聘为仲景国医馆名老中医专家。

2013年11月4日，《名医名方·枳术消积丸》一文刊于《中国中医药报》的《学术与临床》栏目。

2014年9月1日，被河南省名中医评选工作领导小组聘为第二届河南省名中医评审专家。

2014年10月，赴杭州参加陆拯毒理学说研讨会，会上做题为“饮食致毒·积热火毒内郁外百病丛生”的学术报告。

2014年12月2日，被河南省中医药研究院聘为河南省中医药研究院传承工作室建设项目特聘导师。

2015年1月，应约撰《家传师承高校培育之岐黄路》一文，编入《名老中医之路续编》（第五辑），由中国中医药出版社出版。

2015年，主审《国医万修堂寻访录》，于2015年9月由人民军医出版社出版。并建议编撰《万修堂医案》。

2016年，参编“本草必读丛书”10种（副主编），由中国中医药出版社出版。

2016年5月10日，《“饮膳四要”是健康人生第一关》一文刊于《大河健康报》。

2016年5月22日，带领传承工作室团队，前往拜访国医大师李振华，李振华热情给大家讲课，并合影留念。

2016年8月10日，“一种药浴长袜”（足膝浴靴）获实用新型专利。设计人：赵法新、赵玉瑶、赵晓东、赵军、王会丽、张社峰、赵雷、娄静、魏征。专利权人：赵法新。

2016年10月29日，在杭州参加“国家级中医药继续教育项目·首届全国名老中医理论创新与临床应用研修班”，并做“脾胃六提纲”专题交流。

2016年11月18日，在2016年度河南省中医药继续教育项目“赵法新中医积热理论传承研修班”做学术报告。

2016年11月22日，《治脾胃病，要抓住“元气盛衰”这个牛鼻子》一文刊于《大河健康报》。

2017年6月27日，“一种密闭冷却回流智能煎药锅”获实用新型专利。设计人：赵法新、魏征、赵玉瑶、赵晓东、赵军、王会丽、张社峰、赵雷、娄静。专利权人：赵法新。

2022年11月3日，因病在郑州去世。